外科学实训与学习指导

主　编　彭　丹
副主编　张明洪
编　者　（以姓氏笔画为序）
杨　莹（黔东南民族职业技术学院）
杨炳英（黔东南民族职业技术学院）
张明洪（黔东南民族职业技术学院）
周文醇（黔东南民族职业技术学院）
邰　健（黔东南民族职业技术学院）
黄德玉（黔东南民族职业技术学院）
彭　丹（黔东南民族职业技术学院）
彭莉莎（黔东南民族职业技术学院）
黄春兰（黔东南民族职业技术学院）

中国健康传媒集团
中国医药科技出版社

内 容 提 要

本书主要包括外科学实训指导和学习指导两篇。实训部分以执业助理医师实践考试大纲为主线结合岗位需求而编写，总共有13个实训，涵盖无菌术、参观模拟手术室、常用消毒及灭菌法、手术基本操作技术、换药、清创、缝合、动物实验、急救技术等内容，并在涉及实践考纲部分都附有模拟题，以增强学生实践考核能力。学习指导部分以最新执业助理医师考试大纲为基准，结合考点、难点精准剖析，更好地帮助学生轻松掌握重点必备知识。每章后都附有常考习题，利于学生课后巩固知识。不论实训部分还是学习指导部分都有难点和常考点的归纳，有助于学生课前预习和课后复习。本书可供全国高职高专院校临床医学、口腔医学专业学生使用，也可供参加执业医师资格考试的备考人员参考。

图书在版编目（CIP）数据

外科学实训与学习指导 / 彭丹主编. —北京：中国医药科技出版社，2018.8

ISBN 978-7-5214-0372-5

Ⅰ. ①外… Ⅱ. ①彭… Ⅲ. ①外科学–高等职业教育–教学参考资料 Ⅳ. ①R6

中国版本图书馆 CIP 数据核字（2018）第 183010 号

美术编辑 陈君杞
版式设计 易维鑫

出版 **中国健康传媒集团**｜中国医药科技出版社
地址 北京市海淀区文慧园北路甲 22 号
邮编 100082
电话 发行：010–62227427 邮购：010–62236938
网址 www.cmstp.com
规格 787×1092mm 1/16
印张 22 1/2
字数 468 千字
版次 2018 年 8 月第 1 版
印次 2022 年 6 月第 2 次印刷
印刷 三河市万龙印装有限公司
经销 全国各地新华书店
书号 ISBN 978-7-5214-0372-5
定价 73.00 元

前 言

外科学是临床医学的一门重要课程。本书是一本集外科学实训操作及理论知识为一体的辅导用书，内容包括实训与学习指导两部分。外科学理论知识与实训操作琐碎繁多，为使学生能够较轻松地掌握外科学知识，编者们以高职高专临床医学专业人才培养目标为基础，紧密结合执业助理医师资格考试和岗位需求，根据教学实际将实训与理论内容相结合而精心编写本书。

本书分上、下两篇。上篇为实训指导，总共 13 个实训，内容包括无菌术、常用消毒灭菌技术、外科手术基本操作、清创换药术、常用急救技术、动物实验等项目；下篇主要为学习指导，总共六十五章，由外科学总论及各论中各章的重点内容和章节习题组成，包括外科患者体液和酸碱平衡失调、输血、外科休克、麻醉、重症监测治疗与复苏、围手术期处理、外科患者营养代谢、外科感染、创伤和烧伤、颅脑损伤和疾病、颈部疾病、乳房疾病、胸部损伤和疾病、腹部损伤和疾病、泌尿损伤和疾病、运动损伤和疾病等。本书在内容选取及编排上以适用、够用、能用、好用为原则。在实训部分为增加实践结合性与学生参与性，加入“模拟试题”“思考题”模块，以增强学生问题导向学习。在学习指导部分结合考点、难点精准剖析，更好地帮助学生轻松掌握重点必备知识，加入“难点解析”“试题”模块，既可增强学生对知识点的掌握，又可通过习题演练巩固重点、考点知识。实训指导和学习指导的内容均为知识总结提炼与课后练习相结合，极大提升学生课前自主学习与课后复习的学习效率和参与性。

本书涉及外科学实训、理论知识、习题三方面内容，涵盖面较广，在编写过程中得到各参编教师和行业专家的大力支持，在此深表谢意。为保证教材的质量，我们已竭尽全力，但由于编者水平所限，书中难免存在疏漏与不妥之处，敬请各位同仁、 读者批评指正，以便使之不断更新和完善。

编 者

2018 年 5 月

目　录

上篇　外科学实训指导

下篇　外科学学习指导

上篇
外科学实训指导

实训一　手术人员的无菌准备

手术过程中，手术人员的手是与患者手术创口直接接触的媒介之一，手术人员的无菌准备直接关系到术后患者创口的愈合。因此手术人员的无菌准备至关重要，主要包括手术人员的手臂消毒和穿无菌手术衣、戴无菌手套。在手臂皮肤的表面及皮肤深部皱褶及毛囊、汗腺里存有大量细菌。一般手臂刷洗和消毒仅可去除皮肤表面细菌，随着时间的延长皮肤深处细菌可上移至皮肤表面，因此手术人员手臂清洗消毒后还需穿无菌手术衣和戴无菌手套，防止细菌移位引起污染。

一、手术人员的手臂消毒

【实训目的】

1. 认识无菌术在外科中的重要性。
2. 熟练掌握外科无菌操作的原则和方法。
3. 掌握肥皂洗手法。
4. 培养学生建立无菌观念和认真负责的工作态度。

【实训物品】

洗手衣、洗手裤、拖鞋、肥皂、肥皂胨、0.5%碘伏、0.1%新洁尔灭、洗手刷。

【实训步骤】

（一）一般准备

1. 换鞋。
2. 在更衣室内换洗手衣、裤（应将上衣的下缘裹入裤腰内，袖口卷至肘上 10 cm 以上）。
3. 戴好口罩、帽子，帽子要遮住全部头发，口罩要盖住口鼻。
4. 修剪手指甲、除去甲缘下的污垢，去除手上任何饰品，方可进入洗手间。
5. 中途离开手术室要加穿清洁外衣并换鞋。（图 1–1、图 1–2）

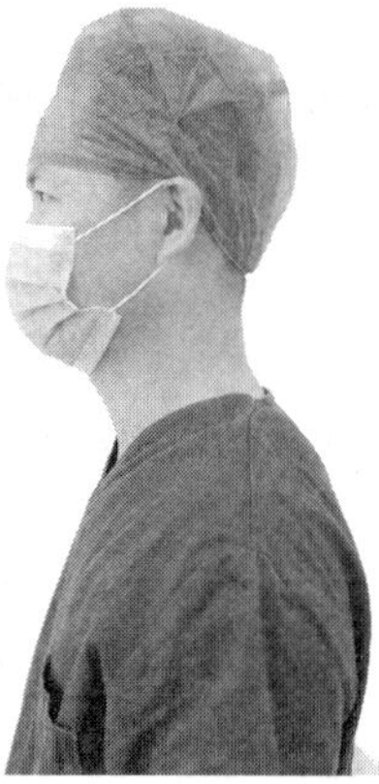

图 1–1　戴帽子和戴口罩

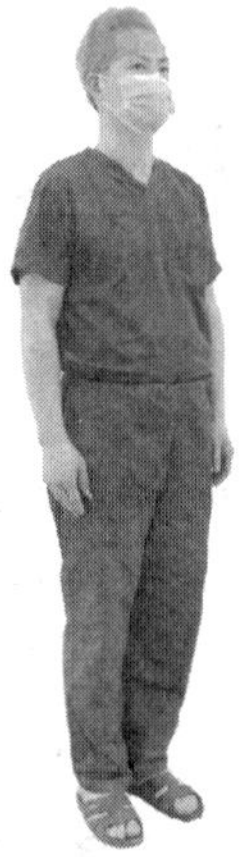

图 1–2　一般准备

（二）手臂的消毒

1. 肥皂洗手法　是最经典的方法。多年来由于新型消毒剂的刷手法的诞生，逐渐代替肥皂洗手法，但它仍然是最基础的。不仅应掌握肥皂洗手法，也要掌握其他的洗手方法。

（1）一般洗手（七步洗手法）：用肥皂和水把指尖到肘上 10cm 处普遍清洗一遍（图 1–3）。

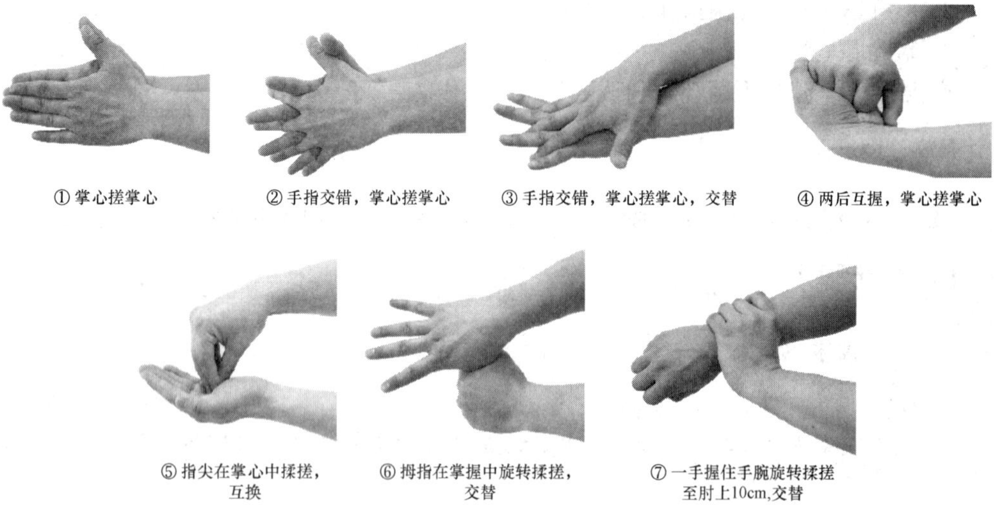

图 1–3　七步洗手法

（2）刷手：用消毒的软毛刷蘸灭菌肥皂胨刷手。刷手顺序用三段法：手指→手腕，手腕→肘，肘→肘上 10cm。每一区域的左右侧手臂交替进行，刷手时注意甲缘、甲沟、指蹼等处。刷完一遍，指尖朝上肘向下，用清水冲洗手臂上的肥皂水。然后用第二、三把消毒毛刷，同法进行第二、三遍刷洗共约 10 分钟，三遍三段交替两把主刷，见图 1–4。

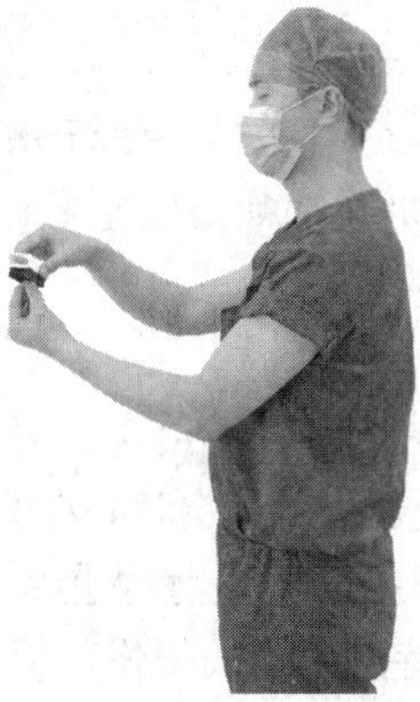

图 1–4　刷手

（3）擦手：每侧用一块无菌小毛巾从指尖至肘部擦干，擦到肘上 8cm 处，擦过肘部的毛巾不可再接触手和前臂，以免污染（图 1–5）。

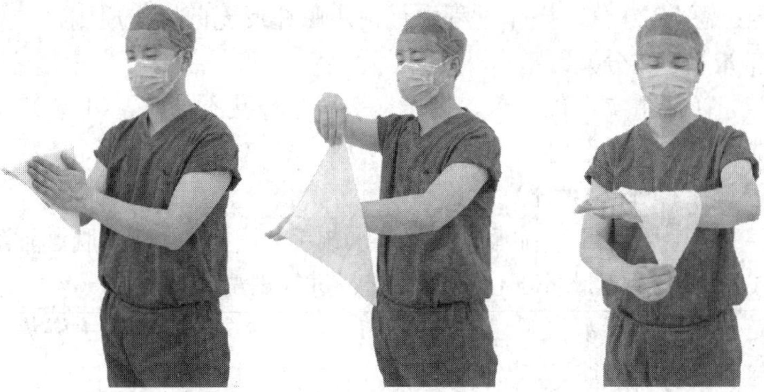

图 1–5　擦手

（4）泡手或消毒液擦手

①泡手：将双手及前臂浸泡在 70%乙醇溶液或 0.1%新洁尔灭溶液内，浸泡 5 分钟，浸泡至肘上 6cm 处。

②碘伏擦手法：先用肥皂水刷手三遍约 3 分钟，清水冲净，用无菌毛巾擦干，将浸泡手更换为用碘伏棉球或纱布擦手、前臂两遍，方法同刷手法（第一遍擦到肘上 6cm，第二遍擦到腕上 10cm），然后穿手术衣、戴无菌手套。

③灭菌王擦手法：灭菌王是不含碘的高效复合型消毒液。先用肥皂水刷手，再用清水冲洗手、前臂至肘上 10cm。用手接取灭菌王按七步洗手法涂擦，遍数和高度与碘伏擦手法一致。之后即可穿手术衣、戴无菌手套。

2. 连续手术洗手法　手术后洗净手套上的血迹，先脱手术衣后脱手套。由巡回护士解开腰带，将手术衣自背部向前反折脱下，使手套口翻折在手上，先用右手将左手套扯至手掌部再以左手扯去右手套，最后用右手指在左手掌部推下左手套。此过程中用手指按着手套的外面以免增加污染，用清水冲洗掉滑石粉，随后用无菌巾擦干，再用 70%乙醇溶液泡手或碘伏擦手，然后穿手术衣、戴无菌手套。

洗手消毒后，若手臂不慎碰触未经消毒的物品时，应重新洗手。

（三）紧急情况下手臂的消毒

急诊手术不允许常规洗手时，可用2.5%～3%碘酊涂抹手臂，再用70%的乙醇溶液脱碘2～3次，先戴手套，后穿手术衣，袖口压在手套外，然后再戴一副手套。

【注意事项】

1. 整个刷手过程中，指尖均应向上，始终高于肘部，保持指尖部最清洁。
2. 刷手时应均匀一致，用力适当，从远向近，双手交替逐渐上行，不可留有空白区。
3. 冲水时要求屈肘，两手指尖向上，让水从指尖流向肘部。
4. 手臂清洗消毒过程中要保持洗手衣的干燥，反之隔菌效果将大大降低。

【模拟试题】

您正在准备参加一台腹腔镜胆囊切除手术。

要求：请用肥皂水刷手法进行刷手。

评分标准：总分20分。操作过程中任何步骤违反无菌操作原则，一处扣2分。

1. 刷手前准备（2分）

（1）换鞋、换洗手衣，戴口罩、帽子（头发、鼻孔不外露）（1分）。

（2）将洗手衣衣袖卷至肘上10cm（1分）。

2. 刷手及擦手操作（10分）

（1）刷手：考生用消毒毛刷蘸消毒肥皂水刷手，按指尖、手、腕、前臂至肘上10cm处依次刷洗（2分）。两上肢各部位按顺序交替进行刷洗（1分）。

（2）刷完一次后用清水将肥皂水冲去（1分）。冲洗时保持拱手姿势（1分）。共刷洗3遍，每遍3分钟（口述）（1分）。

（3）擦手：折叠无菌小毛巾成三角形，尖端朝下，由手部向上臂（肘上6cm）由远及近擦干（2分）。

（4）擦干一只手臂后，翻转毛巾或更换另一无菌毛巾同法擦另一只手臂（1分）。擦过肘部的毛巾不能再接触手和前臂（1分）。

3. 消毒（4分）

（1）将手、前臂至肘上6cm处浸泡在70%乙醇溶液或0.1%新洁尔灭溶液内（2分）。

（2）浸泡时间5分钟（口述）（2分）。

4. 提问（2分）

（1）肥皂水刷手时，特别要注意哪些部位的刷洗？（1分）

答：特别要注意甲沟、甲缘、指缝及肘部的刷洗。

（2）手术刷手时，是否需要用无菌生理盐水冲洗？为什么？（1分）

答：不需要。刷手过程主要是为了清洁手臂，而不是消毒。

5. 职业素质（2分）

（1）在操作过程中，无菌观念强，动作轻柔规范（1分）。

（2）着装整洁，仪表端庄，举止大方，语言文明，认真细致，表现出良好的职业素质（1分）。

二、穿无菌手术衣与戴无菌手套

【实训目的】

1. 要求学生认真完成一般准备。
2. 掌握穿无菌手术衣、戴无菌手套的方法。
3. 严格遵守无菌原则。

【实训仪器与物品】

洗手衣、洗手裤、拖鞋、手套、手术衣、0.5%碘伏、70%乙醇溶液、2.5%碘酊。

【实训步骤】

（一）穿无菌手术衣

1. 穿后开式手术衣　手臂消毒后取出无菌手术衣，选择较宽敞的地方，面向手术台或器械台。看清上下、正反面。领口向上，面向自己。抓住衣领抖开手术衣（正面朝外），将手术衣轻轻向上一抛，将手臂顺势伸入袖口内，手向前伸，与肩同宽同高，注意不要碰到有菌的地方。之后由巡回护士协助，从身后抓住衣领角向后拉，穿衣者顺势将双手向前伸出袖口，巡回护士系好第一、二对带子后提拉第三对带子使手术衣收小，穿衣者稍弯腰使腰带悬空，并将双手交叉、带子不交叉提起腰带直腰向后传递，巡回护士在穿衣者身后接过腰带并系好。手术衣穿着完毕后再戴手套。（图 1–6）

后开式手术衣穿衣顺序：先穿手术衣→系衣领带子再系腰带（巡回护士协助）→最后戴手套。

2. 穿全包式手术衣　全包式无菌手术衣穿衣法基本同上，不同之处在于当穿上手术衣、戴好手套后，自己用戴好手套的手解开手术衣带子，并用右手不超过腋中线将带子传递给巡回护士，由巡回护士用无菌持物钳自术者身后绕到前面不超过腋中线传递给术者或由其他已戴好手套的上台人员牵住带子，自己用身体旋转后接过带子由术者自己将腰带系扎于腰部前方。无菌手术衣可遮盖手术者背部使其成为无菌区。（图 1–7）

全包式手术衣的穿衣顺序：先穿手术衣→系衣领带子（巡回护士协助）→戴手套→解开腰前带子→传递给巡回护士→最后系腰带（戴好手套自己系上）。

（二）戴无菌手套

1. 戴干手套　用一只手捏住手套的翻折部，将手套取出，看准左右手，掌心相对，拇指朝前。用左手捏住右侧手套的翻折部内面，插入右手，使各指到位，再用右手的四指并拢插入左侧手套翻折部的外面，帮助左手掌指插入手套内，过程中拇指外展，不要触碰手套内面及皮肤。最后分别将手套翻折部返回盖住手术衣袖口。用无菌盐水冲净手套外面的滑石粉。（图 1–8）

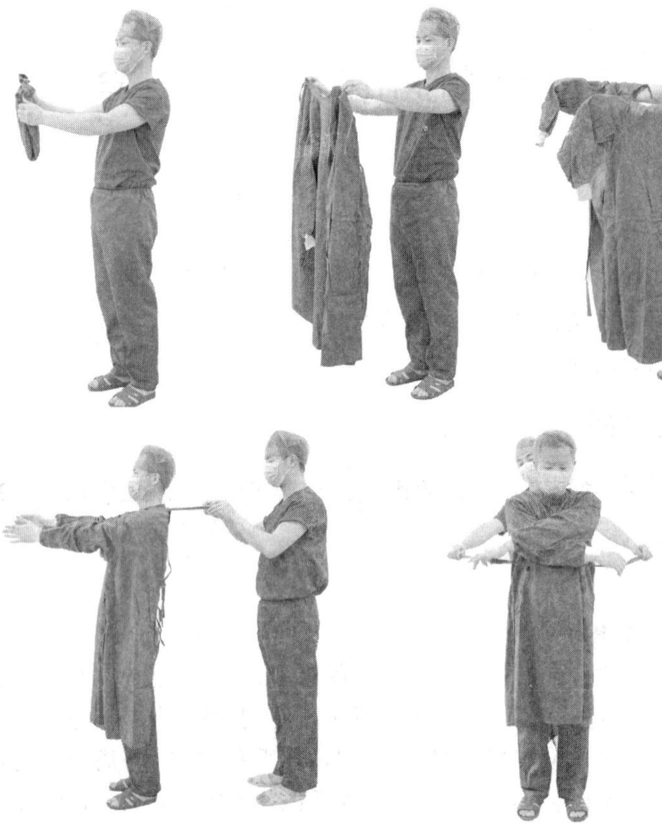

图 1-6　后开式手术衣的穿法

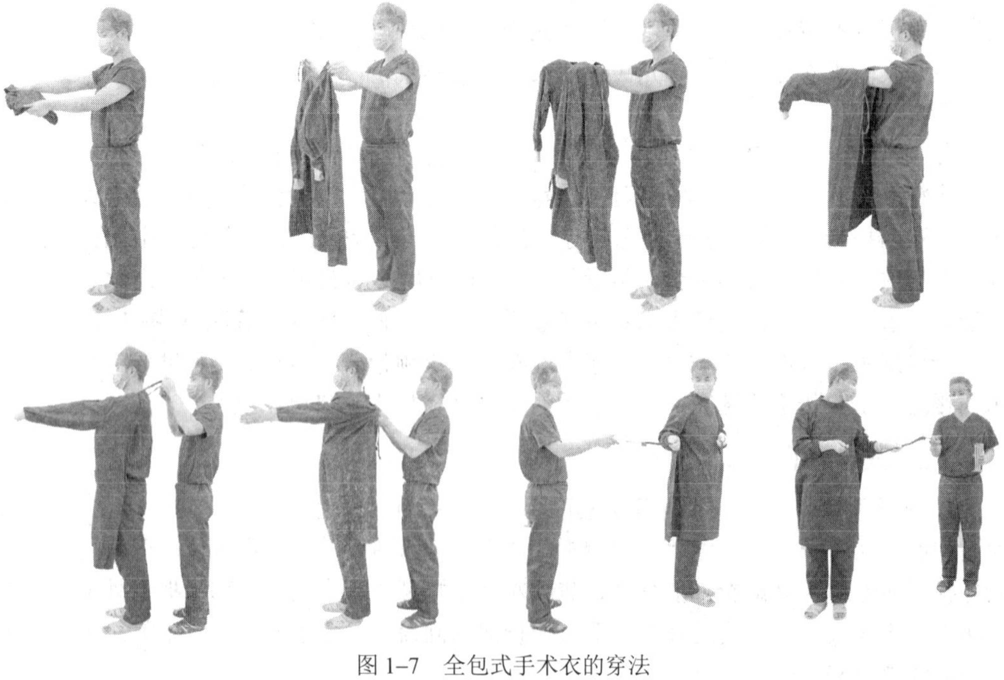

图 1-7　全包式手术衣的穿法

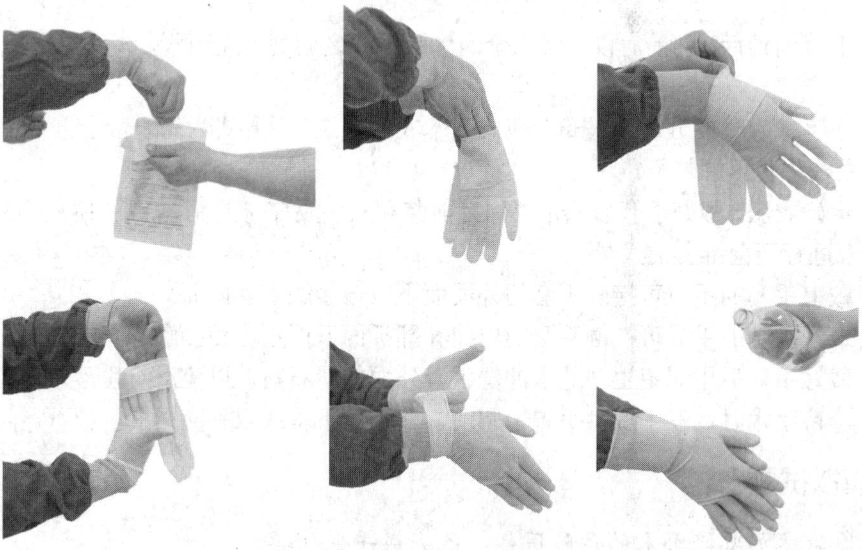

图 1–8　无菌手套戴法

2. 戴湿手套　在无菌手套内先盛放适量的无菌清水，使手套撑开，手易于伸入。选取适合自己手大小的手套，解开灌有清水手套的绳结。以左手拇指、示指及中指提住撑开手套口，迅速将右手伸入右手套内，使各指尖直达手套顶部，然后将右手腕向上背伸，使手套中积水向腕下方流出，再用右手指插入左手套的翻折部，并提起，将左手同上法插入手套中，使水依右手方法从腕下部排出。目前，此法较少用。

3. 无接触式手套戴法

（1）因传统的无菌手套戴法有三大缺点：一是暴露在袖口外的双手很容易在戴手套过程中接触到手术衣服和手套无菌面，造成污染；二是戴手套时手背一侧的手套外面极易卷进去接触到皮肤；三是长时间手术后衣袖易发生褶皱，给手部带来不适，同时容易将皮肤里的细菌带出，以上情况都极易造成手套污染，从而增加手术的感染机会，降低手术质量；采用无接触式手套戴法，可以降低感染，有效地预防和控制医院感染。目前使用无接触式手套戴法可以有效避免传统无菌手套戴法的弊端。

（2）戴法：①在穿无菌手术衣后，保持双手在袖筒内；②用左手隔着衣袖取出无菌手套放于右手的袖口处；③把手套的套筒朝外，五指朝向近心端；④用左手隔着袖筒把手套反折边抓住并拉开，同时右手隔着衣服捏住另一侧反折边顺势伸入套筒中，并用左手隔着袖筒协助右手五指入位；⑤用已戴手套的手同法戴完另一只手。

（三）脱无菌手术衣和脱手套

手术完毕，先脱手术衣，后脱手套。由巡回护士解开腰带后将手术衣自背部向前反折脱掉，使手套的腕口随之翻转于手上。一手插入另一手手套的翻转部，扯下手套，已脱掉手套的手捏住另一手套的接触皮肤侧（内面）扯下第二只手套。

【注意事项】

1. 手臂消毒后，胸前肩以下腰以上两侧腋中线之间视为无菌区，该范围之外则为有菌区。

2. 穿手术衣时要分后开式和全包式手术衣的穿法，后开式为先系带子再戴手套，全包式为先戴手套再解带子。

3. 穿好衣服、戴好手套后一定要保持前胸和双手及前臂的无菌，不可随意触摸有菌物品或未进行无菌准备的人员。

4. 戴上手套的手只可接触手套的外面而不应该接触手套内面。

5. 未戴手套的手只可接触手套的内面（翻折面）而不应该接触手套的外面。

6. 戴好手套后用无菌生理盐水冲洗手套外面的滑石粉，以免滑石粉落入伤口内。

7. 等待手术时，双手应拱手置于胸前，切不可下垂或双手交叉置于腋下。

【模拟试题】

您作为参加疝修补术的住院医师，已完成手臂消毒。

要求：请穿无菌手术衣（后开式），戴无菌手套。术后因需要立刻参加下一台手术，请脱去手术衣及手套，准备接台手术。

评分标准：总分 20 分。整个过程中任何步骤违反无菌操作原则，一处扣 2 分。

1. 穿无菌手术衣，戴无菌手套过程（10 分）

（1）拿起叠放着的手术衣，双手不能触及下面的手术衣（1 分）。

（2）双手分别提起手术衣的衣领两端，抖开手术衣，有腰带的一面向外（1 分）。

（3）将手术衣略向上抛起，顺势双手向前上方同时插入袖筒，助手在身后协助穿手术衣，使双手伸出袖口（1 分）。

（4）身体略向前倾，使腰带悬垂离开手术衣（1 分），双手交叉提起左右腰带向后传递，由助手在身后接住并打结（2 分）。

（5）穿手术衣过程中，手及前臂不能高过双肩，不能低于腰部（1 分）。

（6）戴无菌手套（3 分）

①左手自手套袋内捏住手套翻折部，取出手套。右手插入右手手套内（1 分）。

②已戴手套的右手（除拇指外）四指插入左手手套翻折部，左手插入手套内，将左手手套翻折部翻至手术衣袖口上（1 分）。

③用戴好手套的左手四指插入右手手套翻折部，将翻折部翻至右手手术衣袖口上（1 分）。

2. 脱手术衣、手套的过程（6 分）

（1）嘱助手在背后解开腰带及领结等（1 分）。

（2）嘱助手面对考生，拉住考生手术衣衣领，向前翻转拉下手术衣，使手套套口翻转于手腕部或双手交叉放于双肩，抓住双肩处的手术衣顺势脱下，使手术衣内面朝外、手套套口翻转于手腕部（1 分）。

（3）考生一手插入另一手手套的翻折部，扯下手套（1 分）；已脱掉手套的手捏住另一手手套的内面，扯下第二只手套（1 分）。

（4）双手不能接触手套的外面（2 分）。

3. 提问（2 分）

穿包背式手术衣时，应该先系腰带还是先戴无菌手套？为什么？

答：应先戴无菌手套，因为腰带系于腰前，是绝对无菌区域。

4. 职业素质（2 分）

①在操作过程中，无菌观念强，动作轻柔规范（1 分）。

②着装整洁，仪表端庄，举止大方，语言文明，认真细致，表现出良好的职业素质（1 分）。

实训二　手术患者的准备

一、手术台上患者的体位

患者在手术台上应取相应的体位，目的如下。

1. 手术区显露良好，便于手术操作。

2. 适应麻醉管理的要求。

3. 保证患者的呼吸及循环不受影响，避免压迫和过度牵拉神经。此外要尽量兼顾患者舒适。

常取的手术体位如下。

（一）仰卧位

1. 水平仰卧位（图 2–1）　手术台平置。患者仰卧，双手置身体两侧之中单下，将中单塞于床垫下固定，头部、膝下、足跟放软垫或软枕，并用约束带固定于膝部。此体位适用于胸前和腹部等手术。肝、胆、胰手术时，可于背部垫一软枕，亦可提高手术台桥架，使上腹手术野更易暴露。

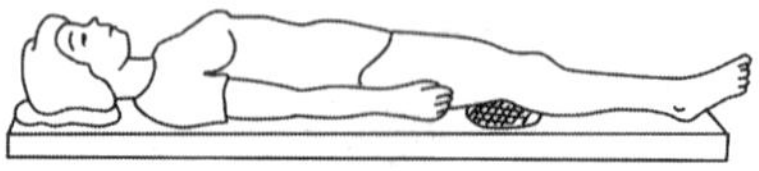

图 2–1　水平仰卧位

2. 乳房手术平卧位（图 2–2）　适用于乳房及腋部手术。患者取仰卧位，术侧靠近台边，肩胛部垫软枕。患侧上肢伸直外展 90° 架于臂托上，健侧上肢固定于胸旁。髂前上棘或大腿部用约束带固定。

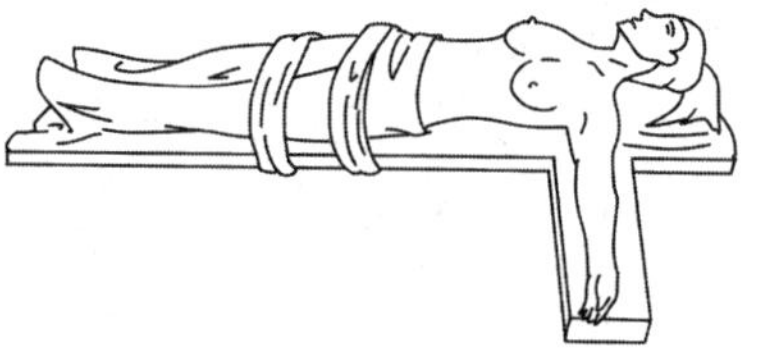

图 2–2　乳房手术平卧位

3. 盆腔手术仰卧位（图 2–3）　盆腔（膀胱、前列腺、子宫）的手术，可于骶尾部垫软枕，头侧放低 20°，下肢放低 30°，形成盆腔仰卧位。

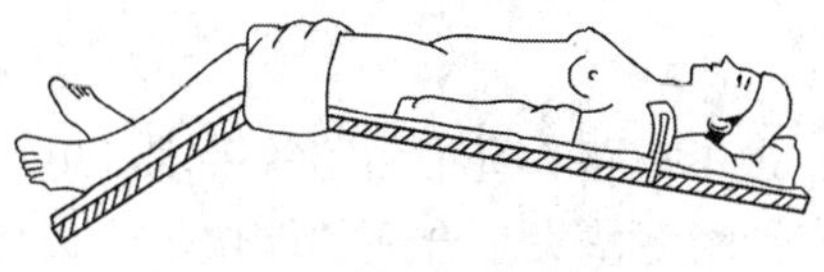

图 2–3　盆腔手术仰卧位

4. 颈仰卧位（图 2–4） 颈前部手术时，手术台头端放低 10°～20°。在肩部垫一软枕与肩平齐，头后仰，使颈前充分伸仰，形成颈仰卧位。头下垫一皮圈。可使甲状腺、气管等前颈器官暴露良好，便于手术操作。

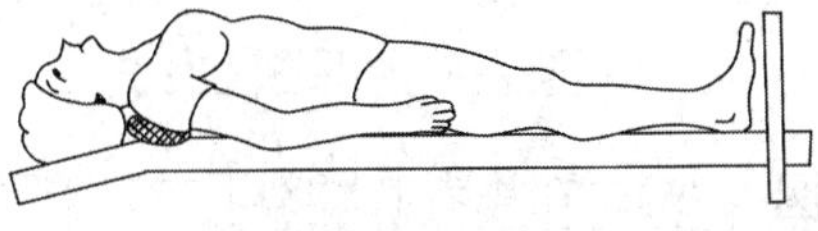

图 2–4　颈仰卧位

5. 侧头仰卧位（图 2–5） 适用于一侧头颈部的手术，如腮腺、颌下腺、乳突等手术。患侧头颈在上，肩颈下斜垫一小平枕，头部垫皮圈，侧方以小皮垫固定。

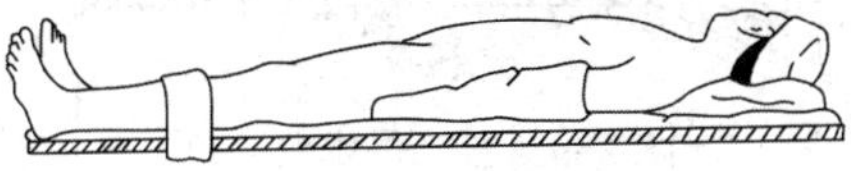

图 2–5　侧头仰卧位

（二）侧卧位

1. 胸部手术侧卧位（图 2–6） 先将搁手架置于非手术侧的床垫下。将患者转成 90°侧位。手术侧上肢和非手术侧上肢分别置于搁手架的上层和下层；胸腋下方垫软枕。贴手术台的下肢自然伸直，另一侧下肢适当屈曲。两腿之间接触处垫软枕。用约束带分别固定上肢的前臂部、臀部及膝部。

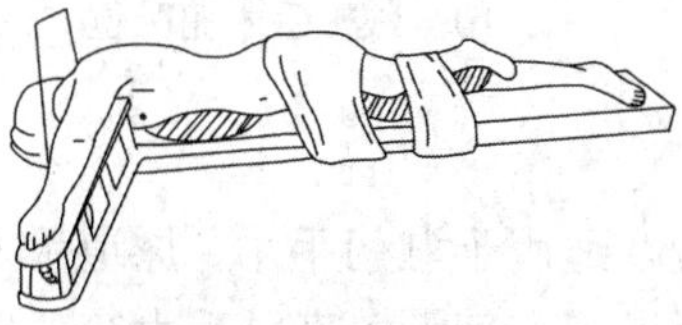

图 2–6　胸部手术侧卧位

2. 肾手术侧卧位（图 2–7） 适用于肾脏手术，患者侧卧手术床上，患侧向上肾区对准腰桥，背侧靠近床缘。胸部中单下垫软枕，并将圆形沙袋分别放于两侧软垫下。两臂包好放于托手架上用束臂带固定。同时将一软枕放于头下。大腿弯曲 90°，小腿伸直，在两膝间垫软枕并分别固定膝关节及骨盆。最后调高腰桥，暴露肾区手术视野，根据手术需求调节手术床高度。

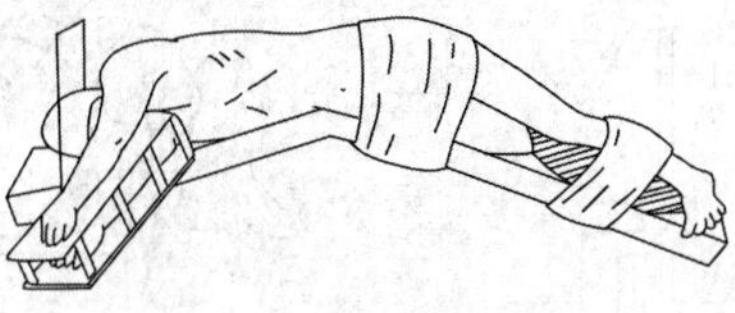

图 2–7　肾手术侧卧位

（三）俯卧位

俯卧位适用于后颅窝、颈椎后路、脊椎后路等手术。患者俯卧于手术床，头偏向一侧。两侧的锁骨、耻骨及髂骨嵴下垫大小合适的软枕，使胸腹部不受挤压，能保持腹肌和横膈正常运动。两小腿也垫软枕，两上肢向上屈曲，置于头侧并固定（图2–8）。

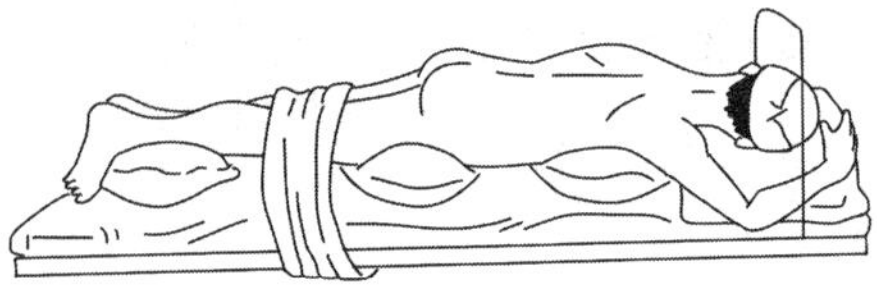

图2–8　俯卧位

1. 腰椎手术俯卧位（图 2–9） 在患者胸腰部下方置一可调高低的弧形拱桥。其他同俯卧位。

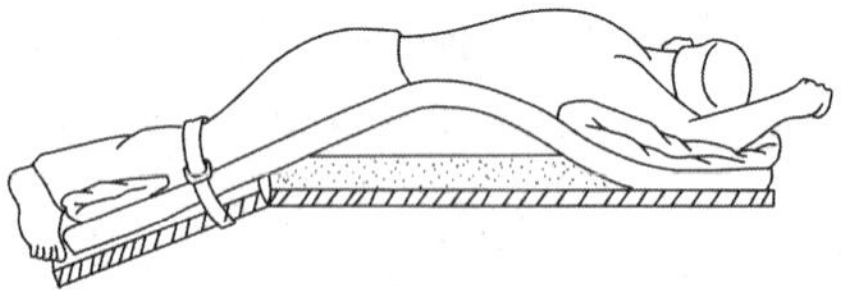

图2–9　腰椎手术俯卧位

2. 颈椎手术俯卧位（图2–10） 患者俯卧手术床，头颈部伸出，面部向下，额部及两侧颊部置于托架上，使口鼻位于头托空隙处，使枕颈部突出。两上肢伸直，置于躯干两侧并固定，胸部、髂部、耻骨联合处及两小腿下垫软枕。

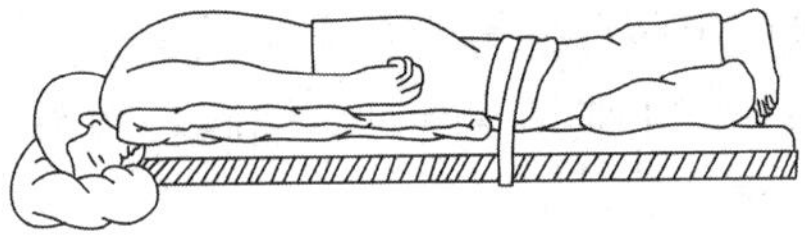

图2–10　颈椎手术俯卧位

（四）膀胱截石位

膀胱截石位即会阴手术位。适用于肛门手术、尿道手术、会阴部手术、经腹会阴联合手术、阴道手术，以及经阴道子宫切除、直肠手术等。患者仰卧于手术台上，双下肢置于用软垫包好的腿架上并固定，臀部移至手术台分段处后，两腿高度以患者腘窝的自然弯曲为准，将膝关节摆正以防腓总神经损伤。患者的一手臂固定于搁手板上，另一手臂固定于身侧。需要时可适当地将床头摇低15°左右（图2–11）。

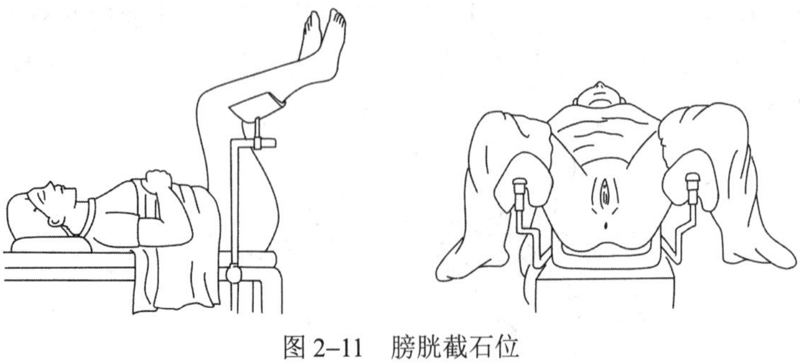

图2–11　膀胱截石位

二、患者手术区皮肤消毒铺巾

【实训目的】

1. 要求熟练掌握手术人员的无菌准备，消灭拟作切口处及其周围皮肤上的细菌。
2. 学会患者手术区皮肤消毒铺巾的方法。
3. 掌握消毒的顺序、范围及消毒过程中的无菌原则。
4. 培养学生严肃认真的工作态度。

【实验仪器与物品】

消毒铺巾模型、头架、托盘、海绵钳、布巾钳、敷料（治疗巾、中单、大孔单）、纱布、2.5%碘酊、70%乙醇溶液。

【实训步骤】

1. 备皮　剃净毛发，去除污物，清洗皮肤。

2. 手术区皮肤消毒　术者刷手后，站在患者右侧。传统方法是用2.5%～3%碘酒涂擦皮肤晾干1分钟后，用70%乙醇溶液消毒脱碘两遍（第一遍脱碘勿超过碘酒范围，留0.5cm边，第二遍也不超过碘酒范围，最后用清毒纱布另一面脱掉外周的碘）或用0.5%碘伏涂擦三遍（第二、三遍均勿超过第一遍的涂擦范围）。目前消毒方法有用0.5%碘伏溶液或 0.1%新洁尔灭溶液涂擦两遍。对婴儿面部、口腔、肛门、外生殖器等部位，可选用刺激性小、作用持久的0.1%新洁尔灭溶液涂擦消毒。

以上腹部手术为例，消毒范围至少要求上至乳头线，下至耻骨联合，两侧至腋中线。用卵圆钳夹持浸有2.5%～3%碘酊的棉球或小纱布块，以滴状将消毒液滴到肚脐，由上到下，以腹部切口为中心向四周涂擦，涂擦时不留空隙。每次涂擦重叠1/4～1/3，呈叠瓦状消毒如有空隙需更换消毒纱布补充消毒。待碘酒晾干1分钟后用70%乙醇溶液消毒脱碘两遍（同手术区皮肤清毒）。不同手术部位的皮肤消毒范围可参见图2-12。

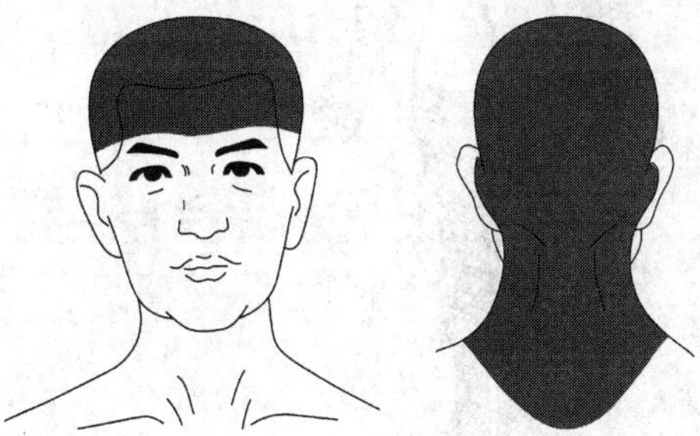

颅脑部手术

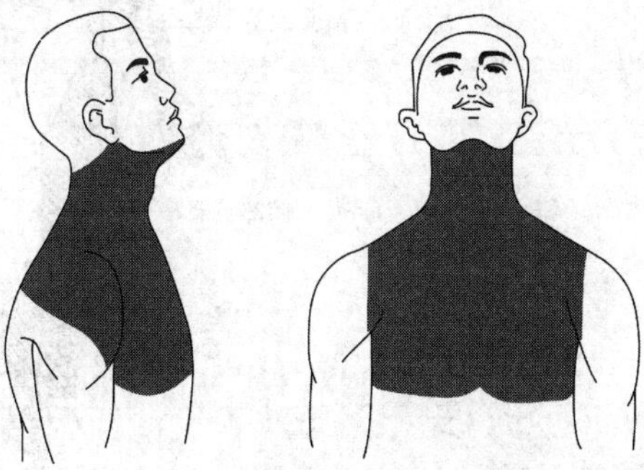

颈部手术

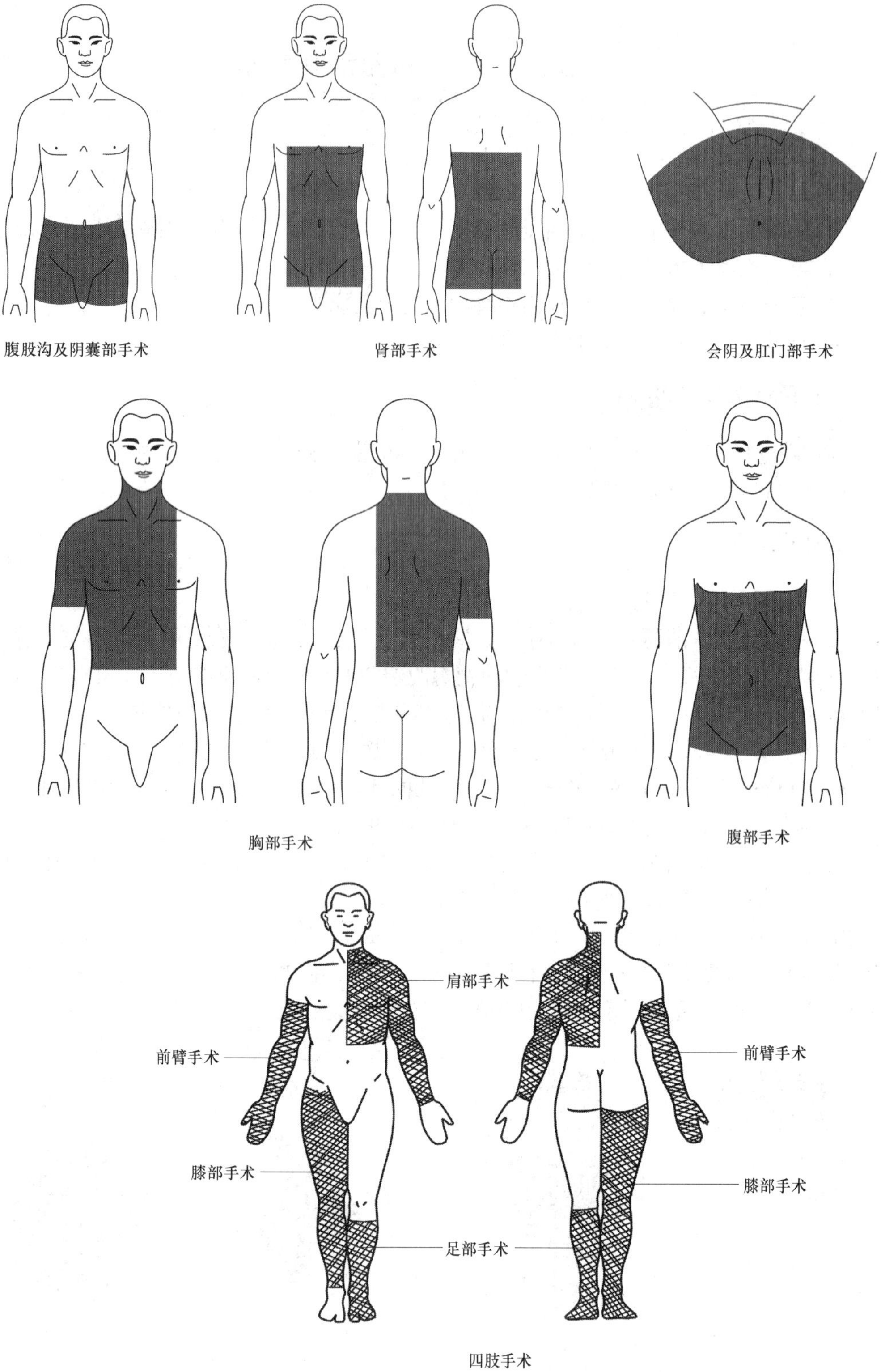

图 2–12　不同手术部位的皮肤消毒范围

3. 铺巾　手术区消毒后，铺无菌巾。铺治疗巾时最好一步到位，每块治疗巾的反折部靠近切口，反折部距切口 3cm。铺巾的顺序是：对侧部—会阴部—头侧部—己侧部或会阴部—对侧部—头侧部—己侧部（若已穿手术衣则先铺自己的一侧），然后用巾钳夹住治疗巾的交叉处固定。若铺巾完毕后要修正某一铺巾只能由手术区向外移。最后铺中单、大单。大单头端应盖过麻醉架两侧和足端部应垂下超过手术台边缘 30cm（图 2–13）。

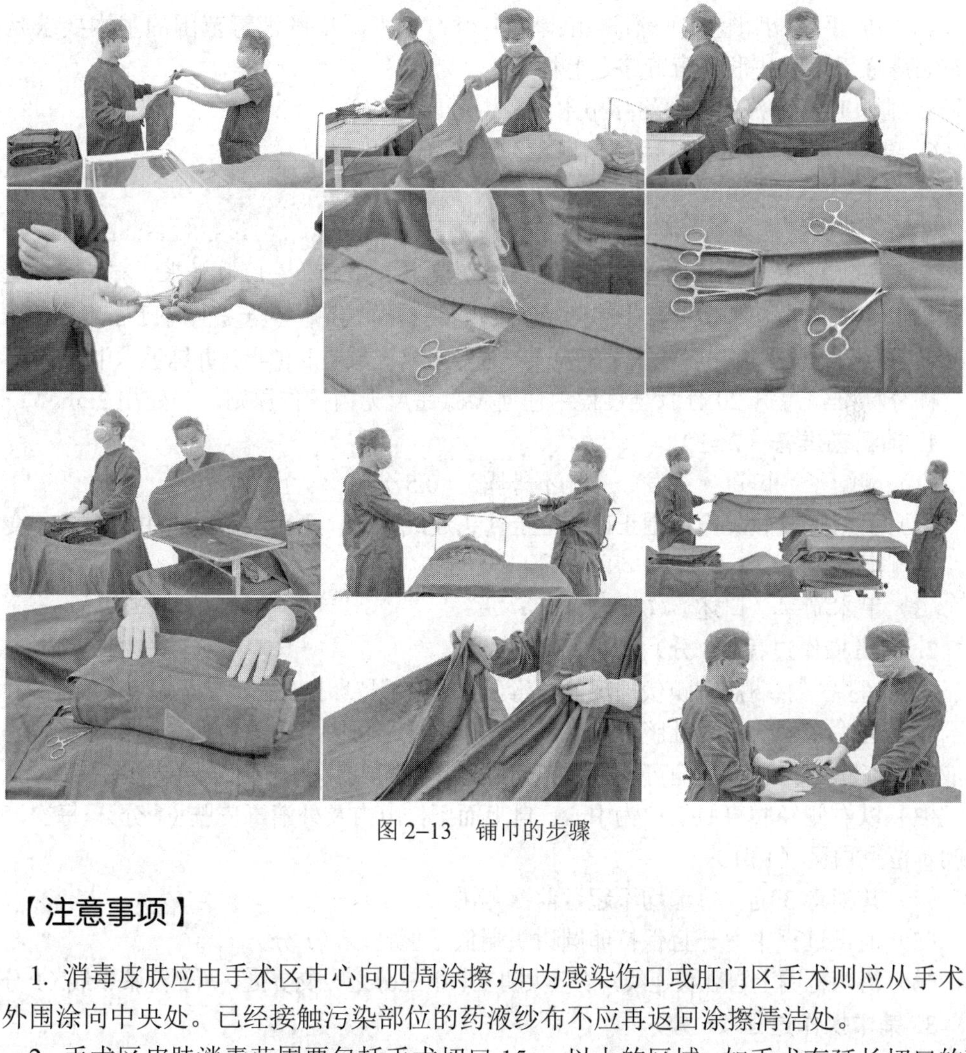

图 2–13　铺巾的步骤

【注意事项】

1. 消毒皮肤应由手术区中心向四周涂擦，如为感染伤口或肛门区手术则应从手术区的外围涂向中央处。已经接触污染部位的药液纱布不应再返回涂擦清洁处。

2. 手术区皮肤消毒范围要包括手术切口 15cm 以上的区域。如手术有延长切口的可能，则应事先相应扩大皮肤消毒范围。

3. 铺巾时铺巾人的手不能低于手术台前面，也不能接触各种支架以免污染。

4. 消毒时，环钳头端不能低于握持端，每次涂擦勿留空白区（如有空白区需要换消毒纱布补充消毒）。

5. 铺巾过程中不得随意移动已铺好的巾单（治疗巾仅向切口外侧适当移动）。

6. 铺治疗巾时，治疗巾的反折面需朝下。

【思考题】

1. 穿全包式手术衣时应先戴手套还是先系带子？

2. 手臂碘伏消毒的距离第一遍是肘上多少 cm，第二遍是腕上多少 cm？

3. 用 2.5%碘酊和 0.5%碘伏消毒的区别是什么？何时需要用碘酊脱碘，为什么？如用 2.5%碘酊消毒两遍，消毒之间应隔多少时间？

4. 一般手术切口区皮肤消毒范围是多少？手术区皮肤消毒范围的基本要求是什么？如痔疮手术时皮肤消毒顺序是怎样？

5. 铺巾时，铺好的四块治疗巾术中是否可以移动？

6. 男性阴囊为什么不能用碘酒消毒？

【模拟试题】

李女士，24 岁。转移性右下腹痛 3 天，全腹痛 8 小时。全腹肌紧张，有压痛、反跳痛。拟于右侧经腹直肌切口行手术治疗。已完成术前准备，李女士仰卧于手术台上。

要求：请用碘伏为患者（医学模拟人）进行手术区域皮肤消毒，并铺手术巾、手术单。

评分标准：总分 20 分。全过程中任何步骤违反无菌操作原则，一处扣 2 分。

1. 消毒前准备（2 分）

（1）戴帽子、口罩（头发、鼻孔不外露）（0.5 分）。

（2）手术野皮肤暴露范围正确：上至乳头连线水平，下至大腿上、中三分之一交界处，两侧至腋中线（1 分）。

（3）手术刷手（口述）（0.5 分）。

2. 消毒操作过程（8 分）

（1）考生一手端盛有碘伏棉球的消毒碗，另一手持卵圆钳，站立于患者右侧（1 分）。

（2）首先将碘伏滴入肚脐内，涂擦完毕，翻过卵圆钳用棉球的另一侧将肚脐内的消毒液沾干（第 2 遍和第 3 遍可不再专门沾肚脐，也可和第一遍相同）（2 分）。

（3）以右侧经腹直肌切口为中心，自上而下，由内及外消毒皮肤（1 分）。每次消毒之间不留空白区（1 分）。

（4）共消毒 3 遍，每遍均不超过前次范围（1 分）。

（5）消毒过程中，一直保持卵圆钳头端低于握持端（1 分）。

（6）消毒范围上自乳头连线，下至大腿上、中三分之一交界处，两侧至腋中线（1 分）。

3. 铺巾操作过程（6 分）

同前述。

4. 提问（2 分）

腹部手术术前准备工作中，备皮工作主要包括哪些？

答：消毒范围内的皮肤清洗、毛发剃除以及肚脐内的清洁、消毒。

5. 职业素质（2 分）

①在操作过程中，无菌观念强，动作轻柔规范，体现爱护患者的意识（1 分）。

②着装整洁，仪表端庄，举止大方，语言文明，认真细致，表现良好的职业素质（1 分）。

实训三　参观模拟手术室

学习目标

1. 掌握手术室的分区及手术间的分类。
2. 熟悉手术室的基本设备及消毒制度。

手术室（operating room，OR）是为患者提供手术及抢救的场所，是医院的重要技术部门。也是医院内重要技术及仪器装备部门，要求其建筑位置、结构和布局合理，仪器设备先进、齐全；更要建立严格的无菌管理制度，以确保外科手术的高效率和高质量。医学生可通过参观手术室来加深自己对手术室的认识，为今后进入手术室工作奠定一定基础。

一、手术室布局及设备

（一）手术室位置和要求

手术室应安排在安静、清洁无污染，靠近需作手术治疗类科室的位置，以方便接送患者；一般设在病房大楼的次顶层或中间层，与监护室、病理科、放射科、血库、中心化验室等相邻。需远离锅炉房、污水污物处理站等污染及噪声较重的地点。

（二）手术室布局

每个医院的手术室的数量可根据手术科室的病床而定，一般每 25～30 张病床宜设置一间手术室，根据手术需要可设置大、中、小面积不等的手术室，普通手术室仅放置一个手术床，以每间 30～40m^2 为宜但面积不得小于 20m^2。

1. 手术室应设有三条通道　为工作人员通道、手术患者通道、器械辅料供应通道，三通道有效避免污染交叉，保障手术室内的环境安全。

2. 手术室严格划分为三个区　①限制区（洁净区）：包括手术室、洗手室、手术室内走廊、无菌物品室、药品室和麻醉准备室，洁净要求最为严格，应设在内侧。非手术人员或非在岗人员禁止入内，此区内的一切人员及活动都必须严格遵守无菌原则。②半限制区（准洁净区）：包括器械室、敷料室、洗涤室、消毒室、手术室外走廊、恢复室和石膏室等，设在中间。该区实际是由非洁净区进入洁净区的过渡性区域，凡已作好手臂消毒或已穿无菌手术衣者，切不可再进入此区，以免污染。③非限制区（非洁净区）：

2. 紫外线消毒 包括高臭氧高强度的紫外线杀菌箱、高强度紫外线消毒灯。

（1）紫外线杀菌箱：主要是利用紫外线和臭氧的协同作用以及臭氧对紫外线照射不到的部位进行消毒。此法消毒时人可在室内活动，一般消毒 30 分钟可达到消毒合格。

（2）紫外线消毒灯：消毒时应根据不同种类的微生物对紫外线的敏感性不同，选择能够达到杀灭目标微生物所需的照射剂量。利用紫外线照射的杀菌作用可杀死真菌、酵母菌、细菌、立克次体、支原体及病毒，具有广谱性。杀菌率最高的波长是 254nm，灭菌最佳温度 20～42℃，湿度<60%，如室温<20℃、相对湿度>60%则需延长照射时间。其灭菌作用主要是通过破坏微生物的 DNA 结构（脱氧核糖核酸），使细菌当即死亡不能繁殖后代达到杀菌的目的。目前医院室内空气消毒常用 30W、40W 直管式热阴极低压汞灯。

（3）紫外线消毒灯消毒的注意事项

1）紫外线灯空气消毒前需做室内清洁工作，消毒时关闭门窗，人员禁止进入。

2）紫外线灯管的表面每两周用 75%乙醇棉球擦拭一次，除去上面的灰尘和油污，防止对紫外线穿透力的影响。

3）灯管发射出的紫蓝色光线并不代表紫外线的强度，应定期监测辐射强度，无条件的可逐日登记时间。国产的紫外线灯管的使用期限为 4000 小时，但用至 3000 小时即应更换，或每半年监测辐射强度，如低于 70μW/cm^3 时应更换。

4）紫外线的穿透力极弱，其照射强度与距离平方成反比，且仅对照射到的表面才能发挥杀菌作用，所以对于桌面下区域或是重叠的物品，只能对其表面起到杀菌作用，对所需消毒的物品需平放，若是衣物可悬挂放置。

5）照射时每立方米需≥1.5W，有效距离≤2m，照射时间 30～60 分钟，至少 30 分钟，若为手术室消毒则需 2 小时，照射 5～7 分钟后方开始计时。

6）更换和清洁紫外线消毒灯时，必须切断电源。尤其是戴防护眼睛。

7）密封良好的手术室，经紫外线消毒后，有效时间不超过 12 小时。超过 12 小时需要重新消毒方可使用。

实训四　手术室的管理规范及无菌原则

学习目标

1. 掌握手术室无菌原则及职责。
2. 熟悉手术室的管理规范；接送患者及进入手术室基本流程。

一、手术室的管理规范

（一）手术室的一般规范

1. 穿着要求　凡进入手术室人员，必须按规定更换手术室所备衣裤、口罩、帽子、鞋（或一次性鞋套），内衣不可外露。外出时，应更换外出衣和鞋。不得戴口罩、帽子如厕。

2. 无菌要求　除参加手术及有关人员外，其他人员一概不准随便进入，患有上呼吸道感染、急慢性皮肤感染性疾病者，不可进入手术室，更不能参加手术。凡违反无菌原则之处，一经指出，须立即纠正。施行感染手术的医务人员，术毕不得到其他手术室参观走动。

3. 纪律要求　手术室内应保持肃静，不得随意搬动手术室内物品，门要轻开轻关。不得随意在其他手术室走动，参加手术人员应严格消毒手臂，准时手术。

4. 物品药品管理　手术室工作人员应熟悉手术室内各种物品的固定放置位置和仪器使用方法，用后放回原处并且有日常维护管理的职责。有关急救药品、器材，必须“三定”：定位置、定数量、定期检查，随时备用，定人员管理，及时补充及维修。一切器械、物品，未经负责人许可，不得擅自外借。麻醉、剧毒药品应由专人专柜保管。

5. 器械管理　手术完毕后，对用过的器械、物品及时清洁或消毒处理，整理保养备用。严重感染或特殊感染手术用过的器械、物品，均须作特殊处理，手术室亦应按要求消毒处理。

6. 安排手术原则　各科室手术通知单，应由各科主管医师填写、科室主任签字。择期手术应在前一天按规定时间送交手术室，急症手术或紧急手术可先行电话通知手术室，并尽快补送手术通知单。需特殊器械或特殊要求的，应在手术通知单上注明。因故暂停或更改手术，应预先通知联系。

7. 手术室安排原则　无菌手术室与有菌手术室应相对固定。无条件固定者，应先进行无菌手术，后进行污染和感染手术。优先安排急症手术。严禁在一个手术室内同时进行无菌及污染手术。

8. 值班制 值班人员应坚守岗位，随时准备接受急诊手术，不得擅自离岗。

（二）手术室参观规则

1. 人数要求 有条件医院，参观人员最好安排在教学参观室看闭路电视，如无条件则应根据手术室的面积严格限定参观人数，大间不超过 6 人，小间不超过 4 人。

2. 参观人员无菌原则 参观时应更换手术室拖鞋及参观衣，戴口罩、帽子，遵守无菌原则，参观者应立于手术人员身后，不可距手术人员过近，距手术无菌区域应在 30cm 以上，避免污染。不可随意走动。

3. 其他 患者亲友，无关手术人员、特殊感染手术应谢绝参观。参观者人员，必须凭医务科的介绍信，方可进入手术室参观。

（三）接送患者制度

1. 核对患者 提前 30 分钟或 1 小时接患者。根据患者手术时间核对病室、床位、姓名、性别、年龄、诊断、手术名称及部位（左或右），根据病历检查术前准备是否完善，如术前用药、禁食、备皮、配血、化验单、插胃管与导尿管、影像片、更换衣服及手术室拖鞋等。应由手术医师、麻醉医师和巡回护士三方核对，确认无误并签字后方能将患者送到指定手术室的手术台上，术中需要使用抗生素的需检查药品是否同一批号，并注意不带贵重物品进入。无插导尿管患者应嘱患者排尿。

2. 送患者注意事项 手术结束后，待麻醉清醒，生命体征平稳、病情允许时将患者随同病房带来的一切用物送回病房，并与病室接班护士当面交接输液、输血、引流管及术后注意事项等。由术者、麻醉医师、手术室护士、护工一起护送患者，以防回病房途中发生意外。

二、手术进行中人员无菌原则

1. 手术中的无菌原则是保证手术顺利进行、术中无菌物品维持、减少术后感染的重要条件。

2. 手术进行中手术参与人员一定要严格遵循无菌原则，具备强烈的责任意识和职业道德，必须相互监督，若有违反无菌操作需立即指出并且及时补救改正。

3. 在手术过程中，手术台面及器械台面以下、手术人员后背、双肩以上视为有菌，手术人员必须保证双手位于台面上及胸前。手术中不谈及与手术无关的事情，不可嬉笑打闹，台下人员应尽量少走动避免扬尘。

4. 台下工作人员或参观手术者，与手术台、器械台和手术人员保持一定距离，至少距 30cm。且不能从手术人员面前经过。

5. 手术中手术人员交换位置时，背靠背转换，不得前胸后背相接触。不要面对手术区咳嗽、打喷嚏，大汗时将头偏向一侧，由巡回护士协助擦净或借助台上相邻手术人员肩部擦拭汗水，若汗水滴落在手术台面上必须移除已经污染的器械不得再次使用，布单污染需立即加盖无菌布单。

6. 手术人员不可随意伸手臂横过手术区拿取手术器械及物品。传递手术器械和物品时，不可高于肩部和低于手术台的平面，更不可在手术人员背后或隔人直接传递。

7. 发现手套有破损、穿孔，必须立即更换；被沾染（如脓液、恶性肿瘤）的器械应另放于弯盘内不得再用于无菌区。

8. 手术区铺单一般需达 4～6 层，手术巾在手术过程中应保持干燥。若被盐水或血液浸透，其无菌隔离作用已不如干燥的无菌巾，故应外加干的布单。

9. 手术器械要分开整齐地摆放。已接触有菌部位的器械，应与清洁器械分开放置，更不可交叉使用。落至手术台平面以下或已达无菌巾边缘的器械及物品等，应视为已被污染不得拾回再用。必须使用时，要重新灭菌后再用。从包布和消毒箱内取出的无菌物品（如手套、手术衣、敷料、器械等），虽未被沾染也决不可再放回无菌包内或容器内，更不许供给其他手术用。必要重新灭菌后再用。

10. 保护切口，在切开皮肤及缝合皮肤前，均应用 70%乙醇溶液再次消毒皮肤一次。

11. 保护腹腔，切开空腔脏器前，应先用盐水纱布遮盖周围组织，以防内容物溢出污染腹腔。

12. 实施浅部小手术，也可不穿手术衣而只戴手套，但手术人员的前臂及躯干决不可接触手术区。在野战等特殊条件下，缺少手术衣和手套，却又必须实施手术时，可用无菌布巾围于手术人员的胸腹部，双手及腕部经过消毒，两臂戴无菌袖套。而且手术过程中两手每隔半小时用有效的消毒剂涂擦一次。

13. 连台手术时，更换手术衣、手套的步骤

（1）先脱手术衣，后脱手套。脱手套时，手不与手套外面接触。

（2）常规手臂消毒。

（3）重新穿无菌手术衣、戴无菌手套。

三、手术人员的站位与职责

1. 术者　是完成手术的核心人物，必须全面掌握患者术前病情和准备，制定手术方案，预料术中可能发生的意外、并发症及可能遇到的困难。组织指挥和协调手术组成成员的工作，保证手术的顺利完成。术中选择操作方便的位置，如腹部手术站在患者的右侧。完成手术操作的主要步骤，对手术全面负责。书写手术记录，核查术后医嘱和执行情况。

2. 第一助手　熟悉病情和手术步骤。提前洗手，完成手术区的消毒和铺巾。术中全力协助术者进行切开、止血、显露、结扎、分离、缝合、吸引操作，并注意为术者创造操作方便的条件。站在术者的对侧或特殊需要的位置。

3. 第二助手或第三助手　了解病情和手术操作步骤。主要参与术中用拉钩帮助显露手术野、拭血、剪线等。一般站在术者的侧方或特殊需要的位置。

4. 器械护士　了解病情和熟悉手术操作步骤，时刻关注手术进展，精确传递手术中所需物品。管理器械台，供应和整理所有器械、敷料，准备针、线。协助第一助手消毒

铺巾。手术开始前和手术结束前（尤其在关闭体腔前），与巡回护士共同负责逐一清点器械、纱布、针线等物，保管好切除的标本。一般站在术者右侧，旁置器械桌。

5. 麻醉师 术前一日，探望患者了解病情和手术方案，并提出有关术前处理的意见。术中负责麻醉，使患者无痛和肌松弛；观察生命体征的变化，保证生命安全，及时进行必要的处理，并通报手术者。术毕护送患者回病房，并向病房护士交代注意事项。以后还应对患者进行必要的随诊。可不必做手臂消毒。

6. 巡回护士 了解病情和手术方案，负责手术台及器械台操作以外的物品补给、连接手术需要的管道、仪器设备，如电刀吸引器等，协助台上人员，术中关注手术进展随时补给物品或给术者擦拭汗水等，术终与器械护士共同清点物品并记录。术前参与协助麻醉师摆好患者体位等工作。可不必做手臂消毒。

四、手术进行中手术人员间的配合

1. 助手与术者的配合 直接关系到手术进程和效果。彼此间应了解操作习惯，密切合作。助手在手术过程中应保证手术视野清楚，在显露、止血、结扎、缝合等操作时应尽量顾及术者操作的方便性和手术的安全性。如拉钩时力量要持续均匀，不要损伤其他脏器和组织。剪线时剪刀刀刃要与所剪线垂直，滑到线结根部再倾斜剪断。止血时不要慌乱，可用纱布压迫出血部位，而不是擦拭，压迫后移除纱布，用止血钳尖端夹持止血，钳夹血管时尽量少夹持血管周围组织，再根据血管大小选择结扎和缝扎止血。若为电刀止血，助手提起已夹持好的血管钳，四周不可触碰其他组织；术者将电刀尖端触碰血管钳，见血管钳尖端炽热冒烟后，助手即可撤去血管钳。术者在进行操作前助手应保证手术视野清楚，可用纱布或吸引器吸尽手术视野中渗血，但术者在打结时不可再用吸引器进行吸引，以免打结松脱。对于出血量较多或手术脏器较脆弱的部位可用纱布包裹吸引器前端再进行吸引。

2. 器械护士与术者的配合 器械护士应密切关注手术进程，及时准备传递手术所需用的物品。术者和助手也可随时提出要求。器械护士最好能熟悉术者的操作习惯，则更主动。

3. 麻醉师与术者的配合 手术中麻醉师要密切关注患者生命体征，及时通知术者，保障患者安全，以及患者无痛和肌松，保障手术顺利进行。手术者应尽量减轻对患者的刺激和创伤，不要刻意延长手术时间以免增加麻醉风险。有时可施行局部神经阻滞术，以节省全身麻醉剂用量；有时需要暂停手术操作，允许麻醉师采取调整麻醉方法和改善患者情况的措施。

五、注意事项

1. 进入手术室遵循无菌原则，是维持手术室环境安全的重要部分，也是手术能否顺利完成的基础条件。

2. 参与手术注重团队精神，手术中既要完成好自身的角色任务，也要协助其他人员共同完成手术。

3. 已打开的无菌包如手术衣包，应无菌操作包好，可保持 4 小时。局麻药瓶注明开启时间，保留 24 小时。已铺置未用的无菌车、盘保留时间为 4 小时，4 小时后重新灭菌。

4. 一次性无菌物品的存放原则为，物品存放于阴凉干燥、通风良好的物架上，距地面≥20cm，距墙壁≥5cm，距天花板 50cm。

5. 高压蒸汽灭菌时，器械包的体积不超过 30cm×30cm×25cm。器械包重量不超过 5kg。

【思考题】

1. 请帮助医院手术室计算紫外线灯安装数量。

场所面积 15～20m^2，紫外线杀菌灯功率为 30W，需要紫外线灯数量是多少个？

场所面积 30m^2，紫外线杀菌灯功率为 40W，需要紫外线灯数量是多少个？

场所面积 40～50m^2，紫外线杀菌灯功率为 40W，需要紫外线灯数量是多少个？

2. 恶性肿瘤创面用温蒸馏水冲洗的意义是什么？

3. 为什么腹腔镜手术要选择二氧化碳气体建立气腹？

4. 为什么血管吻合要选用不可吸收缝线？

实训五　常用消毒及灭菌法

学习目标

1. 掌握高压蒸汽灭菌的方法及注意事项；新洁尔灭的配制方法。
2. 学会紫外线照射法、火烧法及煮沸法。

实验器材及物品

高压蒸汽灭菌锅、煮沸灭菌器、金属盆（搪瓷）、95%乙醇溶液、紫外线灯管、指示纸带、2%中性戊二醛溶液、10%甲醛溶液、70%乙醇、0.1%苯扎溴铵溶液（新洁尔灭）、碘伏、0.1%氯己定溶液（洗必泰）。

无菌原则包括手术人员的无菌准备、患者手术区皮肤的消毒铺巾、常用手术器械的消毒灭菌、手术室空气的消毒及灭菌，以及保持已消毒或已灭菌和无菌状态维持的一系列规则。

常用的消毒灭菌方法有两大类：即物理消毒灭菌法和化学消毒灭菌法。①物理消毒灭菌法：是利用物理因子杀灭微生物的方法，包括热力消毒灭菌、辐射消毒、空气净化、超声波消毒和微波消毒等。物理消毒灭菌法为主要的灭菌方法，有高压蒸汽灭菌法、煮沸灭菌法、火烧灭菌法 3 种。②化学消毒灭菌法：应用化学方法进行灭菌和消毒，适用于能够耐湿但不能耐高温的手术器械和物品，也应用于高温后易变形的材料，如硅胶、塑料、刀、剪、腔镜等的灭菌。目前常用的方法包括消毒液浸泡法和甲醛蒸气熏蒸法。

一、手术器械及用品的消毒灭菌法

（一）物理消毒灭菌法

利用热力产生高温使微生物的蛋白质和酶发生变性或凝固，使微生物的新陈代谢发生障碍而死亡，从而达到灭菌的效果，它是目前应用最广泛的有效方法，主要应用于手术器械和物品的灭菌。

1. 高压蒸汽灭菌法　高压蒸汽灭菌法就是利用高压和高热释放的热量进行灭菌，为目前可靠而有效的灭菌方法，在临床上广泛应用。高压蒸汽灭菌器可分为排空式和预真空式。目前国内应用最多的是下排气式灭菌器，样式多种，有手提式、卧式、立式等，其基本结构和工作原理都相同，由一个有两层壁的耐高温的锅炉构成。常用于耐高温、耐高压、耐潮湿物品的灭菌，如金属、玻璃、橡胶、药液、搪瓷、敷料等的灭菌。各种物品的灭菌所需时间略有不同。当蒸汽压力达到 104～137.3kPa 时，温度可达 121～126℃，在此状态下维持 20～30 分钟，即能杀灭包括具有顽强抵抗力的细菌病毒（包括芽孢）在内的一切微生物。以手提式为例，其使用方法如下。

（1）首先将内锅取出，再向锅内加入适量的水，使水面与三脚架相平为宜。也就是大约高过电热管 2cm，加水不能太少，否则会烧坏电热管，也不能太多，太多会导致锅内消毒包渗湿。

（2）加水后放内锅，然后将准备灭菌的物品装入灭菌桶中，物品放置不宜过多、过挤，包与包之间应留一定空隙，以利蒸汽渗透，如瓶装溶液需在胶塞上插入针头通气，保证灭菌质量。

（3）加盖，并将盖上的排气软管插入内层灭菌桶的排气槽内。将容器盖与容器上的耳槽对正，采用对角式均匀拧紧锅盖上的螺栓，使螺栓松紧一致，勿使漏气。

（4）关闭排气阀和安全阀，接通电源开始加热，当温度指针达到 108℃时，打开排气阀和安全阀，以排除锅内的冷空气。待冷空气完全排尽后，指针降到 0，关上排气阀，让锅内的温度随蒸汽压力增加而逐渐上升。当听到第一次排气的声音时开始计时，维持压力至所需时间，停止加热。现在市场上手提灭菌锅实现了自动化控制，但因为灭菌压力比较大，最好还是有人在现场控制比较安全。

（5）达到灭菌所需时间后，切断电源，人工排气，打开排气阀和安全阀，排完气后，指针降至 0，旋松螺栓，打开盖子一条小缝，利用锅内的余热让已灭菌的物品在消毒室内再留置 1～2 小时后取出灭菌物品。如果压力未降到 0 时，不能打开排气阀，因锅内压力突然下降，使容器内的液体由于内外压力不平衡而冲出烧瓶口或试管口，造成伤害。

总结：加水→装锅→加热→冷空气排除→灭菌→温度达到 121℃，维持 20 分钟（器械）或 30 分钟（敷料），压力（102.9kPa）→排气→干燥→排水，即可达到灭菌目的。

使用高压蒸汽灭菌时注意事项：

（1）需灭菌的包裹体积勿超过 40cm×30cm×30cm，在锅内排列不宜过紧，包和包之间要留有一定缝隙，以免妨碍蒸汽透入。金属类勿超过 7.26kg，敷料类勿超过 5.44kg。

（2）灭菌包内外分别放置化学指示卡和指示胶带，淡黄色条纹变为黑色表示已达到灭菌，否则不能使用。

（3）易燃易爆物品如碘仿、升汞、苯等禁用本法。

（4）瓶装液体灭菌时需用纱布包扎瓶口，如用橡皮塞，应插入针头，以便排气，灭菌完毕后，应在完全冷却后取出否则容易爆炸。

（5）灭菌物品需烘干并做好标记以便识别，并与未灭菌的物品分开放置，以免混淆。

灭菌后有效期限为两周，过期应重新灭菌。

2. 煮沸灭菌法 煮沸灭菌法是指将待煮沸物品置于沸水中消毒和灭菌的方法。有专用的煮沸锅，条件不允许时铝锅或不锈钢锅洗掉油脂后也可用。对耐热、耐湿的物品可用此法，如金属器械、搪瓷、玻璃制品、橡胶以及丝线等。在正常气压下，煮沸的水温是100℃（加盖），对细菌一般维持30分钟即可达到消毒，带芽孢细菌则需1小时以上。在高原地区，气压低，煮沸的水温达不到100℃，此时需延长时间，如在水中加入碳酸氢钠使之成为2%碱性溶液时，可将沸点提高至105℃，并能避免金属器械生锈，海拔高度每增加300m，灭菌时间延长2分钟，或者用压力锅煮沸灭菌，10分钟即可灭菌，效果最好。经煮沸消毒灭菌的物品，有效期不超过12小时。

注意事项：

（1）煮沸灭菌的器械必须清洗干净、去除油污，完全泡在水中，不可露出水面，有关节的打开关节，锅底要放纱布以防止震动。

（2）煮沸时盖好锅盖，保持沸点，灭菌时间从煮沸之后算起，中途加入其他物品应重新计时。

（3）玻璃器皿需用纱布包好后放入冷水中，逐渐加热至沸，以防碰撞或骤热破裂。

（4）丝线及橡胶类在煮沸后加入，持续10～15分钟取出，以免加速其变质老化。

（5）锐利器械最好不要用煮沸法消毒，以免变钝。

3. 火灭菌法 在紧急情况下，金属器械的灭菌可用此法。将器械放在搪瓷或金属盆中，倒入95%乙醇溶液少许，点火直接燃烧2～3分钟可达灭菌效果。但此法常使锐利器械变钝，又能使器械失去光泽，一般不宜应用，只应用于紧急情况下。

注意事项：①远离氧气；②火烧过程中器械关节要打开，并不断翻面；③烧好后需放在化学消毒浸泡液里冷却，生理盐水冲洗后才能使用。

4. 紫外线灭菌法 微生物受到紫外线照射后，细胞蛋白质发生化学结构改变，紫外线可以杀灭各种微生物，包括细菌繁殖体、芽孢、分枝杆菌、病毒、真菌、立克次体和支原体等，凡被上述微生物污染的物品表面，水和空气均可采用紫外线消毒。但紫外线辐照能量低、穿透力弱，仅能杀灭直接照射到的微生物，因此消毒时必须使消毒部位充分暴露于紫外线下。对室内空气的消毒，平均每平方米不少于1.5W，照射距离不超过2m，每次照射2小时，每日2～3次。

（二）化学消毒灭菌法

1. 2%中性戊二醛溶液 高效。原理：与菌体蛋白质反应，能杀灭细菌、真菌、病毒和芽孢。2%溶液用于各种内窥镜消毒，浸泡1小时（至少30分钟），2%溶液用于不耐热手术器械、导管、注射器、口镜、口腔科器械、透析器械消毒，浸泡10小时以上达到灭菌。

注意事项：消毒后的物品于使用前用无菌生理盐水冲洗，每周更换药液1次。

2. 10%甲醛溶液 浸泡时间为20～30分钟，适用于输尿管、导管等树脂类、塑料类以及有机玻璃制品的消毒。

3. 70%乙醇溶液 浸泡时间为30～60分钟，用途与戊二醛溶液相同，目前多用于已消毒过的物品的浸泡，以维持消毒状态，对乙醇溶液应每周过滤，并核准其浓度一次。

4. 0.1%苯扎溴铵溶液（新洁尔灭） 浸泡时间为30分钟，其消毒效果不及戊二醛溶液，故目前常用于已消毒的持物钳的浸泡。1000ml 中加入医用亚硝酸钠 5g，可防止金属器械生锈。药液应每周更换一次。

5. 氯己定溶液（洗必泰） 浸泡时间为 30 分钟，0.02%溶液用于手的消毒，浸泡 30 分钟；0.05%溶液用于创面消毒；0.1%溶液用于物体表面的消毒。

6. 碘伏 是碘与表面活性剂的不定型结合物，3%溶液用于体温计消毒，浸泡 30 分钟；0.5%～1%碘伏用于手术前皮肤消毒和手消毒。

7. 甲醛蒸气熏蒸法 用有蒸格的容器，在蒸格下放一量杯，按容器体积加入高锰酸钾和 40%甲醛（福尔马林）溶液（用量以每 $0.01m^3$ 加高锰酸钾 10g 及 40%甲醛 4ml 计算），物品放置蒸格上部，容器盖紧，熏蒸 1 小时可达消毒目的，灭菌需 6～12 小时。

二、手术后污染器械等物品的处理

所有器械、敷料、用具在使用后，都必须采取一定的方法对其进行处理，才能重新进行消毒灭菌，供下次手术用。因物品种类、污染性质和程度不同，对其处理的方法不同，敷料一般都用一次性的，用后即焚。金属器械、玻璃制品、搪瓷等物品在使用后都需用清水冲洗干净，有沟、槽、关节的地方要特别注意去污，导管内腔要冲洗干净。对于一般化脓感染，手套、锐利器械等用 0.1%新洁尔灭溶液浸泡 1～2 小时，其他器械用 0.1%新洁尔灭溶液清洗后煮沸 10 分钟，特殊感染如破伤风和气性坏疽的手术后，将器械浸泡于含氮消毒剂里 30 分钟，取出初步冲洗，包装后高压灭菌，取出后用消毒毛刷在流动水下彻底刷洗，分类烘干，检查上油，包装，再经高压灭菌后保存于无菌柜里待用。肝炎患者所用的敷料、手套、注射器及导管尽量用一次性的，用后即焚，金属用品冲洗干净后放在 20%碘伏原液（0.1%有效碘）内浸泡 1 小时。

三、手术室消毒灭菌法

1. 乳酸消毒法 按每 $10m^2$ 空间用 80%乳酸 1.2ml 计算，也可加等量水，将乳酸加热待其蒸发完毕 30 分钟后，打开门窗通风。

2. 特殊感染手术后的消毒法 铜绿假单胞菌感染，先用乳酸进行空气消毒，1～2 小时后进行扫除，然后用 0.1%新洁尔灭溶液擦洗室内物品，破伤风、气性坏疽感染手术后用福尔马林熏蒸，按 $1m^3$ 空间 40%甲醛溶液 2ml 加高锰酸钾 1g 计算，将甲醛倒入高锰酸钾溶液内，即产生蒸气，12 小时后开窗通风，肝炎或肝炎表面抗原阳性的患者，手术后用 0.1%次氯酸钠喷洒手术台和地面。

【思考题】

1. 在高压灭菌中，为什么要排冷空气？如何排？
2. 用化学浸泡法消毒灭菌的物品使用时为什么要用无菌生理盐水充分冲洗？

无论哪一种持刀法，都应以刀刃突出面与组织呈垂直方向，逐层切开组织，不要以刀尖部用力操作，执刀过高控制不稳，过低又妨碍视线，要适中。如图6–6所示都是错误的执刀姿势。

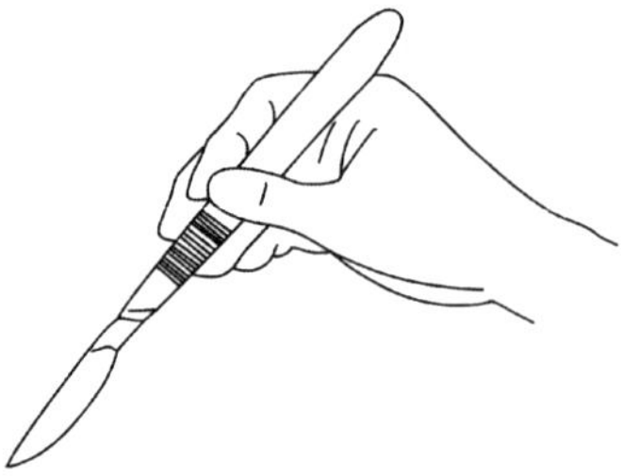

执筷式，且手的位置太高

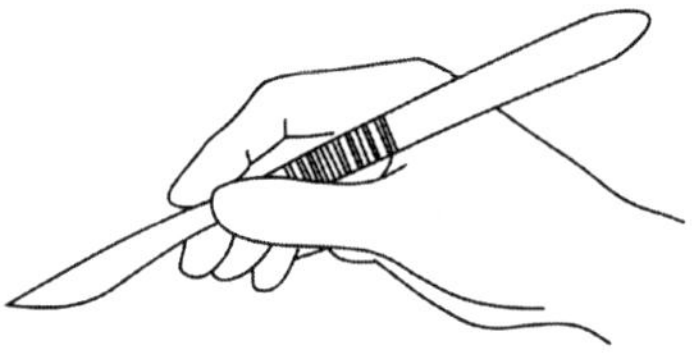

执刀太低

图6–6　错误的执刀方式

二、手术剪

根据其结构特点有尖、钝，直、弯，长、短各型。据其用途分为组织剪、线剪及拆线剪。

组织剪：多为弯剪，锐利而精细，用来解剖、剪断或分离剪开组织。通常浅部手术操作用直剪，深部手术操作用弯剪，如图6–7。

线剪：多为直剪，用来剪断缝线、敷料、引流物等，如图6–8。线剪与组织剪的区别在于组织剪的刃锐薄，线剪的刃较钝厚。所以，决不能图方便、贪快，以组织剪代替线剪，以致损坏刀刃，造成浪费。

拆线剪：是一页钝凹，一页直尖的直剪，用于拆除缝线，如图6–9。

正确持剪刀法为拇指和第四指分别插入剪刀柄的两环，中指放在第四指环的剪刀柄上，示指压在轴节处起稳定和向导作用，有利操作，如图6–10。

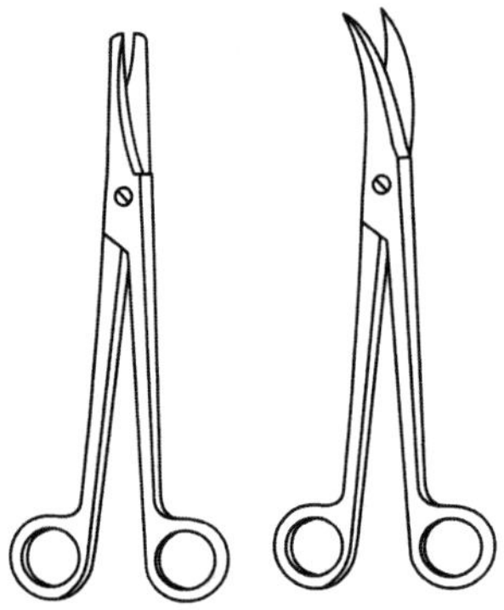

图6–7　组织剪

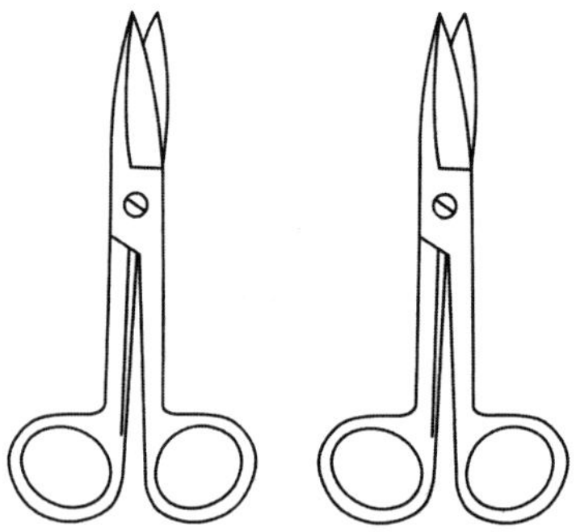

图6–8　线剪

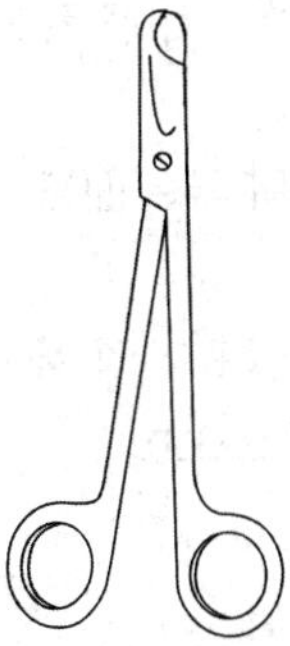

图 6–9　拆线剪

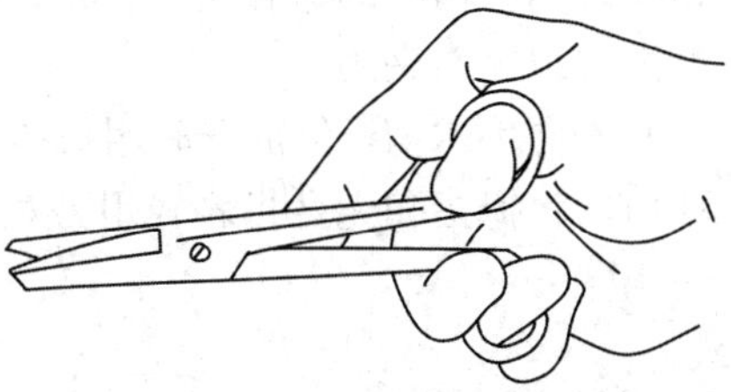

图 6–10　正确持手术剪的姿势

三、血 管 钳

血管钳为主要用于钳夹血管或出血点，亦称止血钳。血管钳在结构上主要的不同是齿槽床，由于手术操作的需要，齿槽床分为直、弯、直角、弧形（如肾蒂钳）等。用于血管手术的血管钳，齿槽的齿较细、较浅，弹性较好，对组织的压榨作用及对血管壁、血管内膜的损伤均较轻，称无损伤血管钳。由于钳的前端平滑，易插入筋膜内，不易刺破静脉，也供分离解剖组织用。也可用于牵引缝线、拔出缝针，或代镊使用，但不宜夹持皮肤、脏器及较脆弱的组织。用于止血时尖端应与组织垂直，夹住出血血管断端，尽量少夹附近组织，如图 6–11。止血钳有各种不同的外形和长度，以适合不同性质的手术和部位的需要。除常见的有直、弯两种，还有齿血管钳（全齿槽），蚊式直、弯血管钳，如图 6–12。

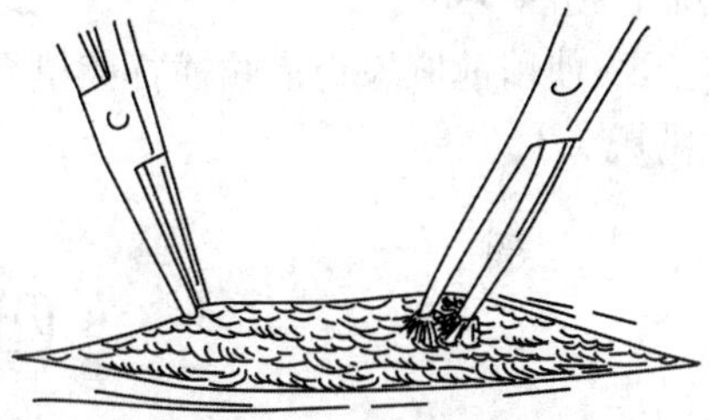

应尽量少钳血管周围组织　周围组织钳得过多是不正确的

图 6–11　血管钳止血

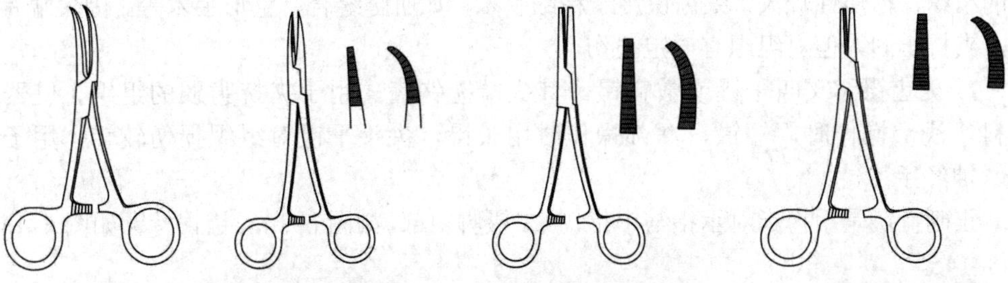

弯血管钳　直血管钳（半齿槽）　有齿血管钳（全齿槽）　蚊式血管钳（全齿槽）

图 6–12　各种类型血管钳

弯血管钳：用于夹持深部组织或内脏血管出血，有长短两种。

直血管钳：用于夹持浅层组织出血，协助拔针等。

有齿血管钳：用于夹持较厚组织及易滑脱组织内的血管出血，如肠系膜、大网膜等，前端齿可防止滑脱，但不能用于皮下止血。

蚊式血管钳：为细小精巧的血管钳，有直、弯两种，用于脏器、面部及整形等手术的止血，不宜做大块组织钳夹用。

血管钳使用基本同手术剪，但放开时用拇指和示指持住血管钳一个环口，中指和无名指挡住另一环口，将拇指和无名指轻轻用力对顶即可，如图 6–13。

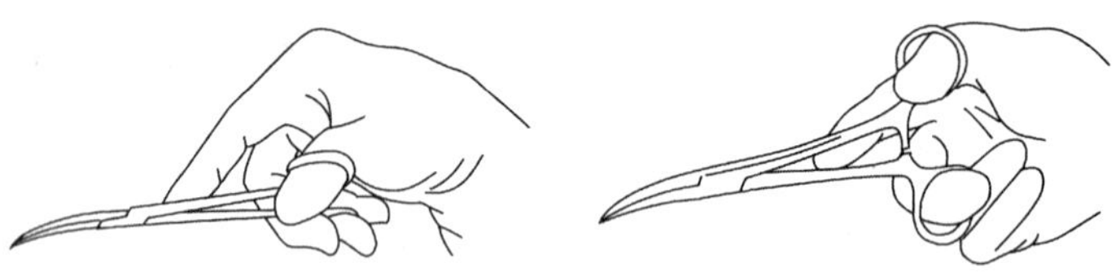

图 6–13　止血钳使用方法

【注意事项】

1. 血管钳不得夹持皮肤、肠管等，以免组织坏死。

2. 止血时只扣上一、两齿即可，要检查扣锁是否失灵，有时钳柄会自动松开，造成出血，应警惕。

3. 使用前应检查前端横行齿槽两页是否吻合，不吻合者不用，以防止血管钳夹持组织滑脱。

四、手术镊

手术镊用于夹持和提起组织，以利于解剖及缝合，也可夹持缝针及敷料等。有不同的长度，分有齿镊和无齿镊两种。

1. 有齿镊　又叫组织镊，镊的尖端有齿，齿又分为粗齿与细齿，粗齿镊用于夹持较硬的组织，损伤性较大，细齿镊用于精细手术，如肌腱缝合、整形手术等。因尖端有钩齿，夹持牢固，但对组织有一定损伤。

2. 无齿镊　又叫平镊或敷料镊。其尖端无钩齿，用于夹持脆弱的组织、脏器及敷料。浅部操作时用短镊，深部操作时用长镊，尖头平镊对组织损伤较轻，用于血管、神经手术。

正确持镊是用拇指对示指与中指，执二镊脚中部，如图 6–14a；错误持颞如图 6–14b、图 6–14c。

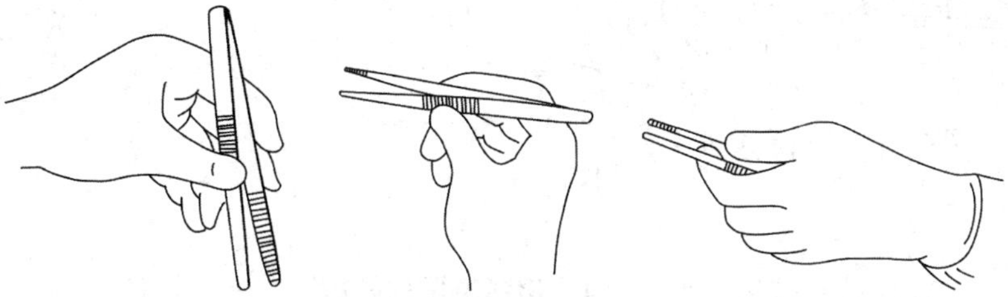

正确持镊　　错误持镊　　错误持镊

图 6–14　持镊法

五、持 针 钳

持针钳也叫持针器。主要用于夹持缝针缝合各种组织。有时也用于器械打结。以持针器的尖夹住缝针的中、后 1/3 交界处为宜，多数情况下夹持的针尖应向左，特殊情况可向右，缝线应重叠 1/3，且将绕线重叠部分也放于针嘴内，以利于操作，若将针夹在持针器中间，则容易将针折断。常用执持针钳方法如下。

1. 掌握法　也叫一把抓或满把握，即用手掌握拿持针钳（图 6–15）。钳环紧贴大鱼际肌上，拇指、中指、无名指和小指分别压在钳柄上，后三指并拢起固定作用，示指压在持针钳前部近轴节处。通过拇指及大鱼肌和掌指关节活动推展、张开持针钳柄环上的齿扣，松开齿扣及控制持针钳的张口大小来持针。合拢时，拇指及大鱼际肌与其余掌指部分对握即将扣锁住。此法缝合稳健容易改变缝合针的方向，缝合顺利，操作方便。

2. 指套法　为传统执法（图 6–16）。用拇指、无名指套入钳环内，以手指活动力量来控制持针钳的开闭，并控制其张开与合拢时的动作范围。用中指套入钳环内的执钳法，因距支点远而稳定性差，故为是错误的执法（图 6–17）。

3. 掌指法　拇指套入钳环内，示指压在钳的前半部做支撑引导，余三指压钳环固定于掌中。拇指可以控制上下开闭活动，控制持针钳的张开与合拢（图 6–18）。

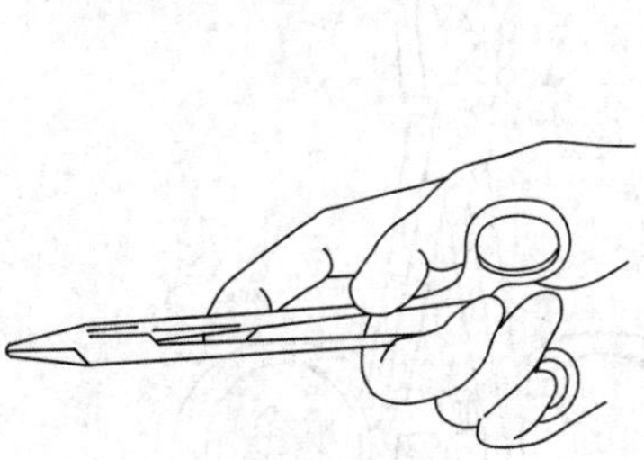

图 6–15　掌握法

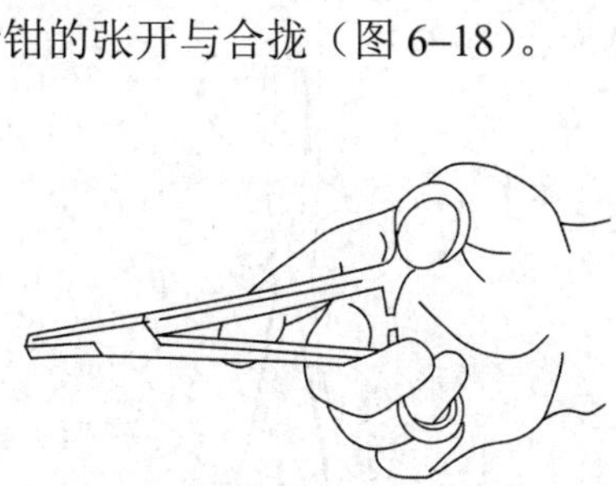

图 6–16　指套法

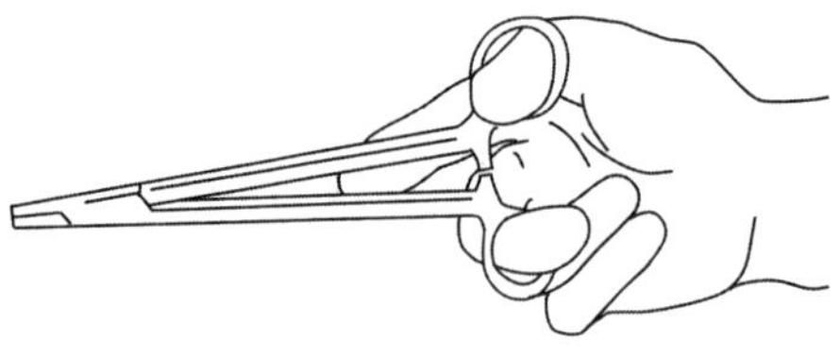
图 6–17　错误执钳法

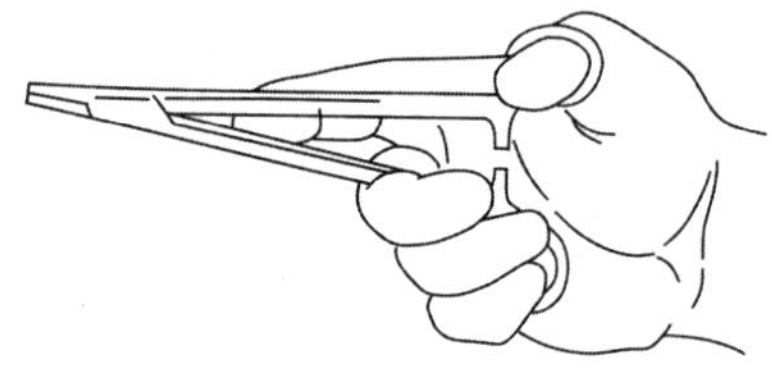
图 6–18　掌指法

六、其他常用器械

1. 海绵钳（卵圆钳） 也叫持物钳（图 6–19）。分为有齿纹、无齿纹两种。有齿纹的主要用于夹持、传递已消毒的器械、缝线、缝针、敷料、引流管等，也用于钳夹蘸有消毒液的纱布，以消毒手术野的皮肤，或用于手术野深处拭血。无齿纹的用于夹持脏器，协助暴露。换药室及手术室通常将无菌持物钳置于消毒的大口量杯或大口瓶内，内盛刀剪药液。用其取物时需注意：①不可将其头端（即浸入消毒液内的一端）朝上，这样消毒液会流到柄端的有菌区域，放回时将污染头端。正常持法头端应始终朝下。②专供夹取无菌物品，不能用于换药。③取出或放回时应将头端闭合，勿碰容器口，也不能接触器械台。④放持物钳的容器口应用塑料套遮盖。

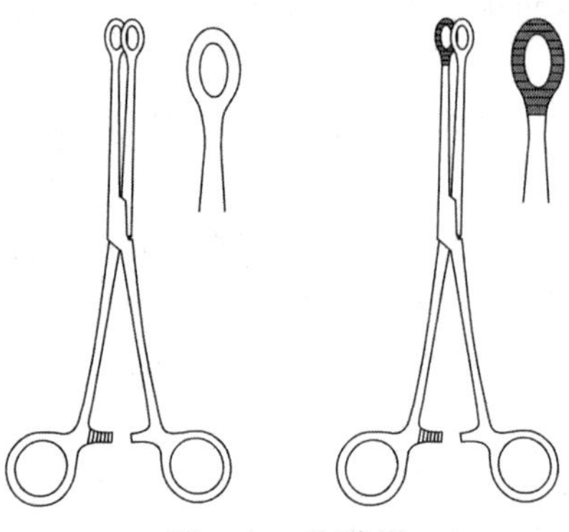
图 6–19　海绵钳

2. 组织钳 又叫鼠齿钳。对组织的压榨较血管钳轻，故一般用于夹持软组织，不易滑脱，如夹持牵引被切除的病变部位，以利于手术进行，钳夹纱布垫与切口边缘的皮下组织，避免切口内组织被污染（图 6–20）。

3. 布巾钳 用于固定铺盖手术切口周围的手术巾（图 6–21）。

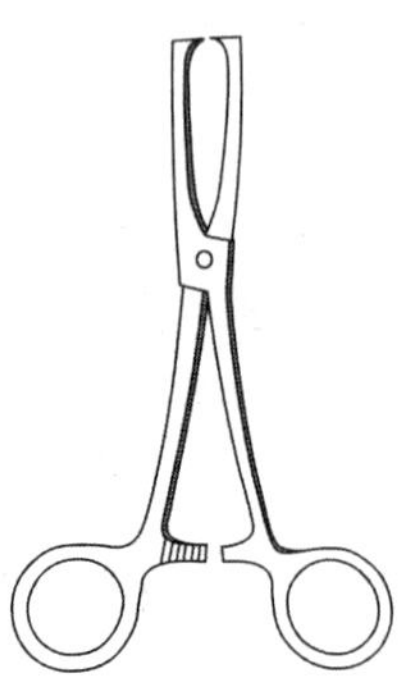
图 6–20　组织钳

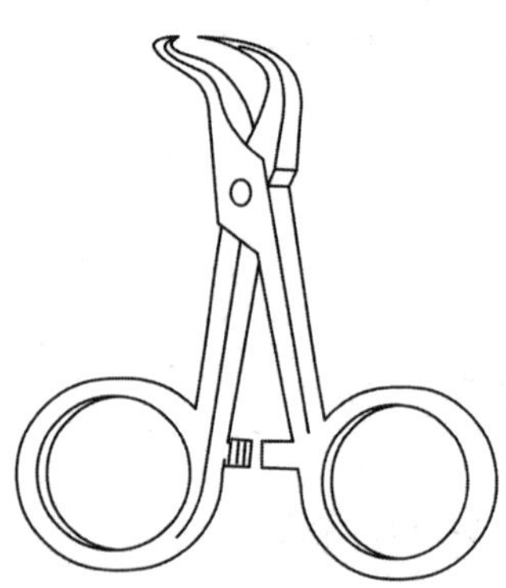
图 6–21　布巾钳

4. 直角钳 用于游离和绕过主要血管、胆道等组织的后壁，如胃左动脉、胆囊管等。

5. 肠钳（肠吻合钳） 用于夹持肠管，齿槽薄，弹性好，对组织损伤小，使用时可外套乳胶管，以减少对肠壁的损伤（图 6–22）。

6. 胃钳 用于钳夹胃以利于胃肠吻合，轴为多关节，力量大，压榨力强，齿槽为直纹且较深，组织不易滑脱（图 6–23）。

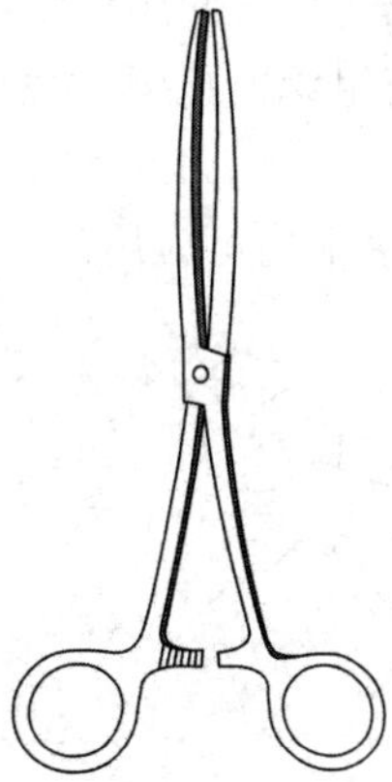

图 6–22 肠钳

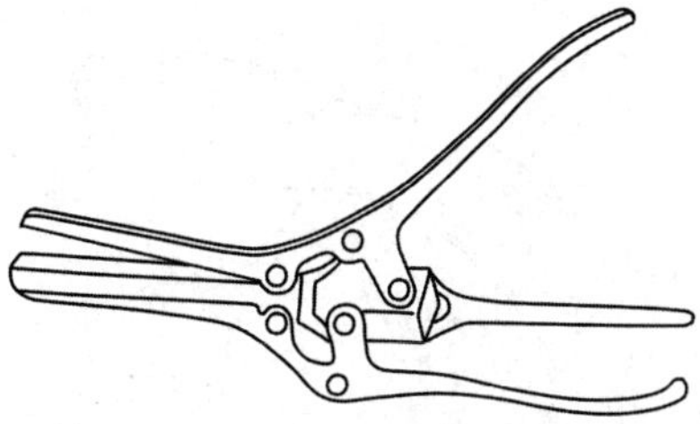

图 6–23 胃钳

七、牵 引 钩

牵引钩也叫拉钩或牵开器，是显露手术野必需的器械。常用几种拉钩如图 6–24 所示。

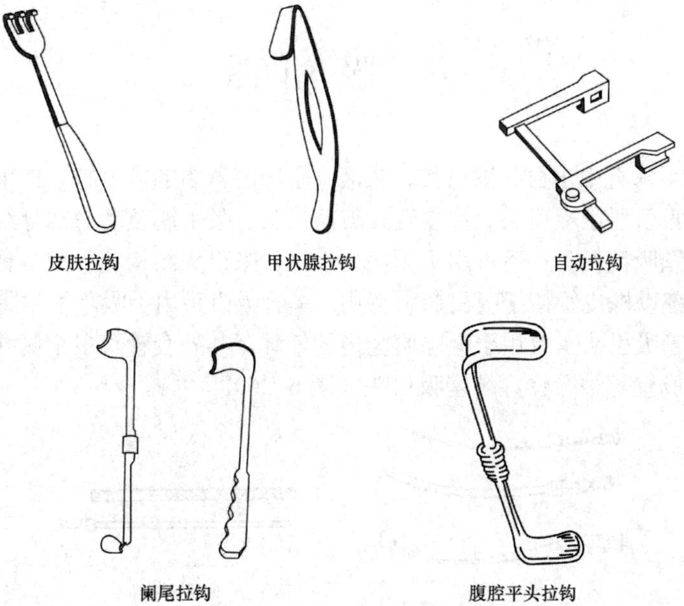

图 6–24 各种拉钩

1. 皮肤拉钩　为耙状牵开器，用于浅部手术的皮肤拉开。

2. 甲状腺拉钩　为平钩状，常用于甲状腺部位的牵拉暴露，也常用于腹部手术作腹壁切开时的皮肤、肌肉牵拉。

3. 阑尾拉钩　亦为钩状牵开器，用于阑尾、疝等手术时的腹壁牵拉。

4. 腹腔平头拉钩　为较宽大的平滑钩状，用于腹腔较大的手术。

5. S 状拉钩　是一种如“S”状腹腔深部拉钩。使用拉钩时，应用纱垫将拉钩与组织隔开，拉力应均匀，不应突然用力或用力过大，以免损伤组织，正确持拉钩的方法是掌心向上（图 6–25）。

6. 自动拉钩　为自行固定牵开器，腹腔、盆腔、胸腔手术均可应用。

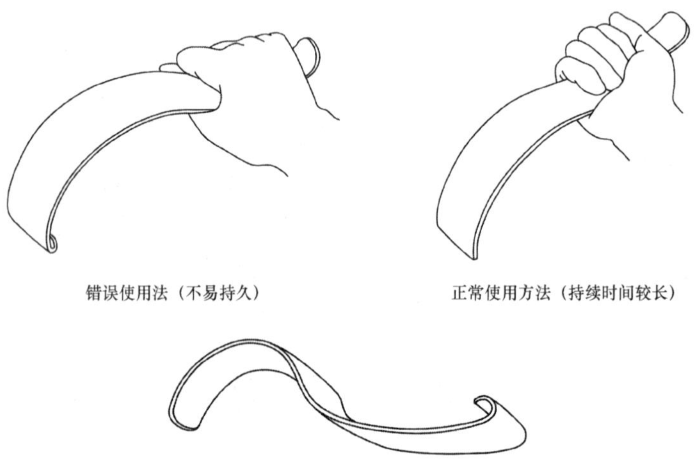

图 6–25　S 状拉钩及其使用方法

八、吸 引 器

用于吸除手术野中出血、渗出物、脓液、空腔脏器中的内容物，使手术野清楚，减少污染机会。吸引器由吸引头、橡皮管、玻璃接头、吸引瓶及动力部分组成。动力又分马达电力和脚踏吸筒两种：后者用于无电力地区。吸引头结构和外型多种，主要有单管及套管型，尾部以橡皮管接于吸引瓶上待用。单管吸引头用于吸除手术野的血液及胸腹内液体等。套管吸引头主要用于吸除腹腔内的液体，其外套管有多个侧孔及进气孔，可避免大网膜、肠壁等被吸住，堵塞吸引头（图 6–26）。

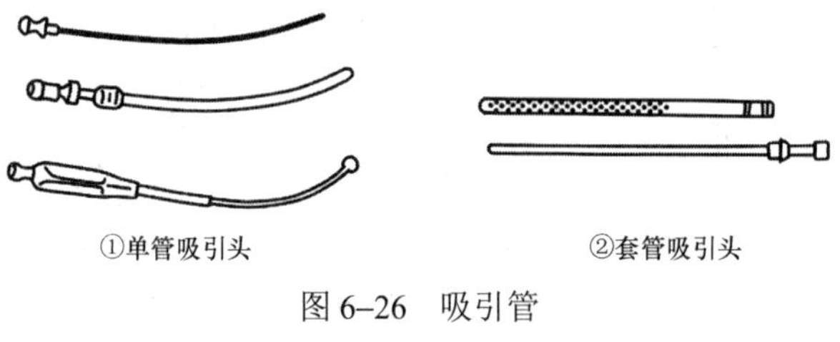

图 6–26　吸引管

九、缝　针

缝针是用于各种组织缝合的器械，由三个基本部分组成，即针尖、针体和针眼。针尖按形状分为圆头、三角头及铲头三种；针体有近圆形、三角形及铲形三种。针眼是可供引线的孔，它有普通孔和弹机孔两种。圆针根据弧度不同分为 1/2、3/8 弧度等，弧度大者多用于深部组织。三角针前半部为三棱形，较锋利，用于缝合皮肤、软骨、韧带等坚韧组织，损伤性较大。无论用圆针或三角针，原则上应选用针径较细者，损伤较少，但有时组织韧性较大，针径过细易于折断，故应合理选用。此外，在使用弯针缝合时，应顺弯针弧度从组织拔出，否则易折断。一般多使用穿线的缝针，而将线从针尾压入弹机孔的缝针，因常使线断裂，且对组织创伤较大，现已少用。目前发达国家多采用针线一体的缝合针（无针眼），这种针线对组织所造成的损伤小（针和线的粗细一致），可防止缝线在缝合时脱针与免去引线的麻烦。无损伤缝针属于针线一体类，可用于血管神经的吻合等。根据针尖与针眼两点间有无弧度可分直针和弯针。各种类型缝针的应用见表 6–2。

表 6–2　各种类型缝针的应用

针尖	圆针	适用于一般软组织和内脏
	三角针	适用于皮肤或其他坚韧组织
针体	弯针	一般缝合应用
	半臂针	皮肤缝合应用
	直针	皮肤或胃肠浆膜缝合
针孔	无槽	缝线突出损伤组织
	有槽	缝线在槽内，组织损伤小
	按孔	缝线穿过容易，但易脱出且易断
	无损伤	特制，用于精细组织的缝合

十、缝　线

缝线分为可吸收缝线及不吸收缝线两大类。

1. 可吸收缝线类　主要为肠线和合成纤维线。

（1）肠线：为羊的小肠黏膜下层制成。有普通与铬制两种，普通肠线吸收时间较短（4～5 天），多用于结扎及皮肤缝合。铬制肠线吸收时间长（14～21）天，用于缝合深部组织。肠线属异体蛋白质，在吸收过程中，组织反应较重。因此，使用过多、过粗的肠线时，创口炎性反应明显。其优点是可被吸收，不存异物。

目前肠线主要用于内脏如胃、肠、膀胱、输尿管、胆道等黏膜层的缝合，一般用 1–0 至 3–0 的铬制肠线。此外，较粗的铬制肠线（2–0）则常用于缝合深部组织或感染的腹膜。在感染的创口中使用肠线，可减少由于其他不能吸收的缝线所造成的难以愈合的窦道。

肠线使用注意事项：①肠线质地较硬，使用前应用盐水浸泡，待变软后再用，但不可用热水浸泡或浸泡时间过长，以免肠线肿胀、折断，影响质量。②不能用持针钳或血管钳夹肠线，也不可将肠线扭曲，以致扯裂易断。③肠线一般较硬、较粗、光滑，结扎时需要三叠结。剪断线时线头应留较长，否则线结易松脱。一般多用于连续缝合，以免线结太多，或术后发生异物反应。④胰腺手术时，不用肠线结扎或缝合，因肠线可被胰液消化吸收，进而继发出血或吻合口破裂。⑤尽量选用细肠线。⑥肠线价格较丝线稍贵。

（2）合成纤维线：品种较多，如 Dexon（PGA、聚羟基乙酸）、Maxon（聚甘醇碳酸）、Vicryl（Polyglactin 910、聚乳酸羟基乙酸）、PDS（Polydioxanone、聚二氧杂环己酮）和 PVA（聚乙酸维尼纶）。它们的优点有：①组织反应较轻。②吸收时间延长。③有抗菌作用。其中以 Dexon 为主要代表，外观呈绿白相间、多股紧密编织而成的针线一体线。粗细从 6–0 至 2#。抗张力强度高，不易拉断。柔软平顺，容易外科打结，操作手感好。水解后产生的羟基乙酸有抑菌作用。60～90 天可被完全吸收。3–0 线适合于胃肠缝合，1#线适合于缝合腹膜、腱鞘等。

2. 不吸收缝线类 有丝线、棉线、不锈钢丝、尼龙线、钽丝、银丝、麻线等数十种，常见不吸收线各有用途和特点（表 6–3）。最常用的是丝线，其优点是柔韧性高，操作方便、对组织反应较小，能耐高温消毒。价格便宜，来源易。缺点是在组织内为永久性的异物，伤口感染后易形成窦道，长时间后线头才排出，延迟愈合。胆道、泌尿道缝合可导致结石形成。一般 0 号丝线可用于肠道、血管神经等缝合，1 号丝线用于缝合皮肤、皮下组织和结扎血管等，4 号线用于缝合筋膜及结扎较大的血管，7 号用来缝合腹膜和张力较大的伤口组织。

表 6–3　各种缝合线

缝合线种类	常用的度量	一般用途	特点
丝线	细	皮肤、皮下、胃肠道及一般缝合	1. 组织反应轻 2. 非吸收性，感染伤口易形成窦道 3. 柔软、容易打结。易于采购
	中	筋膜，结扎较大血管	
	粗	结扎大血管	
不锈合金钢线	35 号	切口各层	1. 组织反应轻微 2. 使用不便
	30 号	切口支持缝合	
肠线	0000	黏膜、眼科及其他精细手术	1. 吸收性（普通肠线 5 天被吸收，铬制线两三周被吸收） 2. 组织反应较重 3. 可作连续缝合
	000	胃肠	
	0	腹膜	
合成纤维线	00000	皮内缝合	1. 60～90 天被吸收 2. 组织反应低 3. 不易拉断，容易打结 4. 有抑菌作用
	000	胃肠、胆道	
	1 号	腹膜、腱鞘	

金属合金线习惯称“不锈钢丝”。用来缝合骨、肌腱、筋膜、减张缝合或口腔内牙齿固定。尼龙线，组织反应少，且可以制成很细的线，多用于小血管缝合及整形手术。用于小血管缝合时，常制成无损伤缝合线。它的缺点是线结易于松脱，且结扎过紧时易

在线打结处折断，因此不适于有张力的深部组织的缝合。

目前已研制出许多种代替缝针、缝线的切口黏合材料，使用时方便、速度快，切口愈合后瘢痕小。主要有三大类：①外科拉链，主要用于皮肤的关闭，最大优点是切口内无异物。②医用黏合剂，可分为化学性黏合剂和生物性黏合剂，前者有环氧树脂、丙烯酸树脂、聚苯乙烯和氰基丙烯酸酯类等；后者有明胶，贻贝胶和人纤维蛋白黏合剂等，主要用于皮肤切口，植皮和消化道漏口的黏合。使用时将胶直接涂擦在切口创缘，加压拉拢切口即可。生物胶毒性作用小，吸收较快，应用前途较好。③金属钉直接钉合。

十一、敷　料

一般为纱布及布类制品，种类很多，常见敷料介绍如下。

1. 纱布块　用于消毒皮肤，拭擦手术中渗血、脓液及分泌物，术后覆盖缝合切口，进入腹腔用温湿纱布，以垂直角度在积液处轻压蘸除积液，不可横擦，以免损伤组织。

2. 小纱布剥离球　将纱布卷紧成直径 0.5～1cm 的圆球，用组织钳或长血管钳夹持作钝性剥离组织之用。

3. 大纱布垫　用于遮盖皮肤、腹膜，湿盐水纱布垫可用于对腹腔脏器的保护，也可以用来擦血。为防止遗留腹腔，常在一角附有带子，又称有尾巾。

无菌手术包的应用及注意事项：手术无菌包是用布类（双层包布两块）包裹手术需要的敷料、器械物品等，经高压灭菌后备用。

（1）无菌包外应系有标签，注明内容物名称和有效日期。

（2）应置于清洁干燥处（柜内、桌内）。如发现包布破损或被水浸湿，或失去标签则包内物品应疑为污染而不能认为是无菌的，只有重新消毒后方可使用。

（3）无菌物品，春季超过 7～10 天，冬季超过两周未用者，应重新消毒后才能应用。

（4）一份无菌物品，只能为一个患者使用，以免交叉感染。

（5）使用时，置于手术器械台上，或其他稳妥的地方。打开包布时，应注意保持其内面不受污染。不可用未消毒的手或其他未灭菌的器械取包内无菌物品或触及包布内面。操作者应与无菌物品至少保持 20cm 的距离。

（6）若只需其中一部分物品，用无菌持物钳或镊取出后，仍须保持其无菌状态，按原状包好，排于柜内的前列，以便下次采用（示范）。

十二、高频电刀

现代外科中电子外科手术已广泛普及，电子外科手术系利用高频电流来切开组织，达到止血的效果。电刀是外科常用的设备，其融切割、分离、止血为一体，使这些分开性的操作同时完成，减少结扎或缝合止血的频度，可大大缩短手术时间。

电刀在手术中可达到以下几种功能。

1. 干燥　低功率凝结不需要电光。

2. 切割 释放电光，对组织有切割效果。

3. 凝固 电光对组织不会割伤，可用于止血和烧焦组织。

4. 混切 同时起切割及止血作用。

电刀结构由高频电子发生器、高频电极板、高频电刀头三部分组成，老式电刀还有脚踏开关。高频电子发生器和电极板在手术开始前由巡回护士准备妥当，电极板有硬极板和软极板，软极板与患者接触紧密，电阻为 0，使用中不易产生烧灼伤，现多应用软极板；高频电子发生器的电能等级调节至关重要，电能等级是依据各种不同的外科手术、医生技巧及电刀头而定。在普通外科手术中一般单极输出，电能高定原则是：①低电能，用于细小出血的电凝止血，粘连的分离，中小血管的解剖分离；②中电能，用于较大出血的电凝止血，腹腔内脏器、组织的切割、游离；③高电能，用于肝脏组织的切割，癌细胞切除（如乳腺癌根治术）。电能的设定还需要依据主刀医生的个人经验来设定。手术者操纵高频电刀头，电刀头上有两个控制开关按钮，上方的主管电凝，下方的主管电切，电凝主要用于点状止血，一般直径 1mm 以下血管电凝可以控制出血，电切主要用于切割组织兼有止血功能，高频电刀头的电极有长短之分，长电极用于深部组织操作，短电极用于浅部组织操作。

现在改良的高频电刀的电极可以伸缩，以随意控制长短；管状电极并电刀尾部连接吸引器管，有利于术中边操作边吸引，减少空气中烟雾，吸净视野内的血液和渗液；刮匙样电极具有边刮吸边电切的作用，特别有利于切除肿瘤。

高频电刀的优点：手术操作中不需要很多的结扎，切割和止血一气呵成，切口内不留异物，术野干净清晰，操作迅速，特别是长电极有利于深部（如盆腔）的操作。

高频电刀的缺点：由于电刀的热散射作用，往往造成切口周围组织小血管的损伤，特别是切割操作缓慢时造成的损伤更大，结果手术切口很容易液化，造成延迟愈合。在开放式气管内麻醉时应用高频电刀，由于发生器的放电火花，可以造成爆炸事件，致使人员伤亡；高频电刀极板应与患者紧密接触，若接触不良可以造成患者烧灼伤；在电凝和电切时可产生组织气化烟雾污染空气环境，术中应注意用吸引器将烟吸净。

实训七　手术基本操作

学习目标

1. 掌握组织切开、分离、止血、结扎、缝合等手术基本操作。

2. 了解选择皮肤切口的基本原则。

3. 学会在动物离体组织上进行外科手术基本操作，强化正确使用常用手术器械的方法。

4. 培养团队协作意识。

实验器材及物品

新鲜猪五花肉（0.6kg）、手术刀、组织剪、持针钳、镊子（有齿和无齿）、线剪、血管钳（直和弯）、丝线、引流条、引流管、缝合针、纱布。

在外科临床工作中，无论手术大小，都由切开、分离、显露、止血、结扎、缝合及引流等基本操作组成。手术基本操作是否正确，熟练程度如何，直接影响手术效果。因此，医学生必须按规范认真练习手术的基本操作。

一、手术基本操作（一）

（一）切开

手术切开所用的手术刀，除了常用的普通手术刀外，还有各种电刀、激光刀、超声刀、微波刀、等离子刀、高压水刀等多种，普通手术刀结构简单，操作方便，使用广泛，其他的要求较高或是需用相应的特殊装置，要求使用者必须掌握其性能。我们以普通手术刀为例。传递手术刀时，递送者应握住刀片与刀柄衔接处，背面朝上，将刀柄的尾部交给术者，切不可将刀刃向术者传递，以免割伤术者。

1. 切口的设计　组织切开是显露手术野的重要步骤。浅表部位手术，切口可直接位于病变部位上或附近。深部切口，根据局部解剖特点，既要有利于显露术野，又不能造成过多的组织损伤，还要有利于手术后的愈合及功能的恢复等。切割前固定皮肤，

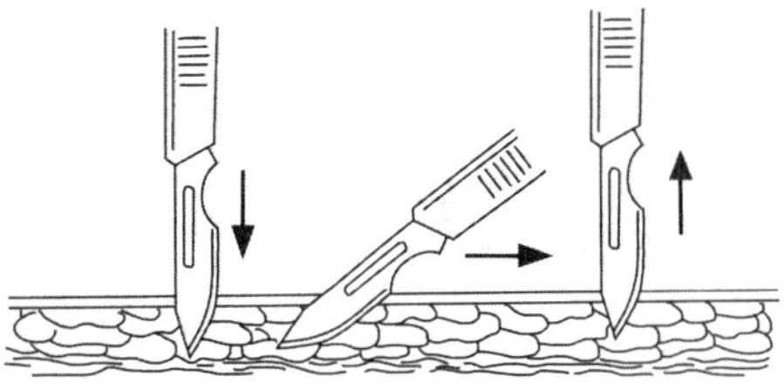

图 7–1　切口的正确操作

小切口由术者用拇指、示指在切口两侧固定，较长切口由主刀和助手在切口两侧或上下两侧固定，切开皮肤时，一般垂直下刀，水平走刀，垂直出刀（90°—45°—90°），保持切口的平、准、稳、均匀，要求用力均匀，皮肤和皮下组织一次切开，避免多次切割或斜切（图 7–1）。

2. 切口的要求

（1）切口须接近病变部位，最好能直接到达手术区，并根据手术需要，便于延长扩大。

（2）深部组织的显露，除正确选择切口外，可使用拉钩和大纱，切开组织必须整齐，力求一次切开。手术刀必须与皮肤、肌肉垂直，防止斜切或多次在同一平面上切开造成不必要的组织损伤。

（3）切口避免损伤大血管、神经和腺体的输出管，以免影响术部组织或器官的功能。

（4）切口应该有利于创液的排出，特别是脓液的排出。

（5）二次手术时，应该避免在瘢痕上切开，因为瘢痕组织再生力弱，易发生弥漫性出血。

（6）切开深部筋膜时，为了预防深层血管和神经的损伤，可先切一小口，用止血钳张开，然后再剪开。

（7）切开肌肉时，要沿肌纤维方向用刀柄或手指分离，少作切断，以减少损伤。

（8）切开腹膜、胸膜时，要防止内脏损伤。

（9）切割骨组织时，先要切割分离骨膜，尽可能地保存其健康部分，以利于骨组织愈合。

（二）分离

组织的分离是我们达到深层区域找到并切除病变组织的重要方法。任何组织都有其自身的解剖层次，在分离的过程中正确选择分离方法，不但操作速度快，对周围组织损伤也小。手术开始前应先了解手术区域有无粘连，如曾经在此区域或周围有手术史或手术区域曾患疾病或有炎症感染时，则此区域发生粘连的概率较大，可能导致分离时解剖层次不清，此时分离一定要仔细认真。主要的分离方法有两种：一是锐性分离，即用手术刀或组织剪对组织进行分离，此法对组织损伤最小，对致密组织分离和精细分离时使用，但注意一定要在视野清楚、组织解剖结构清晰易辨的情况下进行。用刀分离组织时先使需分离组织绷紧，后用刀做垂直分离。在使用组织剪时组织剪的弯面应朝向使用者或向上。二是钝性分离，可以用止血钳、手术刀柄、剥离子或手术人员手指。这种方法对组织的损伤较大，可用于疏松结缔组织、肌肉、组织、器官间隙等的分离。目前很多医师习惯使用电刀进行分离，此种分离在电刀运行时为锐性分离，既可根据所分离的组织调整电刀功率又可在分离时进行止血，反之在电刀未运行时则可进行钝性分离。

（三）显露

显露是手术顺利进行的基本保障，特别是重要器官和组织的区域如果显露不充分将会导致不必要的损伤，严重者甚至导致手术失败，目前有各种拉钩、扩张器或手术助手的手等都可以协助术者对手术区进行显露，如果在分离显露时感觉肌肉过于紧张阻碍显露，可告知麻醉师加入肌松药。注意助手在对手术区进行显露时特别是拉钩时要注意对周围脏器进行保护、用力均匀，否则造成不必要损伤，增加手术难度。

（四）止血

在手术过程中止血是一个重要步骤，出血多可威胁患者生命，手术野出血，使术野组织界限模糊不清，造成手术困难和术后出现血肿，影响组织愈合，引起切口感染。止血方法有以下几种。

1. 压迫止血　毛细血管渗血时可用纱布直接按压渗血部位以达到止血的目的。用热盐水纱布按压有促进血凝作用，可增强止血效果。亦可用明胶海绵、止血纱布、止血粉、骨蜡填塞止血，用纱布按压止血在手术结束时要将纱布取出。

2. 结扎止血　是手术进行过程中最常用的止血方法，不仅可以减少失血，而且还能保持手术野的清晰。方法是首先用纱布压迫出血点，用血管钳尖端斜着夹住出血点，应尽量少夹出血点周围的组织（图 7–2、图 7–3），然后采取单纯结扎，即出血点夹住后即可开始结扎。助手先把血管钳竖起以便术者将线绕过，随即放低血管钳使尖端翘起。待第一个结打好后，在助手松开移去血管钳的同时，将结继续扎紧，再打第二个结，打成方结，剪线。

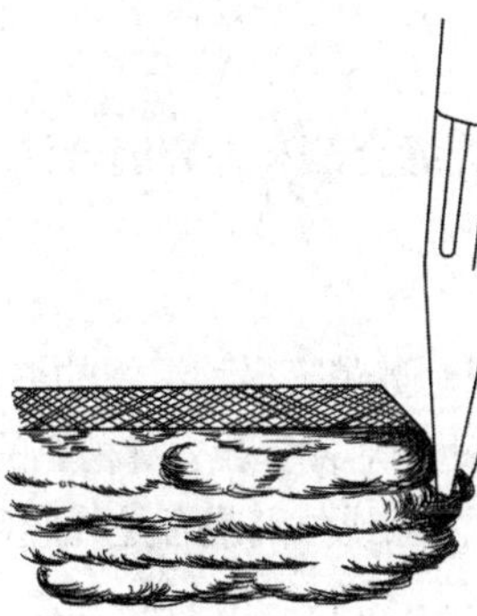

图 7–2　正确钳夹

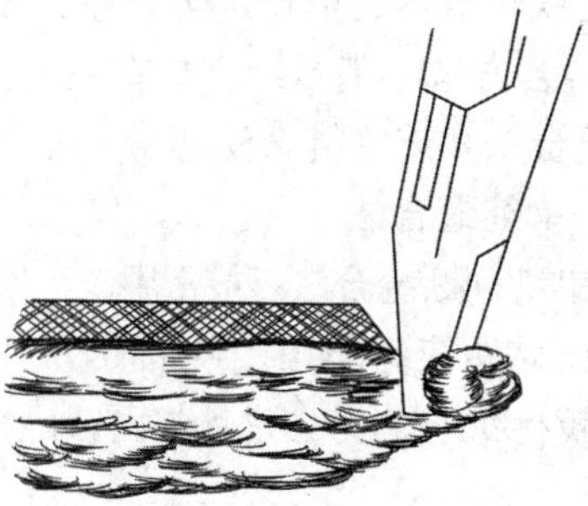

图 7–3　错误钳夹

3. 缝合结扎　大血管多采用“8”字缝合或“U”形缝合的方法止血。结扎时两手用力要均匀，在拉紧结扎线时，两手与结扎处三点应在一条直线上，避免偏拉造成组织和线结撕脱。对可见的血管，可先用血管钳分离，钳夹两点，在两点之间切断，再用丝线结扎止血，应做三重结。

4. 电凝止血　对于较多较小的出血可用电凝止血法，即在直视下应用高频电刀直视点灼出血点，多用于皮肤切开后的皮下止血。其优点是可节省手术时间和减少结扎线结，缺点则是止血效果不是很可靠，凝固的组织容易坏死脱落，导致再次出血，对较大血管出血效果不好。方法是先用血管钳钳夹出血点，轻轻提起血管钳，使之除钳夹的出血点外，不与周围组织接触，擦干血管钳周围组织的血液，然后将电凝器头与血管钳接触，钳夹组织冒烟后，马上移开电凝头，松开血管钳，也可用电凝器头直接接触出血点而止血（图 7–4）。

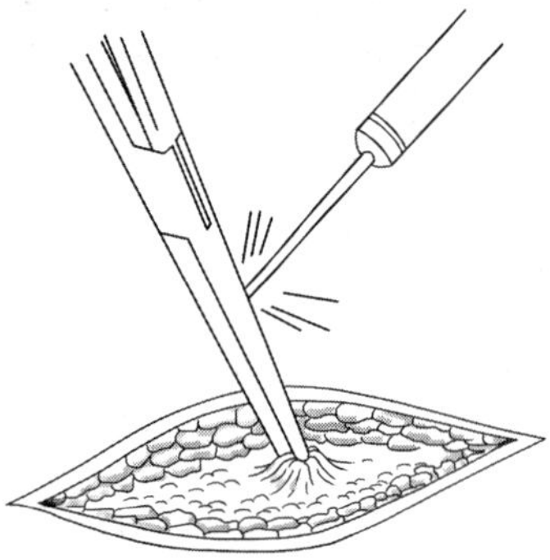

图 7–4　电凝止血

电凝止血注意事项：

（1）检查电凝装置及电源，保证性能良好。

（2）远离易燃易爆物。

（3）安置好患者身后的电极板，紧贴背部皮肤。

（4）选择最低有效量，尽量缩小与组织接触的面积和时间，以减少组织的烧伤量。

（5）每次用后都要擦净电凝器头上的异物，不用时要放在绝缘的容器内，不能与其他金属接触。

5. 局部药物止血及其他止血法　一部分难以止血的渗血创面，如肝、骨髓腔等渗血，可用药物止血，先用干纱布压迫片刻，随即迅速用明胶海绵片、纤维蛋白泡沫体、胶原止血膜等敷贴，外加干纱布轻压 3～5 分钟后轻轻取出，骨髓腔内填塞骨蜡以止血，大血管破裂出血要用缝合或吻合的方法修复血管壁。

（五）缝合

缝合是将已经切开或外伤断裂的组织、器官进行对合或重建通道，恢复其功能。是保证良好愈合的基本条件，也是重要的外科手术基本操作技术之一。不同部位的组织器官需采用不同的方法进行缝合。缝合可以用持针钳进行，也可徒手直接拿直针进行，此外还有皮肤钉合器、消化道吻合器、闭合器等。

1. 缝合方法　基本缝合法有三类：单纯缝合法、内翻缝合法和外翻缝合法。各类又有间断缝合法和连续缝合法两种。

（1）单纯缝合法

1）单纯间断缝合法：最常用，可用于皮肤、皮下组织、腱鞘等多种组织的缝合。缝针于创缘内（边距依缝合组织类别而定）进入组织，从相同边距的对侧穿出。缝稍厚的组织时，要注意尽力接近垂直方向进针与出针，否则将形成两侧边缘内翻或外翻或者是死腔(图 7–5)。

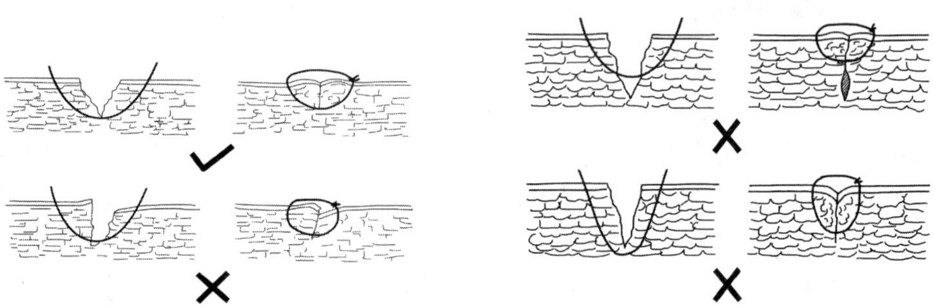

图 7–5　单纯缝合法的正误示范

2）双间断缝合法（8 字缝合）：可用于腱膜、肌腱、韧带的缝合。结扎较牢固，以增加缝合的抗张力。有两种方法：①“内 8 字”。8 字形交叉在创口的深面（图 7–6），自距边缘 5mm 左右刺入，以对角线方向斜向对侧穿出，超过创口再刺入开始侧与原刺入点平齐处穿出，缝线应在创口的深面交叉。②“外 8 字”。8 字形交叉在创缘表面（图 7–7）。

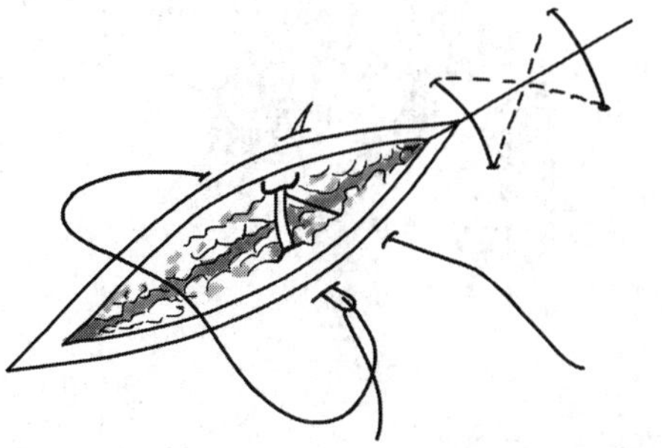

图 7–6　内“8”字缝合

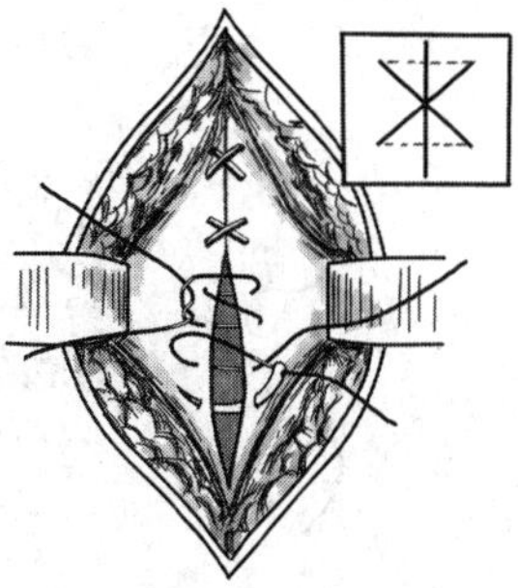

图 7–7　外“8”字缝合

3）单纯连续缝合法：可用于缝合腹膜等组织。先作一单纯间断缝合打加强结后用其长头连续缝合创缘全长（图 7–8），结束时抽回头线打结。此种缝合具有缝合速度快、创缘对合严密、止血效果较佳等优点，但留在组织内的缝线较多。

4）锁边缝合（毯边缝合）法：可用于胃肠吻合时后壁全层缝合。开始与结束的方法与单纯连续缝合法相同，只是每一针从前一针的线襻内穿出，最后一针勿绕线，反方向缝合，抽回头线，打加强结（图 7–9）。其防止边缘外翻及止血作用，较单纯连续缝合法更佳。但缝合时必须始终将缝线拉紧，否则，难以使锁过的缝线整齐。

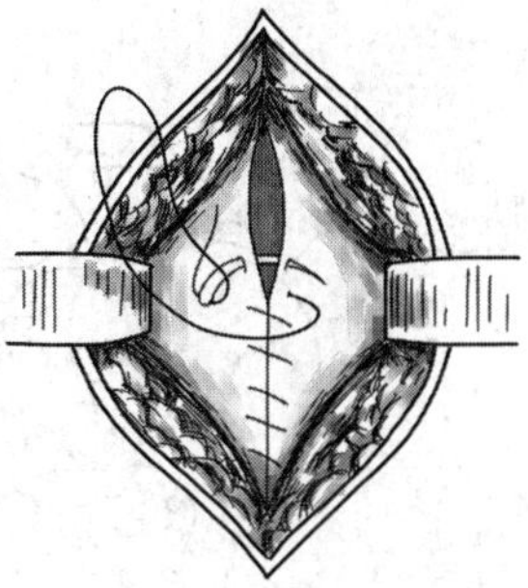

图 7–8　单纯连续缝合

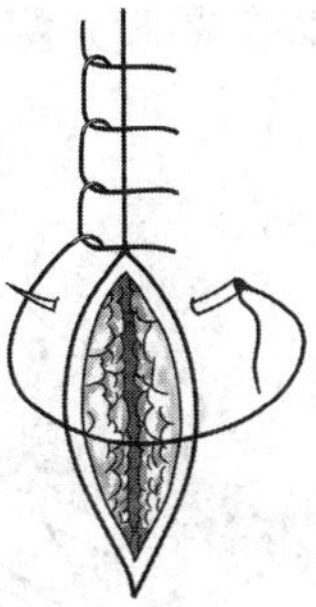

图 7–9　锁边缝合

（2）内翻缝合法：主要用于胃肠和膀胱的缝合和吻合。将缝合组织的边缘向内翻入，组织有良好的对合而表面平齐。其优点是防止黏膜外翻和胃肠液、尿液等外漏。但翻入组织过多，可引起腔径狭小。

1）单纯间断全层内翻缝合法：常用于胃肠道前壁吻合。缝针经一侧黏膜进针再经浆膜出针，于对侧肠壁浆膜进针再经黏膜出针，缝线于肠腔内打结形成内翻（图 7–10）。

2）间断垂直褥式内翻缝合（Lembert 缝合）法：为胃肠道手术常用的浆肌层内翻缝合法，用于胃肠道全层吻合后肠壁加固，以减少张力。于距吻合口边缘约 3mm 处进针，穿经浆肌层后于吻合口边缘附近穿出，越过吻合口于对侧作对称的缝合，结扎将肠壁内翻，但不宜过紧，以防缝线勒破肠壁。每两针间距 3～5mm（图 7–11）。

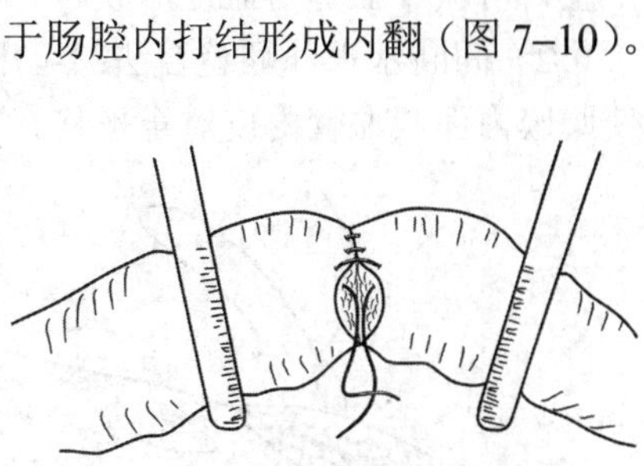

图 7–10　单纯间断全层内翻缝合

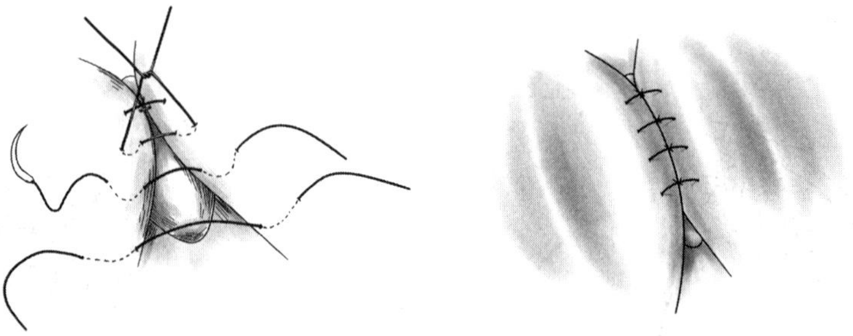

图 7–11　间断垂直褥式内翻缝合

3）连续全层水平褥式内翻缝合（Connell 缝合）法：适用于胃肠道前臂全层吻合。方法为开始时，作一针全层垂直内翻缝合，结扎之后，于结扎 1mm 处将针线穿过肠壁全层缝一针与肠壁平行的线扣；同边进，同边出，继而垂直越过吻合口至对侧，穿透对侧肠壁后距刺入点 3mm 穿出肠壁；随即拉紧缝线，使两端边缘内翻。如此连续缝合，至缝完吻合口前壁后以垂直内翻结束并打结（图 7–12）。

4）荷包缝合法：较小范围的内翻缝合，如阑尾切除后根部的埋入（图 7–13），小的肠穿孔修补或固定胃肠等造口的引流管，可采用此种方法。是环形的连续浆肌层缝合，缝合的两端待缝毕后结扎。结扎过程中，一人持线逐渐收紧，另一人用血管钳或镊子将浆肌层内翻，以免黏膜外翻。

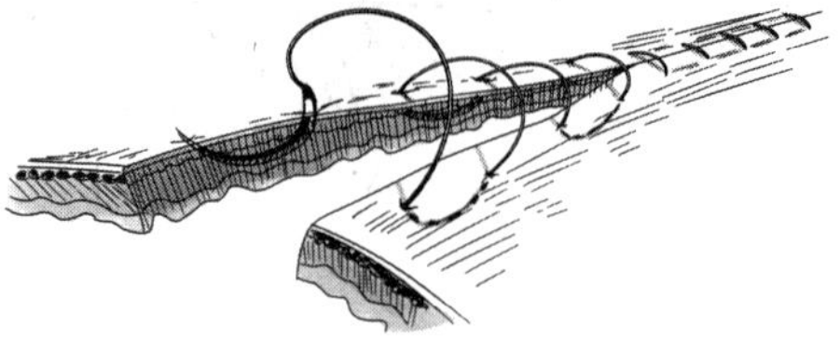

图 7–12　连续全层平行式褥式内翻缝合

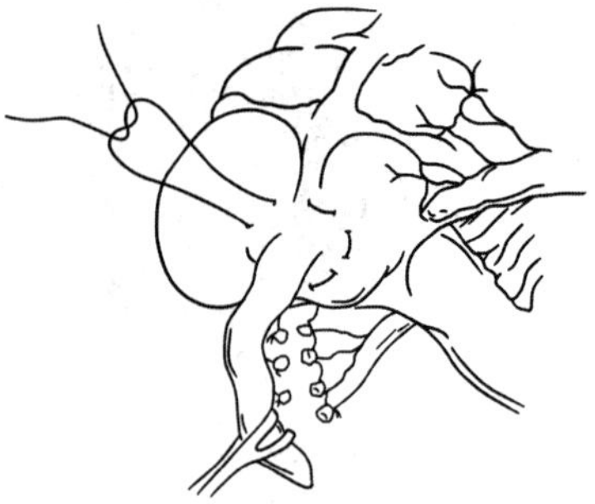

图 7–13　荷包缝合

（3）外翻缝合法　是将缝合组织的边缘向外翻，使缝合处的内面保持平滑。

1）连续水平褥式外翻缝合法：可用于大血管吻合（图 7–14）或修补，使内皮对合平整，可减少血管内血栓形成。

2）间断水平外翻缝合法：可用于腹膜或吻合血管（图 7–15）。缝合时注意针距，使腹膜内面或血管内皮对合平整。

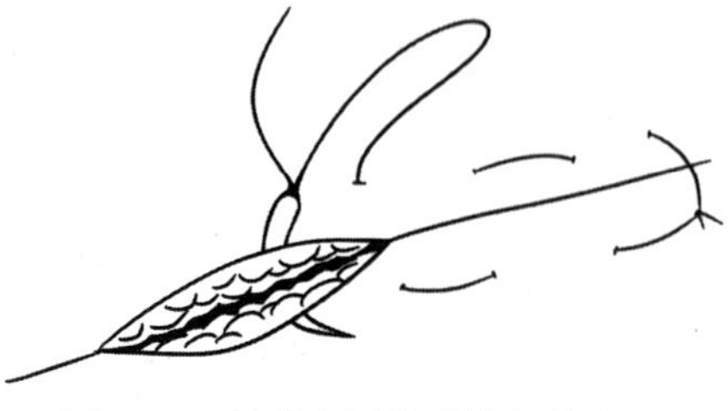

图 7–14　连续水平褥式外翻缝合

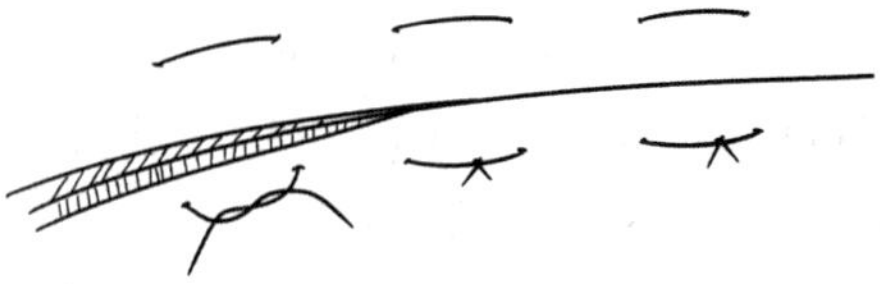

图 7–15　间断水平外翻缝合

3）间断垂直褥式外翻缝合法：可用于阴囊皮肤或其他松弛皮肤切口的缝合，为防止皮肤对合不齐和表皮内卷（图 7–16）。缝合时，先距皮肤边缘 5mm 处刺入皮肤，经皮下组织横过切口至对侧距皮肤边缘 5mm 处穿出；又从距皮缘 2mm 处穿入，经对侧距皮缘 2mm 穿出皮肤，结扎后两侧皮缘外翻。

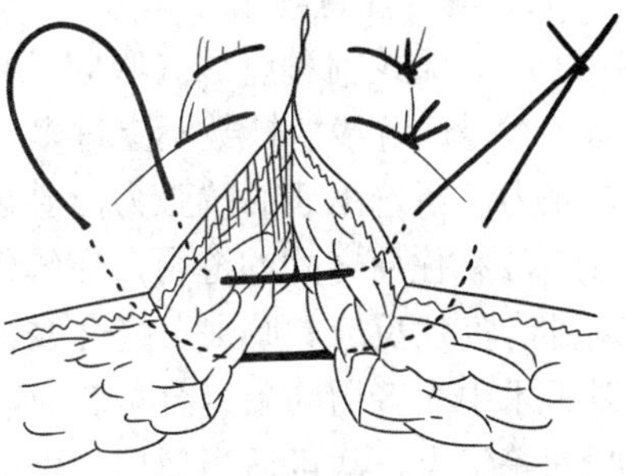

图 7–16 间断垂直褥式外翻缝合

间断缝合法和连续缝合法各有优缺点和适应范围。连续缝合法的优点是操作省时，缝合比较严密，对胃肠吻合有较好的止血作用；缺点是留下的缝线较多，若有一处断裂，易致缝合口裂开，而且在一定程度上影响缝合组织边缘血运，不利愈合。间断缝合法费时较多，不如连续缝合法严密，但没有连续缝合法的缺点。手术时，可根据具体情况选择使用。

（4）减张缝合法：常用于腹部手术后，切口张力过大、污染重、患者营养不良等术后切口裂开可能性较大时，多采用减张缝合。缝合线选用较粗的丝线或不锈钢丝。在距离创缘 2～2.5cm 处进针，达腹直肌后鞘与腹膜之间出针，再从切口对侧腹直肌后鞘与腹膜之间进针，穿过除腹膜以外的腹壁各层达切口对侧皮肤相对应点出针。缝合间距离 3～4cm（每间隔 2～3 针皮肤缝合），结扎前先将缝线穿过一段橡皮管或纱布做的枕垫，以防皮肤被割裂，结扎时勿过紧，以免影响血运（图 7–17）。

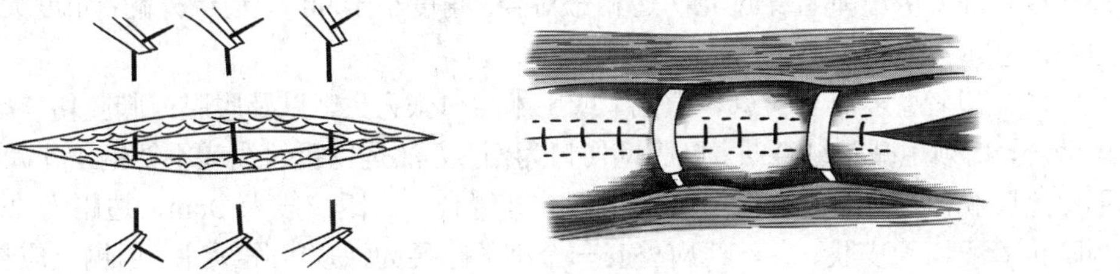

图 7–17 减张缝合

（5）皮内缝合法：可分为皮内间断缝合法和皮内连续缝合法两种，缝合时选用细小三角针和细丝线（0 号或 2–0 号），也可选用可吸收缝线。皮内连续缝合法：缝针与切缘平行方向交替穿过切缘两侧的真皮层，最后抽紧缝线（图 7–18）。皮内间断缝合法：先在己侧切缘真皮内用针平行切缘进针并同侧出针，再在对侧相应位置真皮内进针再同侧出针，后打结再缝合下一针。此法多用于外露皮肤的缝合，如颜面部、颈部手术切口（图 7–19）。

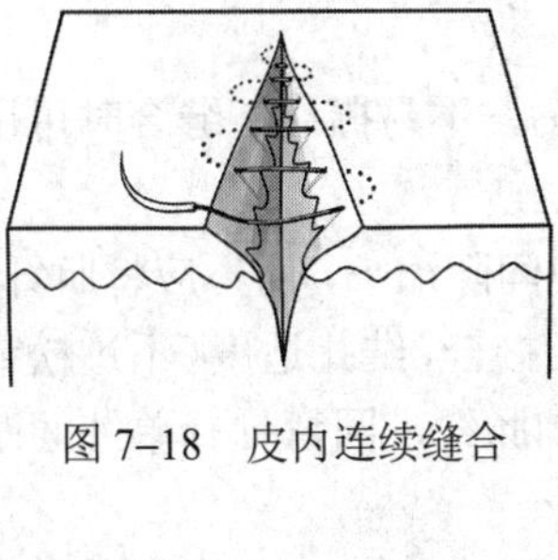

图 7–18 皮内连续缝合

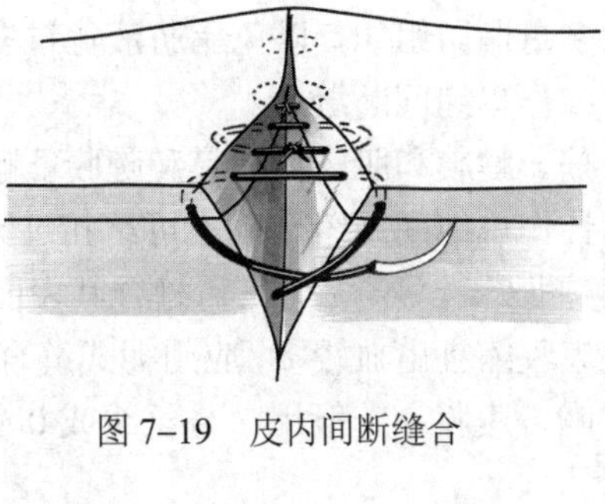

图 7–19 皮内间断缝合

2. 缝合注意事项

（1）无论何种缝线（吸收性或不吸收性），均为异物，因此应尽可能减少存留于组织的线量，缝线的针数不宜过多。每针加于组织的张力都要相等，以平均分担伤口组织的张力，所选用线的抗张力能胜过伤口组织张力即可。

（2）任何方式的缝合，在缝线结扎范围内的组织都会发生缺血，加之缝线的刺激，局部有炎症反应。原则上缝合线骑跨的组织应尽量少，残留在组织内线头应尽量短，所以手术中大多用间断缝合。然而，连续缝合有增加组织对合的严密性、制止渗血和节省时间等优点，故可适当使用。但缺点是缝线的一处断裂将使全部缝线松脱、伤口裂开。此外，用丝棉线连续缝合时，留在组织内的线较多，引起的异物反应较大，特别不利于有感染的伤口。所以，如无特殊需要，一般应少用连续缝合。

（3）缝合时应依创缘组织的解剖层次使其对合，不要遗留残腔。如果在深层留下残腔，就会出现积血、积液，延迟愈合，甚至并发感染。

（4）结扎缝线的松紧度，应以切口边缘紧密相接为准，不要过紧或过松。线圈过紧，可加重组织缺血，妨碍愈合，甚至坏死。线圈过松，使组织对合不全，影响愈合。缝皮肤时，不应使皮肤下陷、重叠或卷曲；缝合后，应将皮下积液挤出，以免助长感染。

（5）伤口每一层次的缝线，在其两侧所含组织的多少要相等，并且不含有其他组织，如缝合筋膜时不要夹有脂肪组织，以免妨碍愈合。

（6）调整针和缝线穿过组织层的角度，在结扎缝线后，可使该层组织边缘相对平行，外翻或内翻（卷）。垂直穿过此两边相平对合；角度小于 90°，边缘外翻；角度大于 90°，边缘内卷。

（7）患者营养不良（愈合力低）或手术切口张力大，以及腹腔或胸腔伤口裂开后的再缝合，均须用减张缝合法。以腹壁伤口为例：方法是以粗丝线或不锈钢丝作减张缝线，不穿过腹膜，而是穿过腹膜外各层组织一并缝合。针距一般为 3cm，边距为 2～3cm。为防止缝线切入皮肤，各丝线应外套一个细的略硬的橡皮管作缓冲，用钢丝应垫一个剖开的橡皮管。术后 10～14 日拆线。

3. 各种组织常用的缝合要领

（1）皮肤：一般用单纯间断缝合法，对松弛皮肤可用间断外翻（垂直褥式）法。以单纯间断法缝合皮肤时，每侧边距为 0.5cm，针距为 1cm。皮下脂肪厚者，边距及针距适当增加；皮下松弛者，应适当变小。缝合皮肤时，须用断面为三棱形的弯针或直针，缝合材料一般选用 1 号丝线。

（2）皮下结缔组织：主要是缝合浅筋膜。在大多数切口缝合时将浅筋膜单作一层缝合，可减少切口皮肤的张力；并可使两侧皮下组织互相靠拢，避免残存死腔和积液。缝合不宜含多量脂肪组织，以免脂肪液化过多而影响愈合。皮下浅筋膜的缝合需要用圆弯针和细丝线作单纯间断缝合。

（3）筋、腱膜和肌肉：筋膜和腱膜能耐受较大张力，不易撕裂。缝合时可用 4 号丝线和圆弯针作单纯间断缝合，不可结扎过紧。

肌肉顺肌纤维分离后，只需缝合其表面的肌膜，使间隙缩小，而不应将肌纤维横缝。横断的肌束收缩且出血较多，应用褥式缝合法使断面相接合，结扎适度（不过松或过紧）。

（4）胸、腹膜：一般用 7 号丝线或 0 号、1 号铬制肠线，圆弯针行单纯间断缝合。

如腹膜张力较大，缝合容易撕破时，可用连续平行褥式缝合。若腹膜对合不齐或个别针距较大时，可加补 1～2 针单纯间断缝合。

（5）神经：以缝合神经外膜而接合健康的神经纤维为原则，最好能用显微外科方法。直径在 4mm 以上者，可用眼科缝合针和 5–0 细丝线缝合；4mm 以下者，可用血管缝合针和 7–0 卡普纶线缝合。缝合方法，多用两定点间断缝合，直径较粗者亦可用连续缝合，针距 1mm、边距 2mm 左右。神经应端端对合，不可旋转。神经外膜应修剪少许，并应轻微外翻缝合，以免影响神经轴生长，术后保持神经干松弛位。

（6）肌腱：以牢固连接肌腱恢复功能为原则，遵循严格无菌原则。常用的肌腱缝合有 8 字交叉缝合（Bunnell 法）和双直角缝合。以直针（或半圆弯针）和中号丝线作远、近段肌腱缝合并使断面准确对合，结扎缝线。再用丝线或 7–0 卡普纶线做数针间断缝合，以增强拉力。

（7）实质器官

肝裂伤（整齐的浅表裂伤）：可用单纯缝合法止血，即用中号肠线或丝线、大的弯圆针作间断褥式缝合。在结扎缝线前用大网膜或明胶海绵、氧化纤维等填入伤口以促止血，并可避免结扎线拉裂肝组织。注意缝针应穿过创伤口底部，勿在深部遗留死腔，以免继发血肿感染，而导致继发性大出血。

脾破裂（浅表裂伤 1～3 处，总长度 10～15cm）：位于远离脾门便于缝合的部位，创面覆盖明胶海绵或带蒂大网膜后，用弯圆针、4 号丝线或铬制肠线做褥式间断缝合，针距 1cm、边距 0.7cm。缝合不宜过浅或过深，切忌留有死腔，结扎不宜过紧或过松，否则易撕裂脾组织或达不到止血目的。

肾实质裂伤出血：可用细圆针、0 号丝线缝扎止血。如裂伤深达肾盏，应先用 3–0 肠线间断缝合黏膜，再用 2–0 肠线间断褥式缝合肾实质裂口。打结时松紧应适度，因肾实质较脆而易被割裂。肾包膜用 0 号丝线间断缝合。

（六）打结

打结是外科手术操作中十分重要的技术，是最基本的操作之一，它贯穿在外科基本操作的全程。结扎是否牢固可靠，与打结的方法是否正确有关，牢固可靠的结扎有赖于熟练、正确打结技术。打结的速度与质量不仅与手术时间的长短有关，也会影响整个手术质量及患者的预后，甚至危及患者的生命安全。质量不高的结或不正确的结，可粗暴的牵拉组织，尤其是精细手术及涉及血管外科时，可导致结扎不稳妥、不可靠，术后线结滑脱和松结引起出血、继发感染及消化液泄漏等。因此，必须正确、熟练地掌握外科打结技术。

1. 结的种类　见图 7–20。

（1）单结：为各种结的基本结，只绕一圈，不牢固，不能单独使用。

（2）方结：也叫平结，由方向相反的两个单结组成（第二单结与第一单结方向相反），是外科手术中主要的结扎方式。其特点是结扎线来回交错，着力均匀，打成后愈拉愈紧，不会松开或脱落，因而牢固可靠，多用于结扎较小血管和各种缝合时的结扎。

（3）外科结：第一个线扣重绕两次，使线间的摩擦面及摩擦系数增大，从而也增加安全系数。然后打第二个线扣时不易滑脱和松动，比较牢固。用于较大血管和组织张力较大部位的结扎。

（4）三叠结：又称三重结，就是在方结的基础上再重复第一个结，且第三个结与第二个结的方向相反，以加强结扎线间的摩擦力，防止线松散滑脱，因而牢固可靠，常用于较大血管的结扎，也用于张力较大组织缝合。尼龙线、肠线的打结也常用此结。缺点为组织内的结扎线头较大，使较大异物遗留在组织中。

（5）滑结：在打方结时，由于不熟练，双手用力不均，致使结线彼此垂直重叠无法结牢而形成滑结，而不是方结，应注意避免，改变拉线力量分布及方向即可避免。手术中不宜采用此结，特别是在结扎大血管时应力求避免使用。

（6）假结：又名顺结、“十字结”。结扎后易自行滑脱和松解。构成两单结的方向完全相同，手术中不宜使用，尤其是在重要部位的结扎时忌用。

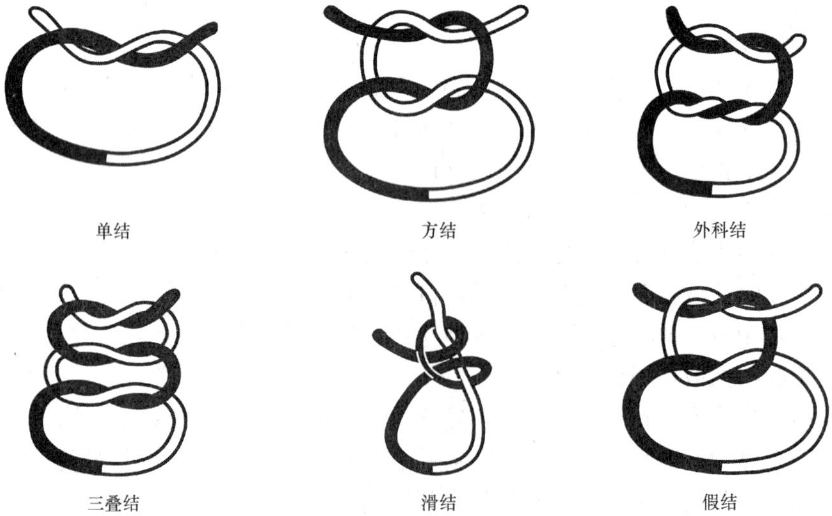

图 7–20　结的种类

2. 打结递线

（1）线管的握持：一般以左手握持线管，若线头由离掌心面引出，线管转动时有离掌心的倾向，易致线管脱手，术者亦因左手不停地调整线管而分散精力；反之，若线头由近掌侧引出，牵拉线头时，线管始终张贴掌心转动，不会脱手，无后顾之忧，术者会轻松愉快的完成操作（图 7–21）。

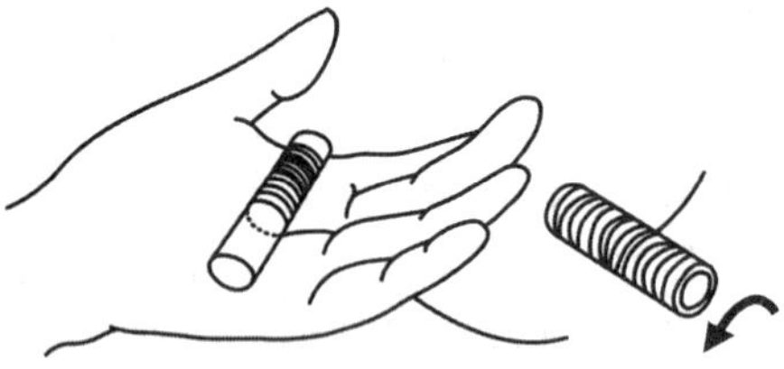

图 7–21　线管离掌转动

（2）打结的递线方式：常因各地及个人的习惯不同而异。一般分为器械递线法和手（指）递线法两种，每种又有左手、右手递线之分，手术者多因个人习惯及其传统选择操作。

1）器械递线法：多用于深部组织的结扎，要求夹组织的钳要微露出钳头，否则难以挂线。若钳头未露，亦可以助手的反作用力配合挂上线（图 7–22、图 7–23）。

2）手递线法（图 7–24、图 7–25）：递线后又因线的位置是否相交，分为交叉递线和非交叉递线（图 7–26、图 7–27）。交叉递线时，以左手示指钩线，保证线头交叉，可用左手拇指轻压手掌轴线上。交叉递线后，打第一结为右手示指结。由于线已交叉，打结时不需要再交叉，两手拉线即可打结，也不致因手的交叉影响手术视野。非交叉递线的优点是速度快。但打结时第一结为中指结，需用两手交叉拉线，否则易成滑结，这样就因手臂的交叉而影响手术野。而递线后造成的交叉位，可为下一步的操作创造有利的条件。

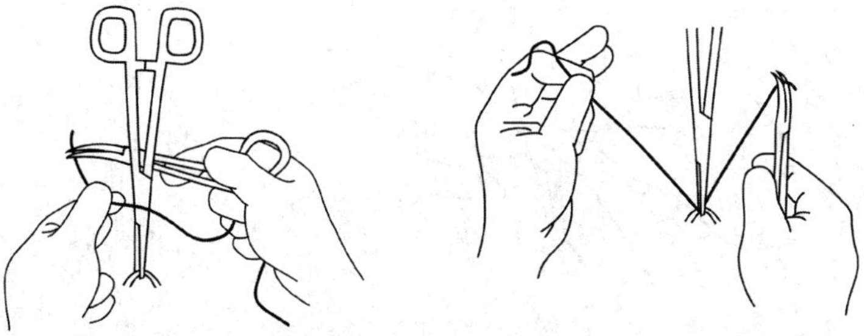

图 7–22　器械右手递线法

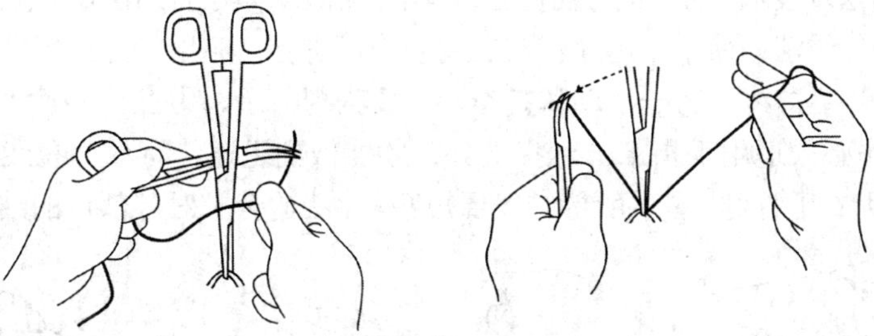

图 7–23　器械左手递线法

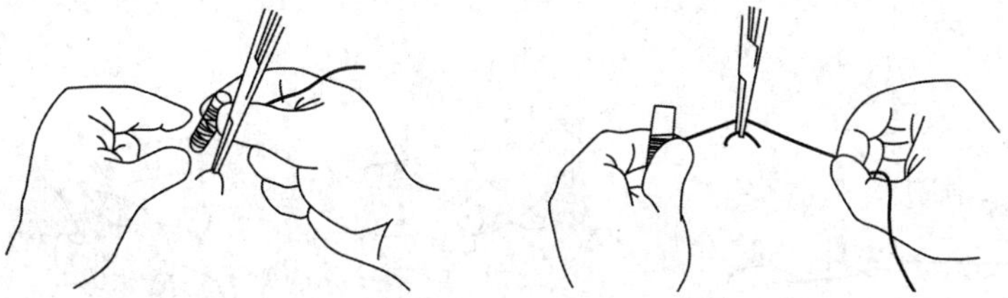

图 7–24　右手递线法

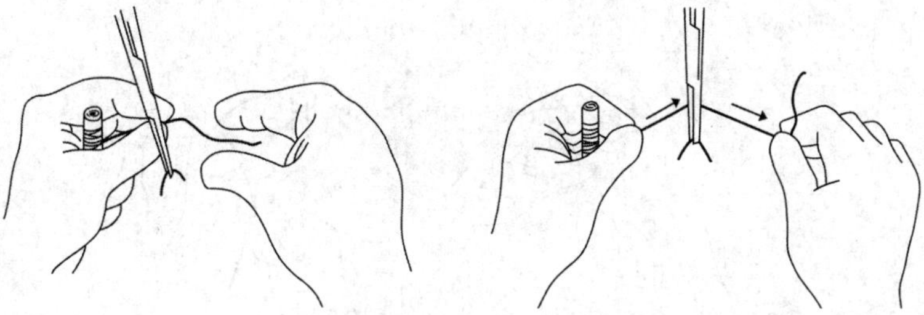

图 7–25　左手递法

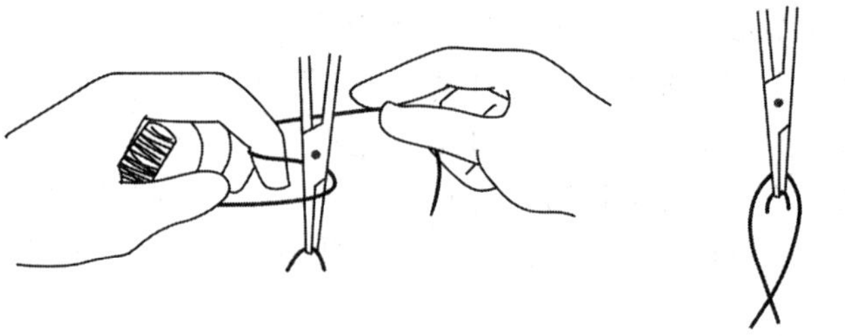

图 7–26　交叉递线

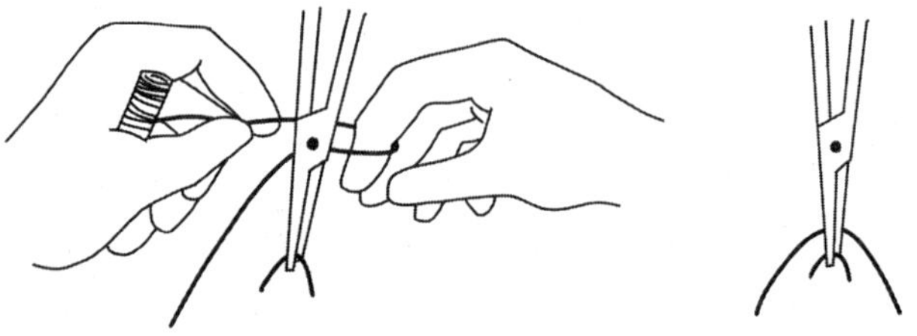

图 7–27　非交叉递线

3. 打结方法及技术　打结的方法可分为单手打结法、双手打结法及器械打结法三种。

（1）单手打结法：简单、迅速，左右两手均可进行，应用广泛，但操作不当易成滑结。打结时，一手持线，另一手动作打结，主要为拇、示、中三指。凡"持线""挑线""钩钱"等动作必须运用手指末节近指端处，才能做到迅速、有效。拉线作结时要注意线的方向。如用右手打结，右手所持的线要短些。此法适合于对各部位的结扎（图 7–28）。

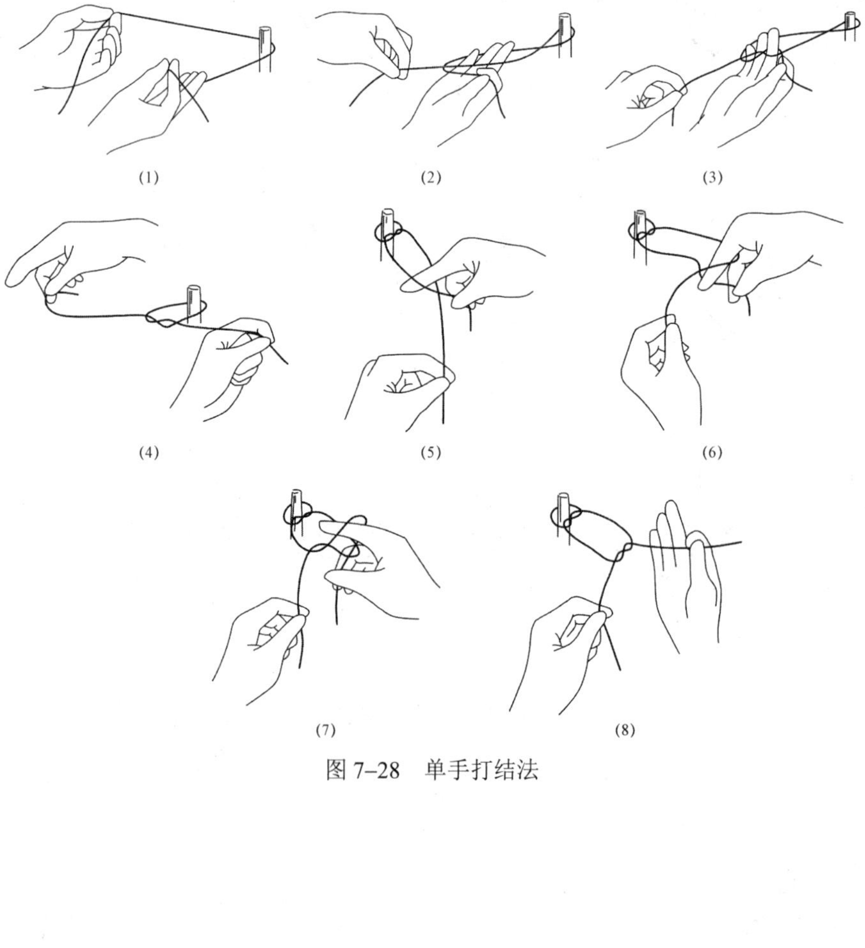

图 7–28　单手打结法

（2）双手打结法：较单手打结法更为可靠，不易滑结，双手打结法较单手打结法复杂。除用于一般结扎外，对深部或组织张力较大的缝合结扎较为可靠、方便。此法适用于深部组织的结扎和缝扎（图 7–29）。

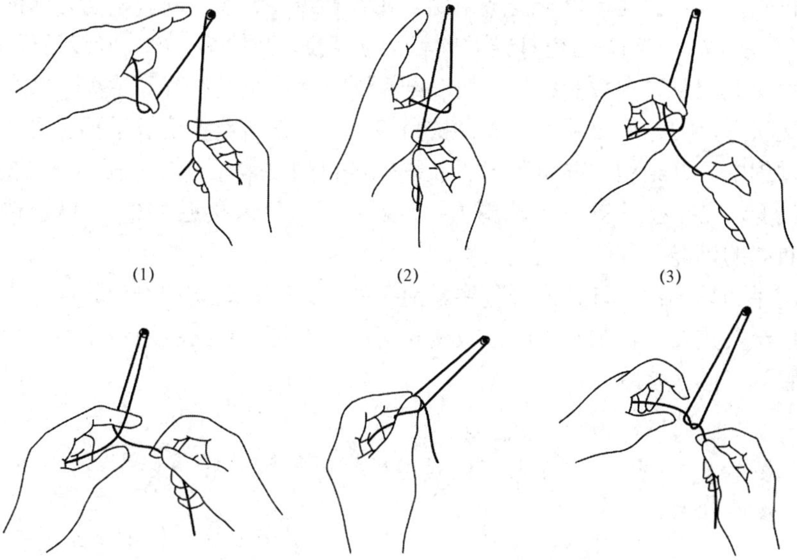

(1)　(2)　(3)　(4)　(5)　(6)

图 7–29　双手打结法

（3）器械打结法：用血管钳或持针器打结，简单易学，适用于深部、狭小手术野的结扎或缝线过短用手打结有困难时。优点是可节省缝线，节约穿线时间及不妨碍视线。缺点是当有张力缝合时，第一结易松滑，需助手辅助才能扎紧。防止松滑的办法是改变结的方向或者助手给予辅助（如图 7–30）。

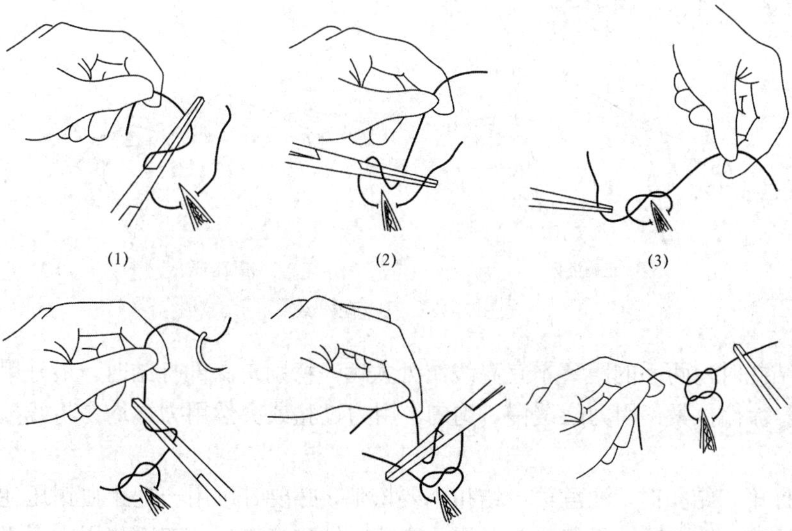

(1)　(2)　(3)　(4)　(5)　(6)

图 7–30　器械打结法

外科打结是外科手术的基本功，只有经过长期不断实践，才能做到高质量及高速度。

4. 打结的注意事项及原则

（1）无论用何种方法打结，第一及第二结的方向不能相同，如果打结的方向错误，即使是很正确的方结也同样可能变成滑结，或者割线导致线折断。相同方向的单结也易形成假结。要打成一方结，两道打结方向就必须相反。开始第一结，缝线处于平行状态，结扎后双手交叉相反方向拉紧缝线，第二结，则双手不交叉；若开始第一结在结扎前缝线已处交叉状态，结扎后双手不交叉，拉紧缝线，第二结结扎后双手再交叉。当然在实际打结的过程中，打结的方向可因术野及操作部位的要求而有范围较小的方向性改变。但是这种改变，应在小于 90° 的范围内；如果大于 90° 或接近 180°，就会造成滑结或割线、折断线的可能。

（2）两手力均匀：在打结的过程中，两手的用力一定要均匀一致，这一点对结的质量及安全性至关重要。否则，可能导致两种可能：滑结；对结扎组织牵拉，由此可酿成撕裂、撕脱等（图 7–31）。

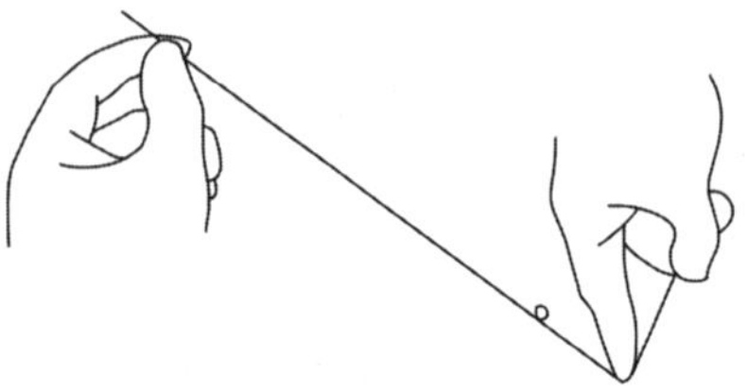

图 7–31　打结时两手用力均匀

（3）打结线后收紧时要求三点（即两手用力点与结扎点）成一直线，两手的反方向力量相等，每一结均应放平后再拉紧。如果未放平，可线尾交换位置，忌使之成锐角，否则稍一用力即被折断，不能成角向上提拉，否则易使结扎点撕裂或线结松脱，应双手平压使三点成一直线（图 7–32）。

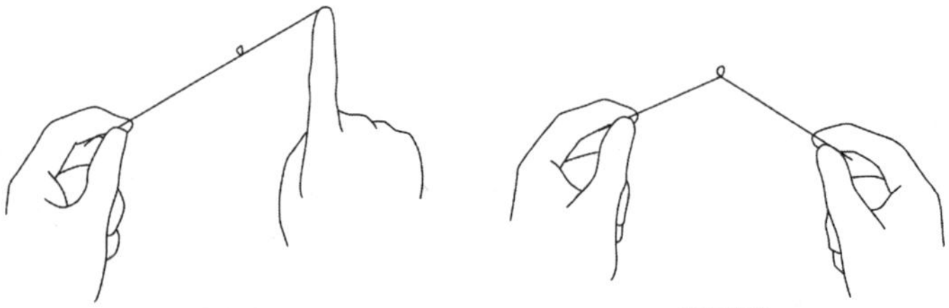

图 7–32　三点在一线

（4）结扎时，两手的距离不宜离线结处太远，特别是深部打结时，最好用一手指按线结近处，徐徐拉紧，用力应缓慢、均匀。用力过猛或突然用力，均易将线扯断或未扎紧而滑脱。

（5）打第二结扣时，注意第一结扣不要松弛，必要时可用一把止血钳压住第一结扣处，待收紧第二结扣时，再移去止血钳，或第一结扣打完后，双手稍用力牵引结扎线不松开也可。

（6）打结应在直视下进行，以便根据具体的结扎部位及所结扎的组织，掌握结扎的松紧度，也可以使术者或其他手术人员了解打结及结扎的确切情况。即使对某些较深部位的结扎，也应尽量暴露于直视下操作。但有时深部打结看不清，就要凭手的感觉打结，则需要相当良好的功底。

（7）皮上组织尽量少结扎，利用血管钳最前端来夹血管的断裂口。最好与血管方向垂直夹住断端，钳夹组织要少，切不可作大块钳夹。因大块结扎后将使组织坏死过多，术后全身和局部反应较大。埋在组织内的结扎线头，在不引起松脱的原则下剪得越短越好。丝线、棉线一般留 1～2mm，但如果为较大血管的结扎，保留线头应稍长；肠线保留 3～4mm；不锈钢丝保留 5～6mm，并应将“线头”扭转，埋入组织中；皮肤缝合后的结扎线的线头留 1cm，以便拆线。

（8）打结时，要选择质量好的、粗细适当的线。结扎前将线用盐水浸湿，因线湿后能增加线间的摩擦力，增加拉力。干线易断。

（七）剪线

打完结剪线时，应在直视下将剪刀尖端稍张开，沿拉紧的缝线滑到结扎处，剪刀头稍向上倾斜，然后剪线（靠、滑、斜、剪）。剪刀倾斜角度一般为 25°～45°，但取决于留下线头的长短，剪刀与缝线的倾斜角度越大，留的线头越长（图 7–33）。

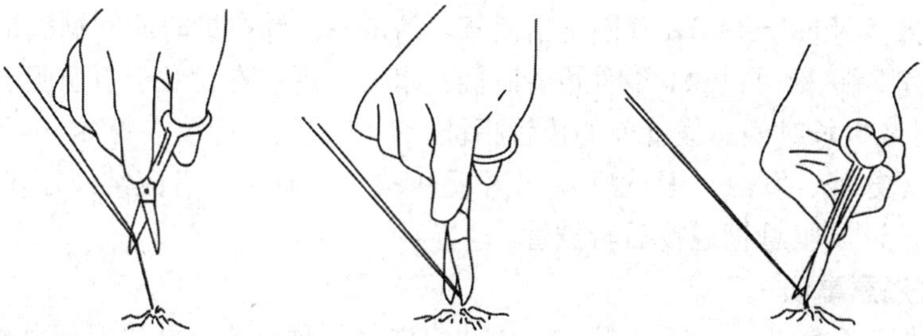

(1)　　(2)　　(3)

图 7–33　手术中剪线的方法

（八）引流

引流是指将组织裂隙、体腔等液体引离原处和排出体外。广义的引流还包括内引流，如胃肠减压、留置导尿和胃肠之间的短路吻合等。

引流的液体可分为感染性和非感染性两大类。感染性液体（指脓液）通过引流后，可以达到减轻压力、缓解疼痛、减轻炎症、防止炎症扩散、有利于炎症消退的目的。非感染性液体包括血液、渗出液及组织分泌液等，通过引流后，可以达到减轻局部压力、减少液体对周围组织的损害作用、减少合并感染的可能性、有利于伤口愈合等目的。

1. 引流物类型

（1）纱布引流条：有干纱布引流条、盐水纱布引流条、凡士林纱布引流条和浸有抗生素引流条。凡士林纱布引流条常用于脓肿切排后堵塞伤口，其作用是压迫止血，防止因伤口壁与敷料的粘连或肉芽长入敷料导致换药时疼痛。盐水纱布引流条和浸有抗生素引流条多用于较浅的感染伤口。创腔内纱布 1～2 天更换 1 次，创面每日更换 1 次。

（2）橡胶引流片：由橡胶手套、薄片橡胶裁剪而成。一般用于浅表伤口引流，目的是防止皮下积血、积液，术中应防止皮片被缝线缝在皮下而致拔出困难。术后应妥善固定，24～48 小时后可拔出。

（3）烟卷引流管：由纱布引流条和橡胶引流片组成，即在纱布引流条外层包裹一层橡胶片，形成类似香烟式的引流条。由于外周柔软、光滑不易压伤周围组织，使用时须将内置端的外周橡胶剪数个小孔，以增加吸附面积，并需先将其浸湿无菌盐水后再置入伤口内。

使用烟卷引流管注意事项：

1）置烟卷后 1～2 天内引流液较多，应及时更换敷料。

2）注意观察引流液量及性质。

3）引流条在皮外至少留 2～3cm，并用别针固定。

4）一般在术后 3 天左右拔出。

5）超过 3 天往往引流不畅，如需引流需更换胶管引流。

（4）橡胶引流管：根据制作材料不同分为乳胶管和硅胶管。橡胶引流管有粗细、软硬之分，应根据临床实际情况选择合适的橡胶引流管。橡胶引流管种类很多，除普通橡胶引流管外，还有用于不同组织器官的特制引流管，如导尿管、气囊导尿管、胆道 T 型管、胃肠引流管、脑室引流管、胸腔引流管等。

使用橡胶引流管注意事项：①保持引流管通畅；②外接无菌引流袋或负压引流盒；③注意引流液量及性质；④妥善固定引流管，防滑脱；⑤拔管时间根据病情决定，短者 2～3 天，长者可达数月；⑥T 型管拔管时间：术后 2 周左右，对于复杂胆道手术，可留置 1～3 个月或更长时间。拔管前的拔管指征：夹管试验，持续夹管 24～48 小时（无腹痛、腹胀，无寒战、发热，无黄疸），无不适可拔管。有条件者应常规行 T 型管造影或胆道镜检查，证实胆总管通畅后再拔管。

2. 引流注意事项

（1）根据疾病的性质、手术情况，以决定选择何种引流方法以及何种引流物。

（2）一般引流物内端应置于伤口底部或接近需要引流的部位，胃肠手术应放在吻合口附近。否则使引流不充分而残留死腔。（低位、捷径原则）

（3）闭合式引流时引流物不从原切口出来，而从切口旁另戳孔引出体表，以免污染整个切口并发感染。

（4）引流物必须固定牢靠，以防引流物滑出切口或掉入体内。一般用缝线将引流物固定于皮肤上。

（5）在缝合组织时注意勿将引流物缝于深部组织中，否则拔引流物时将难以顺利取出。

（6）术后必须维持引流通畅，即时清除引流管内堵塞物。

（7）术后应详细观察引流液的数量、颜色、气味，以判断疾病的转归。

（8）三腔二囊管一般放置 24 小时，放置时间不宜持续超过 3～5 天。

（9）采取胸腔闭式引流应依据胸片示肺已完全膨胀，无胸腔积液。

（九）拆线

1. 拆线适应证

（1）无菌手术切口，已达拆线时间，局部及全身无异常表现，切口愈合良好者。

（2）伤口术后有红、肿、热、痛的感染表现者或皮下血肿压迫重要器官时，应提前拆线。

只有皮肤缝线需要拆除。皮肤缝线保留日期过长，可发生针眼感染。要参考患者全身情况、组织愈合能力、缝合张力、缝线种类等因素决定拆线日期。用肠线缝合皮肤者，不须拆线。一般切口用丝线缝合者，头、面、颈部可在术后 4～5 天拆线；下腹部、会阴部 6～7 天拆线；上腹部、胸部 7～9 天拆线；四肢、臀部、脊柱 10～12 天拆线；减张缝线 10～14 天拆线。对年老、体弱、营养不良或手术部位的血液循环不佳（如有周围血管病）的切口，以及关节附近张力大的切口，均应推迟术后 10～14 天拆线；或先作间隔拆线，2 天后再将剩余的缝线拆除。

拆线原则：要求取下线结时暴露在皮肤外面的一段缝线不经过皮下组织抽出，防止皮下组织遭到污染。方法：清洗双手后，用手移除外层敷料，镊子移去内层敷料后用碘酊、乙醇棉球依次消毒切口（包括缝线）。用镊子将线结向上提起，用线剪在紧贴皮肤一个针孔上剪断缝线，随即将缝线沿剪断侧抽出。然后局部再用乙醇涂擦一次，用无菌纱布敷盖。如未到拆线时间，发现有明显感染的切口，则须部分或全部提早拆线，积脓者及时予以引流（图 7-34）。

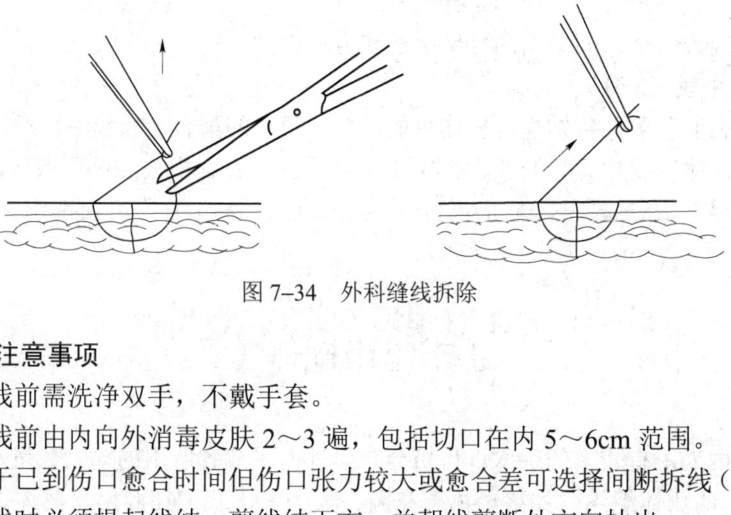

图 7–34　外科缝线拆除

2. 拆线注意事项

（1）拆线前需洗净双手，不戴手套。

（2）拆线前由内向外消毒皮肤 2～3 遍，包括切口在内 5～6cm 范围。

（3）对于已到伤口愈合时间但伤口张力较大或愈合差可选择间断拆线（隔针拆线）。

（4）剪线时必须提起线结，剪线结下方，并朝线剪断处方向抽出。

【模拟考题】

患者，28 岁。接受脂肪瘤切除术，目前已切除脂肪瘤。

要求：请为患者（医学模拟人或模具）行切口皮肤缝合、打结的操作（由于缝合部位张力较大，请单纯间断缝合 3 针，用器械打外科结）。

评分标准：总分 20 分。全过程中任何步骤违反无菌操作原则，一处扣 2 分。

1. 操作前准备（4 分）

（1）戴口罩、帽子（头发、鼻孔不外露），完成手术刷手（口述）（1 分）。

（2）戴无菌手套（1 分）。

（3）选择三角针，选择合适的缝线（1 分）。

（4）用 70%乙醇棉球消毒切口皮肤（1 分）。

2. 缝合、打结操作过程（12 分）

（1）持有齿镊方法正确，提起缝合皮缘（1 分）。

（2）持针钳握持方法正确，持针钳夹针位置正确（于缝针的中后 1/3～1/4 处）（2 分）。

（3）缝合切口：缝合手法正确（垂直进针，沿缝针幅度挽出），不留死腔（2 分）。

（4）器械打结方法正确：用持针钳打结，结扎线来回方向交错，打第一个结时连续缠绕两次，打第二个节时仅缠绕一次，形成外科结（2 分）。结扎牢固可靠，不滑脱，松紧适度（2 分）。

（5）剪线手法正确。线头长短适中（1 分）。

（6）针距大 1cm、边距达 0.5cm（1 分），缝好后对皮且皮肤对合整齐（1 分）。

3. 提问（2 分）

（1）常用的外翻缝合法有哪些？（1 分）

答：间断垂直褥式外翻缝合法、间断水平褥式外翻缝合法及连续外翻缝合法（答出任意两项得 1 分）。

（2）结扎时打出假结的原因是什么？

答：原因为两个，即单结的打结手法和方向一致。

4. 职业素质（2 分）

操作前态度和蔼并告知患者操作目的，取得患者的配合。操作中注意无菌观念，动作轻柔规范，体现爱护患者的意识。操作结束后告知患者相关注意事项（1 分）。

着装整洁，仪表端庄，举止大方，语言文明，认真细致，表现出良好的职业素质（1 分）。

二、手术基本操作（二）

在实训中为了有较多的手术操作机会，同时为了节省所用的动物数量，可以取动物（猪、羊等）的离体组织，如猪离体五花肉、大肠等，我们在此用猪离体五花肉来练习手术过程中的切开、分离、止血、缝合的方法。

（一）器材

猪离体五花肉（约 10cm×10cm）、手套、手术刀柄及尖刀片、组织剪、拉钩、线剪、持针钳、止血钳、无齿镊、缝合针和线。

（二）手术方法

1. 皮肤切开法 切口部位由术者与助手用手在切口两侧将皮肤展开固定，或用拇指及示指在切口两旁将皮肤撑紧、固定，刀刃与皮肤垂直，均匀用力一刀切开所需长度和深度，要避免多次切割、重复刀痕，防止反复切割形成锯齿状切缘，影响创缘对合和愈合。若切口的下面有大血管、神经、分泌管和重要器官，而皮下组织甚为疏松，为了使皮肤切口位置正确，且不误伤其下部组织，术者和助手应在预定切线的两侧，用手指或镊子提拉皮肤呈垂直皱襞，并垂直切开。

2. 皮下组织分离　分锐性分离、钝性分离及电刀、激光分离。

（1）锐性分离：锐性分离常用器械有刀、剪，主要用于对致密组织如腱鞘、腱膜或瘢痕组织的分离，对较大的肿瘤组织和粘连较牢固的组织也常用此法。应用锐性分离必须在直视下进行，动作要精细、准确，以免误伤其他组织和器官，用剪刀分离时，可将锐性分离与钝性分离结合起来，先将剪刀闭合伸入欲分离的组织中，将剪刀分开时应在直视下看准无重要组织，再用剪刀尖端将组织切开。注意：用剪刀时尖端朝向己侧，看清楚后才能剪。

（2）钝性分离：常用器械有刀柄、血管钳、剥离子等，也可用手指。钝性分离，多用于分离疏松的组织，正常解剖间隙疏松的粘连、良性肿瘤等。钝性分离时，动作要轻柔，不要粗暴。硬性勉强的分离易造成组织器官的撕裂和损伤。手指分离，可用于在非直视情况下对深部组织的分离。借助于手指的“感觉”，分离病变周围的组织，动作不宜过大，否则可导致器官严重损伤或大出血。

在实际手术中，常用锐性分离和钝性分离相结合的方法，如分离腹腔内的粘连时，疏松的粘连可用钝性分离，比较致密的则需用锐性分离。

显露指手术术野的暴露要清楚，切开组织、打开手术通路是显露的主要内容。要求既很好的显露，又不能损伤过多的组织。

3. 止血　在手术过程中止血是一个重要步骤，出血多可威胁患者生命，手术野出血，使术野组织界限模糊不清，造成手术困难和术后出现血肿，影响组织愈合，造成切口感染。止血方法有以下几种。

（1）压迫止血：毛细血管渗血时可用纱布直接按压渗血部位以达到止血的目的。用热盐水纱布按压有促进血凝作用，可增强止血效果。亦可用可吸收性明胶海绵、止血纱布、止血粉、骨蜡填塞止血，用纱布按压止血在手术结束时要将纱布取出。

（2）结扎止血：是手术进行过程中最常用的止血方法，不仅可以减少失血，而且还能保持手术野的清晰。方法是首先用纱布压迫出血点，用血管钳尖端斜着夹住出血点，应尽量少夹住出血点周围的组织，然后用单纯结扎（出血点夹住后即可开始结扎）。助手先把血管钳竖起以便术者将线绕过，随即放低血管钳使尖端翘起。待第一个结打好后，在助手松开移去血管钳的同时，将结继续扎紧，再打第二个结，打成方结，剪线。

（3）缝合结扎：大血管多用“8”字缝合的方法止血。结扎时两手用力要均匀，在拉紧结扎线时，两手与结扎处三点应在一条直线上，避免偏拉造成组织和线结撕脱。对可见的血管，可先用血管钳分离，钳夹两点，在两点之间切断，再用丝线结扎止血，应做三重结。

（4）电凝止血：对于较多较小的出血可用电凝法。即在直视下应用高频电刀直视点灼出血点，多用于皮肤切开后的皮下止血。其优点是可节省手术时间和减少结扎线结；缺点则是止血效果不是很可靠，凝固的组织容易坏死脱落，导致再次出血，对较大血管出血效果不好。方法是先用血管钳钳夹出血点，轻轻提起血管钳，使之除与钳夹的出血点接触外，不与周围组织接触，擦干血管钳周围组织的血液，然后使电凝器头与血管钳接触，钳夹组织冒烟后，马上移开电凝头，松开血管钳，也可用电凝器头直接接触出血点而达止血。

电凝止血注意事项：①检查电凝装置及电源，保证性能良好。②远离易燃易爆物。

③安置好患者身后的电极板，紧贴背部皮肤。④选择最低有效量，尽量缩小与组织接触的面积和时间，以减少组织的烧伤量。⑤每次用后都要擦净电凝器头上的异物，不用时要放在绝缘的容器内，不能与其他金属接触。

（5）局部药物止血及其他止血法：一部分难以止血的渗血创面，如肝、骨髓腔等渗血，可用药物止血，先用干纱布压迫片刻，随即迅速用明胶海绵片、纤维蛋白泡沫体、胶原止血膜等敷贴，外加干纱布轻压3～5分钟后轻轻取出，骨髓腔内填塞骨蜡以止血，大血管破裂出血时要用缝合或吻合的方法修复血管壁。

4. 肌肉腱膜、肌肉、腹膜的切开 分离皮下组织后，可见一层坚韧的肌肉腱膜，覆盖在肌肉上，顺着肌纤维走向在腱膜上切一小口，力度不能太大，只要切开腱膜，助手和术者各用一把止血钳夹住切开的腱膜两边并提起，术者用组织剪向切口两侧剪开腱膜，术者和助手各用一把长弯止血钳垂直交叉顺肌纤维方向撑开各肌膜直至腹膜外，从分开的肌肉间隙放入两把甲状腺拉钩直至腹膜外，垂直肌纤维钝性分开肌层，暴露腹膜，术者和助手各用一把止血钳反复地将腹膜提起和放松，直至准确地提起腹膜为止，可用刀柄推开腹膜下的脏器，以免损伤脏器，切开腹膜前，应在切口周围放一纱垫，以免腹腔内的渗液污染切口，也可准备吸引器。在腹膜上切一小口，再用组织剪把切口扩大（注意不要伤到腹腔内脏器，由于腹膜有弹性，故腹膜切口可小于皮肤切口），切开腹膜后把腹膜固定在纱垫上（注意在用组织剪时，尖端要朝上），就可做腹腔内的手术了。

5. 逐层缝合组织和皮肤 腹腔手术完后，要仔细清点器械和纱布无遗漏后才可关腹，按照逐层缝合的方法缝合腹膜、肌膜、腱膜、皮下组织和皮肤。

【思考题】

手术中止血的方法有哪几种？

实训八　院外徒手心肺复苏

学习目标

1. 掌握现场心肺复苏的步骤及要求。
2. 熟悉现场心肺复苏的原理。
3. 了解可以导致呼吸心跳停止的疾病。
4. 具备沉着冷静，争分夺秒抢救生命的能力。

实训器材

医学模拟人、医用纱布。

现场心肺复苏是针对呼吸心跳骤停的急症危重患者所采取的抢救措施。通过胸外按压形成暂时的人工循环并恢复自主搏动、用人工呼吸代替自主呼吸，迅速电除颤转复心室颤动，以及尽早使用血管活性药物来重新恢复自主循环的一项急救技术。

（一）操作步骤

评估环境→评估患者→呼救→CAB 操作。

1. 评估环境　评估现场环境安全，撤离危险环境。

2. 评估患者　判断意识；判断大动脉搏动、呼吸，10 秒钟内（图 8-1）。

3. 呼救　一旦意识丧失，立即呼救，请拨打 120。

4. CAB 操作　安置复苏体位→胸外按压→开放气道→人工呼吸。

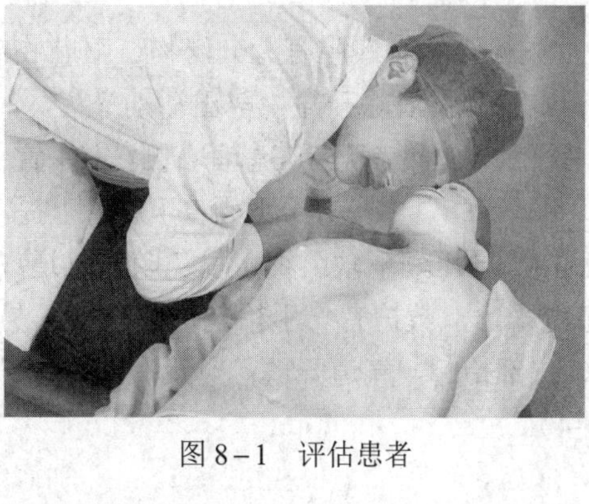

图 8-1　评估患者

去枕平卧于硬板床（床垫较软时背部垫硬板），头颈、躯干在同一轴线上，双手在肢体两侧，身体无扭曲，解开衣扣、松解腰带。

（1）胸外按压（C）：初期复苏能够及时、徒手、有效地进行胸外心脏按压，是建立人工循环的主要方法。

1）按压部位：成人为胸骨的中、下 1/3 交界处，儿童在两乳头连线与胸骨前正中线交界点一横指。

2）按压方法：用左手掌根部放在胸骨柄与两乳头连线交界处，中指刚好平患者乳头，另一只手平行重叠压在手背上。对成人患者采用双手掌压，双手掌重叠十指上下交叉相扣，指尖向上翘起。保证手掌根部横轴与胸骨长轴方向一致，肘关节伸直，借助肩部和背部的力量，垂直向下按压（图 8－2）；对小儿患者可采用单手法；对新生儿、婴儿用二指法。

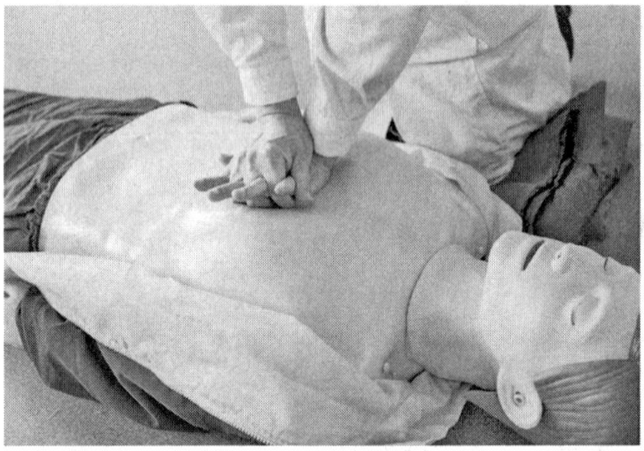

图 8－2　胸外按压方法

3）按压要求：有节律性，按压后使胸廓恢复原位，按压和放松的时间为 1:1，放松时双手不要离开胸壁。向下按压的力度成人或儿童 5～6cm；或至少为胸部前后径的 1/3，婴儿大约 4cm。双人按压时手掌不能离开胸壁，但尽量放松。

4）按压频率：至少 100～120 次/分，尽可能减少停顿。

5）比例：按压和吹气比是 30:2。

6）5 个回合重新判断患者生命体征是否恢复。

胸外心脏按压并发症：肋骨骨折、心包积血、心脏压塞、气胸、血胸、肺挫伤、肝脾撕裂伤等。

（2）开放气道（A）：先检查患者口腔有无分泌物、呕吐物或异物，有则及时清除。颈椎无损伤，头偏向一侧，用手指清除干净，取出活动义齿。

1）仰面举颏法：患者平卧，施救者跪立在患者右侧，左手置于患者前额并用手掌小鱼际向下压使其头往后仰，另一示指、中指置于下颏将下颌骨上提，使下颌角与耳垂的连线和地面垂直；救护人员手指不要压颏下软组织，以免阻塞气道（图 8－3）。

2）仰面抬颈法：患者平卧，救护者一手抬起患者颈部，另一手以小鱼际肌侧下按患者前额，使其头后仰、颈部抬起，气道开放；对疑有头、颈部外伤者，不应抬颈，以免造成脊髓损伤（图 8－4）。

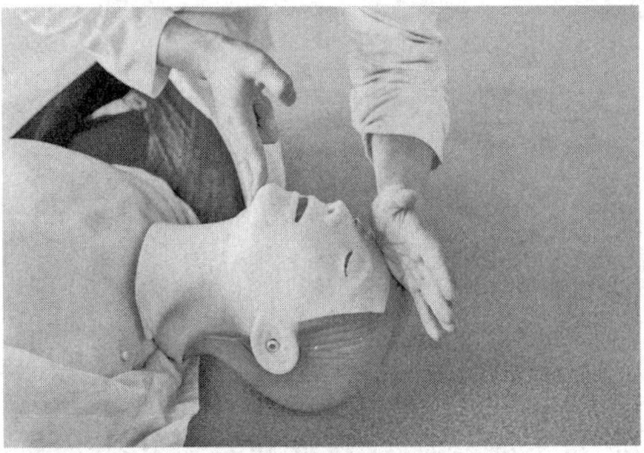

图 8-3　仰面举颏法

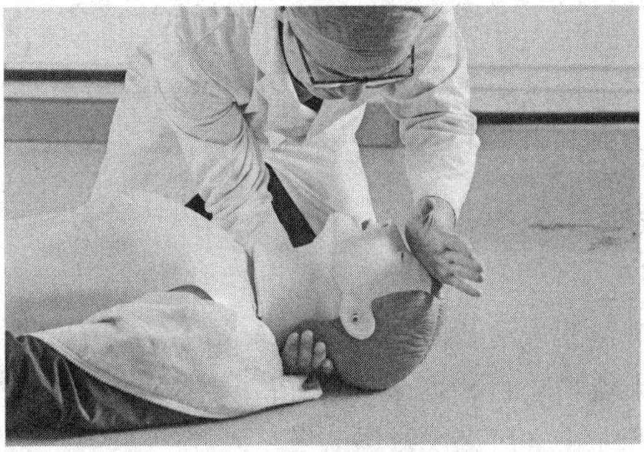

图 8-4　仰面抬颈法

3）双手托下颌法：适用于颈椎有损伤者，双手指放在患者下颌角，向上或向后方提起下颌，头保持正中位。注意不能使头后仰，不可左右扭动（图 8-5）。

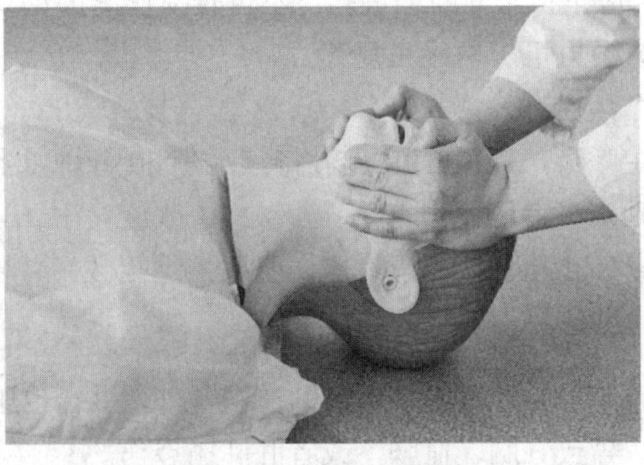

图 8-5　双手抬下颌法

（3）人工呼吸（B）：方法有口对口人工呼吸（首选）、口对鼻人工呼吸、口对口鼻人工呼吸、简易呼吸气囊呼吸。

口对口人工呼吸：施救者在正常呼吸情况下吸一口气，用口唇把患者的口唇边缘全部包住，然后缓慢吹气，每次吹气应持续大于 1 秒（图 8-6）。每次吹气的量为 500～600ml。

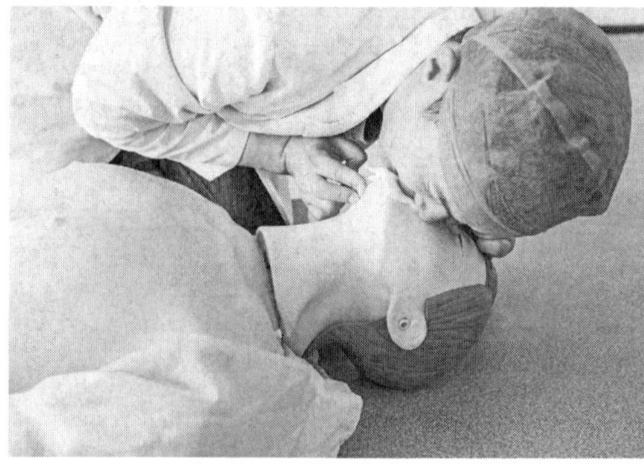

图8-6　口对口人工呼吸

（4）意识判断：正确按压和吹气，五个回合后重新判断意识、循环、呼吸，仍未恢复者，应继续，不能中断抢救。

（二）有效复苏指征

（1）意识逐渐恢复。

（2）能够触及有规律的大动脉搏动。

（3）有自主呼吸出现。

（4）瞳孔由散大变缩小（对光反射逐渐恢复）。

（5）皮肤、面色、甲床、口唇由苍白变为红润，皮肤变暖。

（6）收缩压≥60mmHg 以上。

（三）终止复苏的指征

原则上现场 CPR 应坚持不间断地进行，不可轻易作出停止复苏的决定，如符合下列条件者，现场抢救人员方可考虑终止复苏。

（1）患者呼吸和循环已有效恢复。

（2）无心搏和自主呼吸，规范 CPR 施救持续至少 30 分钟以上。

（3）已经到场，确定患者已死亡。

（4）有合法的医嘱停止抢救或者患者家属坚决拒绝抢救，并以签字为凭。

（四）注意事项

（1）按压定位不正确：按压时手掌根部贴在胸骨外，手指也压在胸壁上，这样易引起肋骨及肋软骨骨折，导致气胸、血胸，或者肝脾撕裂伤。

（2）抢救者按压时，肘部弯曲。靠手掌的力量推压，而不是垂直靠肩部和背部的力量。

（3）冲击式按压、猛压。其效果差，极易导致骨折。

（4）放松时抬手离开胸骨定位点，造成下次按压部位错误，按压位置不准确。

（5）按压速度不自主地加快或减慢，会影响按压的效果。

（6）两手掌根部不是重叠，而是交叉放置。

【模拟考题】

刘先生，62岁。因心前区压榨样疼痛伴出汗半小时急诊就诊。查体时，患者突然四肢抽搐，意识丧失，心音听不到。

要求：请为患者（医学模拟人）行心肺复苏抢救，至少做2个循环。

评分标准：总分20分。

1. 操作前准备（2分） 使患者仰卧于硬质平面上。

2. 心肺复苏操作过程（14分）

（1）考生站立或跪在患者身体右侧。两手掌根部重叠于胸骨中、下1/3交界处，手指翘起不与胸壁接触（2分）。

（2）肘关节伸直，借助身体重力垂直向下按压，按压力度使胸骨下陷 5～6cm，立刻放松，按压和放松时间一致，放松时手掌不离开按压部位。按压频率100～120次/分（2分）。

（3）清除口、鼻腔分泌物、异物等，保持呼吸道通畅（2分）。

（4）右手抬起患者颈部，使其头部后仰，左手按压患者前额使其头部保持后仰位置，使患者下颌和耳垂边线与地面垂直，右手将患者的下颌向上提起，左手以拇指和示指捏紧患者的鼻孔（2分）。

（5）平静吸气后，将口唇紧贴患者口唇，把患者口部完全包住，深而快地向患者口内吹起，应持续1秒钟以上，直至患者胸廓向上抬起。吹气量每次500～600ml（2分）。

（6）然后使患者的口张开，并松开捏鼻的手指，观察胸部恢复状况，再进行下一次人工呼吸（2分）。

（7）每胸外按压30次进行2次人工呼吸，至少做2个循环（2分）。

3. 提问（2分）

（1）婴幼儿心外按压的要求有哪些？（1分）

答：婴幼儿心脏位置较高，按压部位在胸骨中部，频率至少 100 次/分，按压深度应结合患儿的大小，在1.5～3.5cm的范围内。

（2）人工呼吸时，患者取什么头位呼吸最通畅（1分）。

答：头部后仰，下颌向上提起，下颌和耳垂连线与床面垂直。

4. 职业素养（2分）

（1）操作时动作迅速准确，不慌乱，操作结束后向患者家属告知急救结果以及下一步处理意见（1分）。

（2）着装整洁，仪表端庄，举止大方，语言文明，认真细致，表现出良好的职业素质（1分）。

实训九　常用急救包扎法

学习目标

1. 掌握学会几种常用的绷带、三角巾的包扎方法，止血带的使用方法及注意事项。
2. 熟悉绷带、三角巾、止血带使用的基本要求。
3. 了解包扎的适应证及目的。

实训物品及器材

绷带、三角巾、四头带、止血带、其他临时代用品。

包扎与止血是院外急救的初级处理也是重要方法，不仅可以避免损伤部位被再次污染，也方便搬运患者、减轻患者痛苦。绷带、三角巾、止血带的基本使用方法是本章的主要内容，也是医务工作者应掌握的基本技能。

一、卷轴绷带包扎法

（一）基本包扎方法

1. 环形包扎法　是所有绷带包扎法中最基本、最常用的方法（图 9－1）。把带头斜放，用力压住，将卷带绕受伤部位包扎一圈后，把带头小角反折，压在上面再环形缠绕

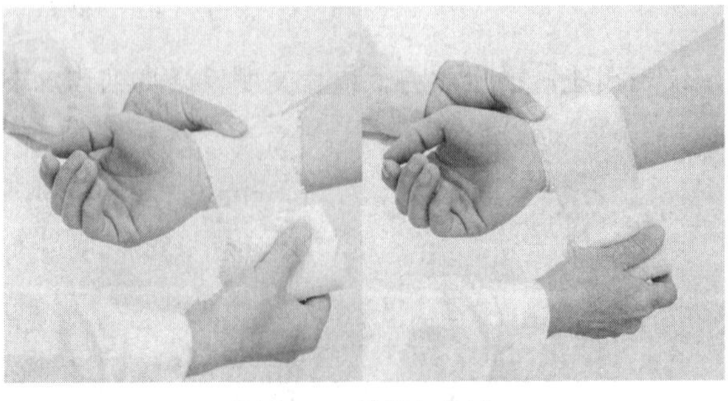

图 9－1　环形包扎法

数圈，每圈盖住前一圈。此法适于包扎身体粗细均匀部位，如手腕、额头及颈部，或在其他各种包扎法开始和结束时，用此法缠绕两圈，以固定绷带的始、末两端。

2. 蛇形包扎法　将绷带按环形法缠绕两圈后，下一圈的绷带要间隔一个绷带的间距（图 9-2）。然后以绷带宽度为间隔，斜行上缠，各圈互不遮盖。此方法用来固定夹板。

3. 螺旋形包扎法　包扎时以环形包扎法开始，然后将卷带向上斜行缠绕呈螺旋状，后一圈盖住前一圈的 1/3～1/2，最后以环形包扎两、三圈结束（图 9-3）。用于包扎肢体直径基本相同的部位，如上臂、手指、躯干、大腿等。

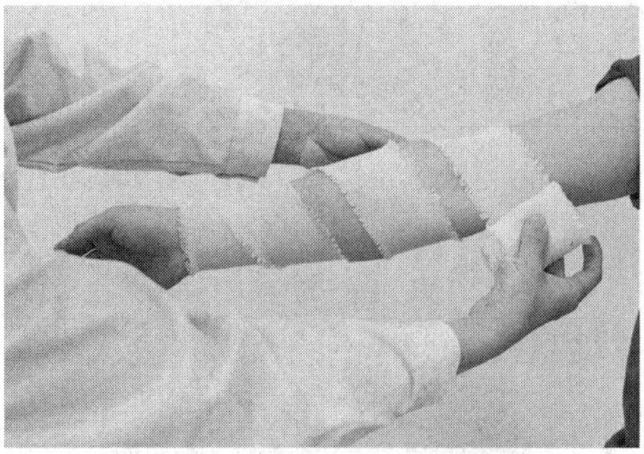

图 9-2　蛇形包扎法

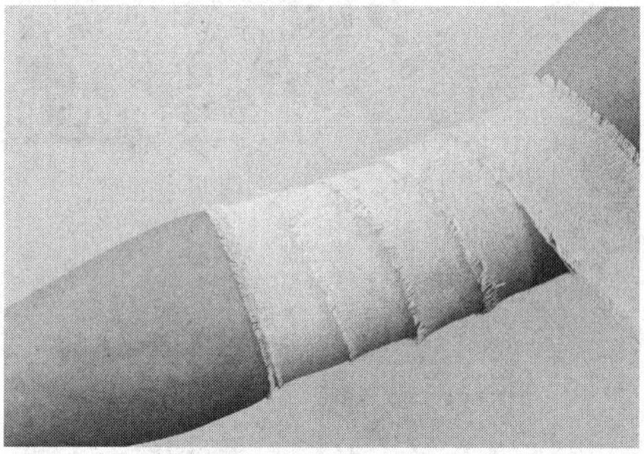

图 9-3　螺旋形包扎法

4. 螺旋反折包扎法　在螺旋形包扎法基础上，每圈均把绷带向下反折，遮盖上一圈的 1/3～1/2，保持每圈反折点在一条直线上（图 9-4）。用于包扎肢体粗细不等的部位，如前臂、小腿等。注意尽量要避免在伤口上或骨隆突处反折。

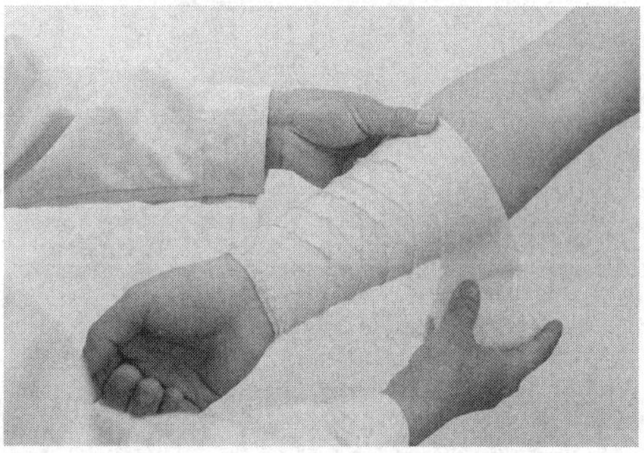

图 9-4　螺旋反折包扎法

5. "8"字形包扎法　多用于固定关节，如"肘关节、踝关节"等部位。方法是从关节的下方开始，先做环形包扎，然后由下而上再由上而下依次做"8"字形缠绕（图 9-5），逐渐靠拢关节，最后以环形包扎结束。

6. 回返包扎法　这种包扎方法主要是用于头部、肢体断端等部位的包扎。方法：①用无菌敷料覆盖伤口。②先环形固定两圈。③左手持绷带一端于头后中部，右手持绷带卷，从头后方向前到前额。④然后再固定前额处绷带向后反折。⑤反复呈放射性反折，直至将敷料完全覆盖。⑥最后环形缠绕两圈，将上述反折绷带固定。

7. 十字形包扎法　适用于头部、颌面部的伤口，先用敷料盖住伤口，再用绷带在其头部行横纵交叉包扎成十字形，也多用于下颌部受伤时的包扎（图 9-6）。

8. 单眼绷带包扎法　纱布遮住患眼后，用绷带在眉弓上枕骨下，以环形包扎头部 2～3 周。从健侧耳后绕至前额、鼻根并遮住患眼，通过下颌角经患侧耳下环绕至健侧耳后。同法绕 2～3 圈至完全遮盖患眼（图 9-7）。

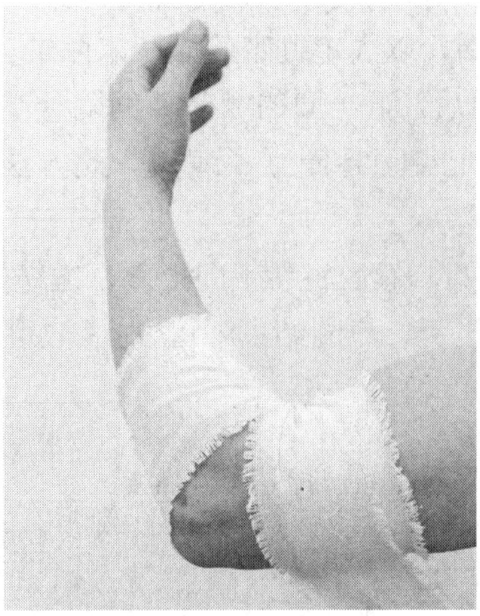

图9－5 “8”字形包扎法

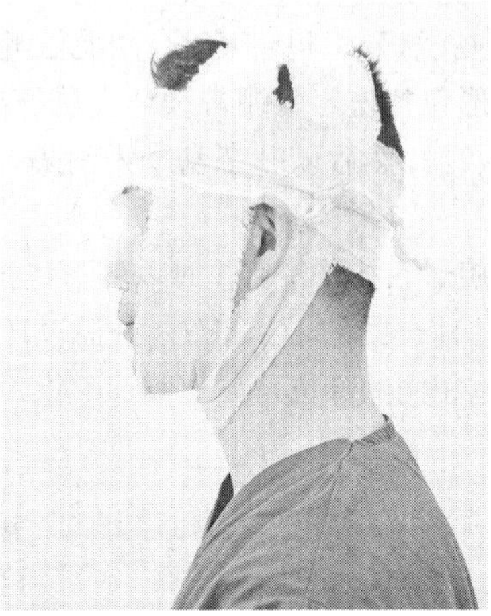

图9－6 十字形包扎法

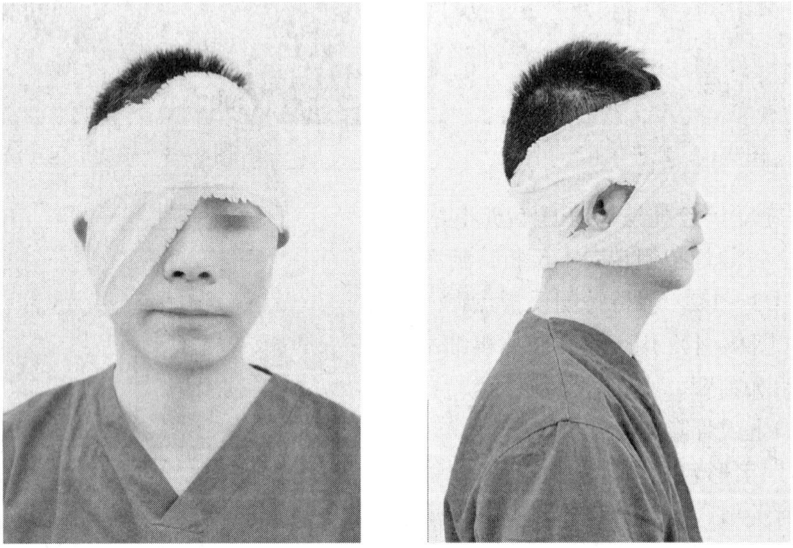

图9－7 单眼绷带包扎法

9. 特殊情况包扎法

（1）腹部内脏脱出的包扎方法：当腹部受到撞击、刺伤时，腹腔内的器官如结肠、小肠脱出体外，这时不要将其压塞回腹腔内，而要采用特殊的方法进行包扎。先用大块的纱布覆盖在脱出的内脏上，再用纱布卷成保护圈，放在脱出的内脏周围，保护圈也可用碗或皮带圈代替，再用三角巾包扎。伤员取仰卧位或半卧位，下肢屈曲，尽量不要咳嗽，严禁饮水进食。

（2）异物包扎方法：异物刺入体内后，切记拔除异物再包扎。因为这些异物可能刺中重要器官或者血管。如果把异物拔除会造成出血不止。处理原则：不能拔出异物，先固定异物，再进行包扎。先检查伤口及异物情况，用适当的敷料覆盖异物周围，再用三角巾或绷带进行固定。

（二）绷带包扎使用的注意事项

（1）包扎时一般要尽量站在伤员的前面。

（2）包扎时一手持绷带卷轴一手拿绷带端，注意卷轴应向上便于包扎。

（3）包扎时要掌握“三点一走行”，即绷带的起点、止点、着力点（多在伤处）和走行方向顺序。

（4）包扎动作应熟练柔和，尽可能不要改变伤肢位置，以免增加伤员痛苦。

（5）开始和结束时要重复绕一圈以作固定。

（6）缠绕时后一圈遮盖前一圈的1/3～1/2。

（7）包扎时不可过紧，以不妨碍血液循环为宜。不可过松，否则起不到固定作用。

（8）包扎四肢时，不可遮盖手指或足趾末端。以便能观察肢端血液循环情况。

（9）打结不要在肢体受压部位，以免影响患肢情况。

（10）绷带包扎一般应从伤处远心端开始，近心端结束，末端可从绷带中间撕开成两段或者用剪刀剪成两段，打结或者用胶布粘贴。

（三）缠绕绷带后检查血液循环情况的方法

（1）询问伤员是否感到头晕或肢体麻木。

（2）触摸手、脚是否发凉。

（3）观察指甲毛细血管的充盈情况。

（4）检查远端动脉搏动。

二、三角巾包扎法

【目的】保护伤口，减少感染，压迫止血，固定骨折，减少疼痛。

【要求】伤口封闭要严密，防止污染伤口，松紧适宜，固定牢靠。其要领是：快、准、轻、牢。

（1）快：动作要快。

（2）准：敷料盖准后不要移动。

（3）轻：动作要轻，不要碰撞伤口。

（4）牢：包扎牢靠。

【要点】边要固定，角要拉紧，中心伸展，敷料贴紧，包扎贴实，要打方结，打结要牢，防止滑脱。

【适用范围】对较大创面、固定夹板、手臂悬吊等，需应用三角巾包扎法。三角巾全部打开，可用于包扎或悬吊上肢。

（一）头部包扎法

1. 帽式头部包扎法　将三角巾底边向上反折3 cm后平放于前额处，将两角在枕下交叉压住，顶角，回到前额打结（图9－8）。

2. 风帽式包扎法　将三角巾底边正中点及顶角各打一结，顶角放在前额部，底边中点放在枕结节下方；两角向面部拉紧，包绕下颌，交叉拉至枕后打结（图 9－9）。

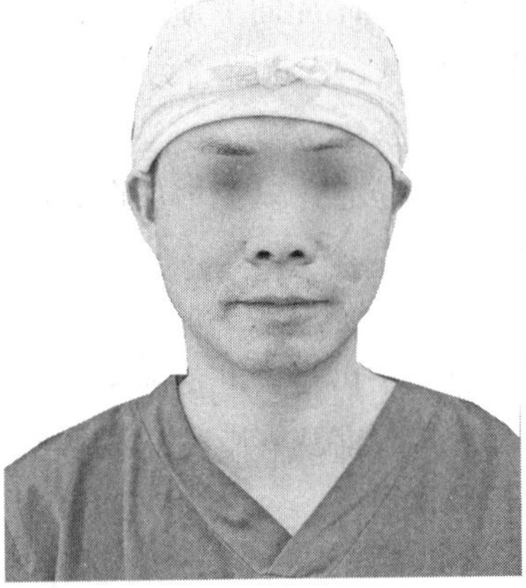

图 9－8　帽式头部包扎法

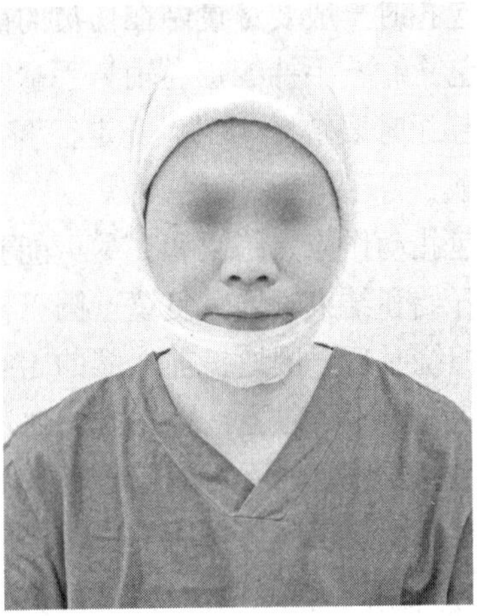

图 9－9　风帽式包扎法

（二）面部包扎法

三角巾顶角打结放于下颌处，使三角巾覆盖面部，边二头绕过枕后交叉，再在颈前打结。将三角巾覆盖面部的一面剪孔。

（三）肩部包扎法

肩部包扎法有单肩包扎法和双肩包扎法两种方法。

1. 单肩包扎法　将三角巾折叠成燕尾式，燕尾夹角对准侧颈部燕尾底边两角包绕上臂并打结，拉紧两燕尾角，分别经胸、背部至对侧腋后线下打结（图 9－10）。

2. 双肩包扎法　三角巾折叠成燕尾式，燕尾披在双肩上，燕尾夹角对准颈后正中部，两边燕尾角过肩，由前往后包肩于腋后线处，与燕尾底边打结（图 9－11）。

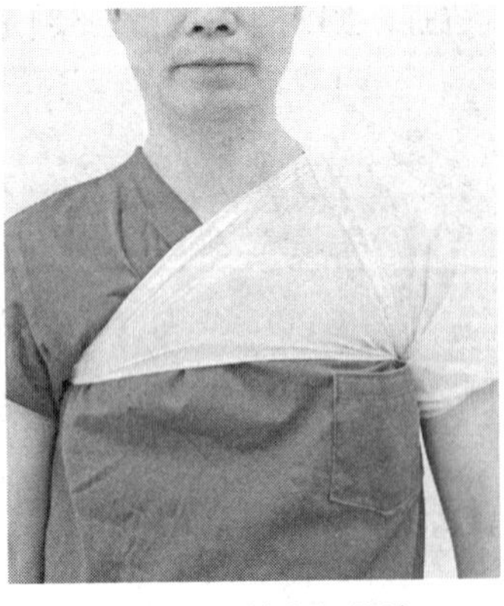

图 9－10　单肩包扎法

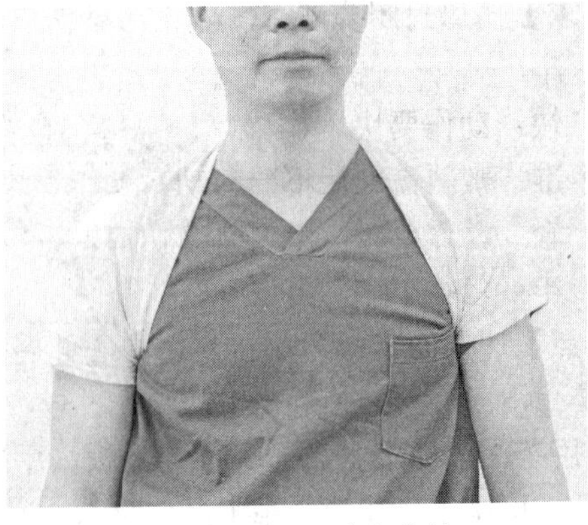

图 9－11　双肩包扎法

（四）胸部包扎法

1. 单胸包扎法　将三角巾底边横放在胸部，顶角超过伤肩，并垂向背部。两底角在背后打结，再将顶角带子与之相接。

2. 双胸包扎法　将三角巾打成燕尾状，两燕尾向上，平放于胸部。两燕尾在颈前打结，将顶角带子拉向对侧腋下打结。

（五）腹部包扎法

三角巾底边向上、顶角向下横放在腹部，两底角围腰在后打结。顶角由两腿间拉向后面与两底边角连线处打结固定。

（六）上肢包扎法

将三角巾一底角打结后套在伤手上，另一底角过伤肩背后拉到对侧肩的后上方，顶角朝上，由外向里依次包绕伤肢，然后，再将前臂屈到胸前，两底角相遇打结（图 9－12）。

（七）肘、膝关节包扎法

根据伤情将三角巾折叠成适当宽度的长条，将中点部分斜放于关节上，两端分别向上、下缠绕关节各一周并打结。

（八）三角巾臂悬挂

用于支持和保护上肢，适用于上肢受伤，但能弯曲，且能站立或坐下的伤员。

1. 大悬臂带　将前臂屈曲用三角巾悬吊于胸前，叫悬臂带。用于前臂损伤和骨折。方法是将三角巾放于健侧胸部，底边和躯干平行，上端越过肩部，顶角对着伤臂的肘部，伤臂弯成直角放在三角巾中部，下端绕过伤臂反折越过伤侧肩部，两端在颈后或侧方打结。再将顶角折回，用别针固定（图 9－13）。

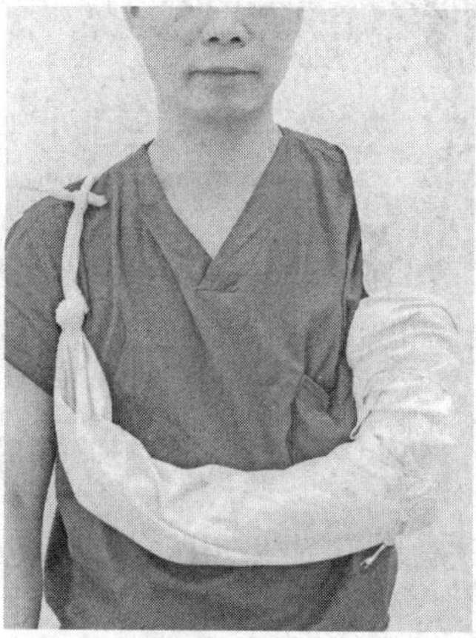

图 9－12　三角巾上肢包扎

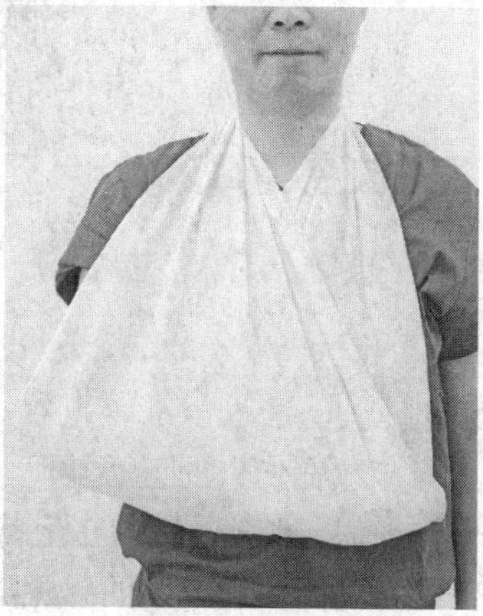

图 9－13　大悬臂带

2. 小悬臂带　将三角巾折达成带状吊起前臂的前部（不要托肘部），适用于肩关节损伤、锁骨和肱骨骨折。

（九）眼部包扎法

1. 单眼包扎法　将三角巾折叠成 4 指宽的带形，将带子的上 1/3 盖住伤眼下 2/3，从耳下至枕部，再经健侧耳上至前额，压住另一端，最后绕经伤耳上、枕部至健侧耳上

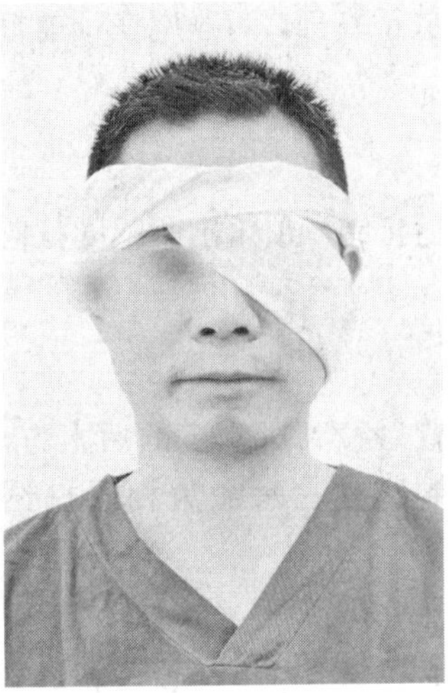

图 9-14　单眼包扎法

打结（图 9-14）。

2. 双眼包扎法　先将带子中部压住一眼，下端从耳后到枕部，经对侧耳上至前额，压住上端，反折上端斜向下压住另一眼，再绕至耳后、枕部，至对侧耳上打结。

三、各类止血带的使用方法

（一）橡胶止血带

1. 适用范围　适用于四肢动脉外伤出血的临时止血。

2. 操作方法

（1）先在肢体伤口的上方，欲缚止血带的部位用纱布、棉花或衣服垫好。

（2）取长约 0. 6m、直径约 1cm 的橡胶管一根做止血带，用一手拇指、示指、中指夹持止血带的头端，用另一手拉紧止血带缠绕肢体两圈，并将该止血带末端放入左手示指和中指之间，拉回固定。

（3）放松时，将尾端向上拉出缓慢放松（图 9-15）。

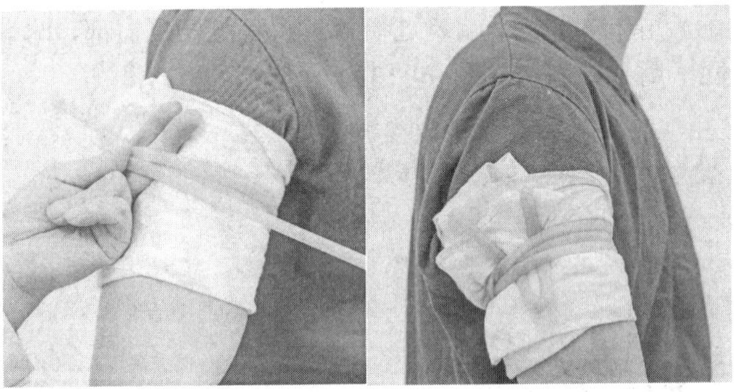

图 9-15　橡胶止血带止血法

3. 注意事项

（1）止血带应放在伤口的近心端。

（2）上肢出血时，止血带应缚在上臂的上 1/3，切不可缚在中 1/3，以免损伤桡神经，导致背侧肌肉的运动障碍和皮肤的感觉障碍。

（3）下肢的止血带应缚在大腿中、上 1/3 交界处附近，方能达到止血目的。

（4）止血带不可直接接触皮肤，其间必须垫以衣服、三角巾或者毛巾，垫物应平整，不可有皱褶。

（5）扎止血带的松紧要适度，绑的过紧会造成皮肤和神经的损伤，绑的过松达不到止血目的。

（6）扎止血带 30～60 分钟放松 2～3 分钟，连续扎止血带的时间不超过 4 小时。

（7）扎止血带的松紧要合适：压力是使用止血带的关键问题之一。止血带的松紧，应该以出血停止、远端以不能摸到脉搏为度。过松时常只压住静脉，使静脉血液回流受阻，反而加重出血。使用充气止血带，成人上肢需维持在 40kPa（300mmHg），下肢以 66.7kPa（500mmHg）为宜。

（8）要求有明显标志，说明使用止血带的时间和部位。

（二）布带（图 9－16）

1. 准备 长 60cm 左右的布带一根；长 50cm、宽 10cm 布条一根：长 15cm 细棍棒（或笔）一根。

2. 止血部位 上肢出血——肱动脉，上臂上 1/3 处。下肢出血——股动脉，大腿上 1/3 处。

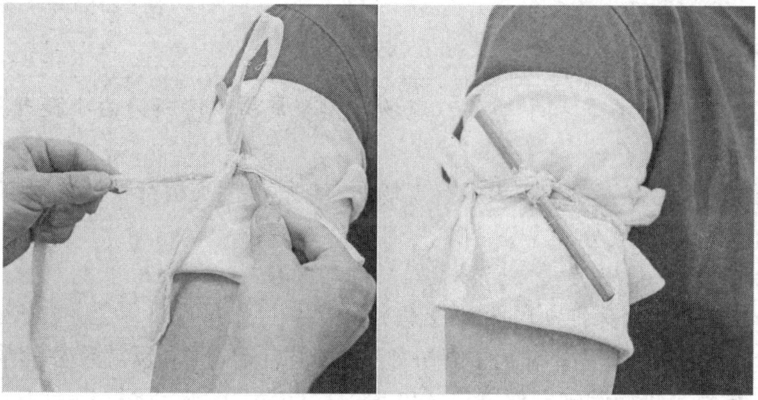

图 9－16 布带绞紧止血法

3. 绞紧止血步骤以及注意事项

（1）加垫：将垫布缠绕在扎止血带的部位 2 圈，保护皮肤，防止损伤。

（2）扎布带：将布带在垫上松绕一圈，打活结。

（3）穿棍棒：把细棍棒从止血布带穿过拎起。

（4）绞紧：将棍棒拎起绞紧。

（5）固定：布带绞紧后，把活结套入棍棒，抽紧固定。

（6）标明：在伤员身上挂红布条，标明是大出血的伤员，同时在布条上标明使用止血带的时间。

（三）电动气压止血带

电动气压止血带在医院常用。能用于出血量较大的四肢手术，最大限度的制止创面出血，减少手术中出血量，使肌腱和神经等细微机构清晰可辨。

1. 工作原理 设置参数，通过高效气压泵快速泵气，充气于止血带，从而压迫肢体，阻断血液循环，有利于手术操作。

2. 操作步骤

（1）连接电源，打开开关，开机自检。

（2）检查止血带是否漏气。

（3）设置参数：工作压力一般上肢不超过 35kPa，下肢不超过 75kPa；工作时间一般不超过 1 小时。

（4）选择、安放止血带，松紧适度，绑于患者的适当部位，一般距手术部位上方 10～15cm。

（5）泵气：手术开始，抬高患肢后按开始键。

（6）手术结束先缓慢换气，关闭主机开关。

【思考题】

1. 止血带使用的注意事项是什么？
2. 绷带包扎过程中的注意事项是什么？
3. 使用止血带的缺点是什么？

【模拟考题】

陈先生，32 岁。在车祸中受伤，现场急救人员初步诊断为右小腿开放性骨折，伤口未见活动性出血。

要求：请为患者（医学模拟人）行现场伤口包扎并用夹板行骨折外固定。

评分标准：总分 20 分。

1. 操作前准备（4 分）

（1）检测患者生命体征（口述）（2 分）。

（2）检查患肢：暴露右小腿，了解伤口及右下肢有无畸形和反常活动等情况（2 分）。

2. 伤口包扎及夹板固定操作过程（12 分）

（1）充分暴露伤口，除去伤口周围污物（2 分）。

（2）伤口处覆盖无菌纱布或棉垫并包扎（2 分）。

（3）选用 2 块夹板，其长度应超过膝关节及踝关节，置于右小腿外侧和内侧（2 分）。

（4）固定前用毛巾等软物铺垫在夹板与肢体间（2 分）。

（5）夹板上端固定至大腿，下端固定至踝关节及足底（2 分），绷带捆扎、松紧度以绷带上下可移动 1cm 为宜（2 分）。

3. 提问（2 分）

（1）四肢骨折现场急救固定的目的是什么？（1 分）

答：主要是对骨折临时固定，防止骨折断端活动刺伤血管、神经等周围组织造成继发性损伤（0.5 分），可减轻患者疼痛，也便于抢救和搬运（0.5 分）。

（2）考虑为静脉出血时，应该在患肢的何处应用止血带？（1 分）

答：应在出血灶的远端扎止血带。

4. 职业素质（2 分）

（1）操作前能以和蔼的态度告知患者包扎固定的目的，取得患者的配合，缓解焦虑紧张情绪。操作时动作轻柔规范，体现爱护患者意识。操作结束后告知患者相关注意事项（1 分）。

（2）着装整洁，仪表端庄，举止大方，语言文明，认真细致，表现出良好的职业素质（1 分）。

实训十　清 创 术

学习目标

1. 掌握清创术的适应证。
2. 了解清创术的定义及目的。
3. 学会清创术的基本步骤。

清创术是对新鲜开放性污染伤口进行清洗去污、清除血块和异物、切除失去生机的组织、缝合伤口，使之尽量减少污染，甚至变成清洁伤口，达到一期愈合，有利于受伤部位的功能和形态的恢复。

开放性伤口一般分为清洁、污染和感染3类。严格地讲，清洁伤口是很少的；意外创伤的伤口难免有不同程度的污染；如污染严重，细菌量多且毒力强，8小时后即可变为感染伤口。头面部伤口局部血运良好，愈合力强，伤后24～48小时仍可按污染伤口行清创术。

清创术是一项外科基本手术操作。伤口初期的处理，对伤口愈合、受伤部位组织的功能和形态的恢复起决定性作用，应予以重视。

一、适 应 证

各种类型开放性损伤视为新鲜伤口，具备以下条件者。

1. 伤后6～8小时以内者。
2. 伤口污染较轻，伤后不超过12小时者。
3. 头面部伤口，一般在伤后24～48小时以内，争取清创后一期缝合。
4. 若不能满足以上条件，则只清创不缝合。

二、术前准备

1. 清创前须对伤员进行全面检查、评估病情，如有休克，应先抢救，待休克好转后争取时间进行清创。

2. 如颅脑、胸、腹部有严重损伤，应先予处理。如四肢有开放性损伤，应注意是否同时合并骨折，摄X线片协助诊断。

3. 应用止痛和术前镇痛药物。

4. 如伤口较大，污染严重，应预防性应用抗生素，在术前 1 小时、术中、术毕分别用一定量的抗生素。

5. 注射破伤风抗毒素，轻者用 1500IU，重者用 3000IU。

6. 物品准备：无菌清创包、肥皂水、刷子、无菌生理盐水、3%双氧水、碘伏、注射器、2%利多卡因、凡士林纱布、绷带、宽胶布、止血带等。

三、麻　醉

上肢清创可用臂丛神经或腕部神经阻滞麻醉；下肢可用硬膜外麻醉。较小较浅的伤口可使用局麻；较大、严重伤口则可选用全麻。

四、手术步骤

1. 清洗去污　分清洗伤口周围皮肤和清洗伤口两步（图 10－1）。

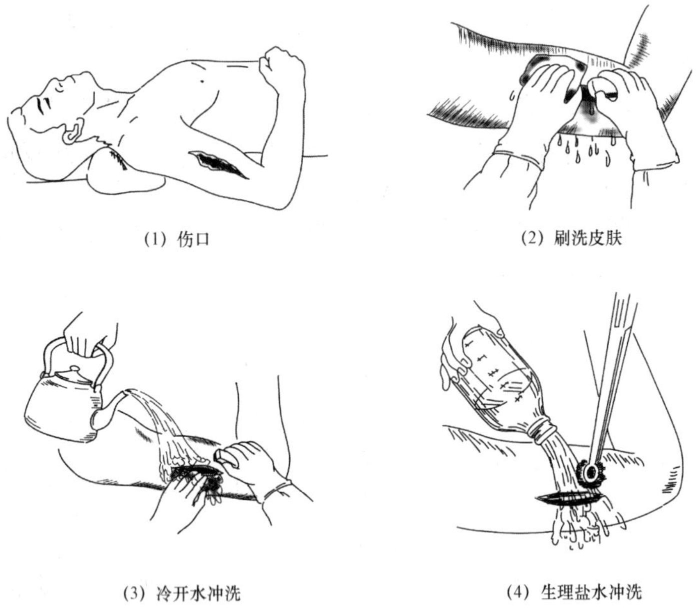

图 10－1　清洗去污

（1）清洗伤口周围皮肤：用无菌纱布覆盖伤口，再用汽油或乙醚擦去伤口周围皮肤的油污。术者按常规方法洗手、戴手套，用软毛刷蘸消毒肥皂水刷洗伤口周围皮肤，并用冷开水或生理盐水冲净。一般刷洗 3 遍，若伤口污染严重可刷洗多次，直到清洁为止。并以钳子钳夹小棉球轻拭伤口内组织。

（2）清洗伤口：去掉覆盖伤口的纱布，先用生理盐水冲洗伤口，再用 3%双氧水冲洗，待创面呈现泡沫后再用生理盐水冲洗直至清洁为止。覆盖无菌纱布。

2. 清理伤口　脱去手套，洗手、手臂消毒后用碘伏消毒伤口周围皮肤 2～3 次，每次方向相反。铺无菌孔巾。再次消毒手臂后穿无菌手术衣、戴无菌手套。用 2%利多卡因沿伤口做局部浸润麻醉（在距伤口边缘 1～2cm 处往伤口方向进针，勿从伤口往正常皮肤进针，注射前口抽）。

对浅层伤口，可将伤口周围不整皮肤缘切除 0.2～0.5cm（图 10－2），切面止血，消除血凝块和异物，切除失活组织和明显挫伤的创缘组织（包括皮肤和皮下组织等），并用无菌盐水冲洗。

对深层伤口，应彻底切除失活的筋膜和肌肉（肌肉切面不出血，或用镊子夹镊不收缩者，表示已坏死），但不应将有活力的肌肉切除，以免切除过多影响功能（图 10－3）。为了处理较深部伤口，有时可适当扩大伤口和切开筋膜，清理伤口，直至比较清洁和显露血液循环较好的组织。

如同时有粉碎性骨折，应尽量保留骨折片；已与骨膜游离的小骨片则应予清除。

浅部贯通伤的出入口较接近者，可将伤道间的组织桥切开，变两个伤口为一个。如伤道过深，不应从入口处清理深部，而应从侧面切开处清理伤道。

伤口如有活动性出血，在清创前可先用止血钳钳夹，或临时结扎止血。待清理伤口时重新结扎，除去污染线头。渗血可用温盐水纱布压迫止血，或用凝血酶等局部止血剂止血。

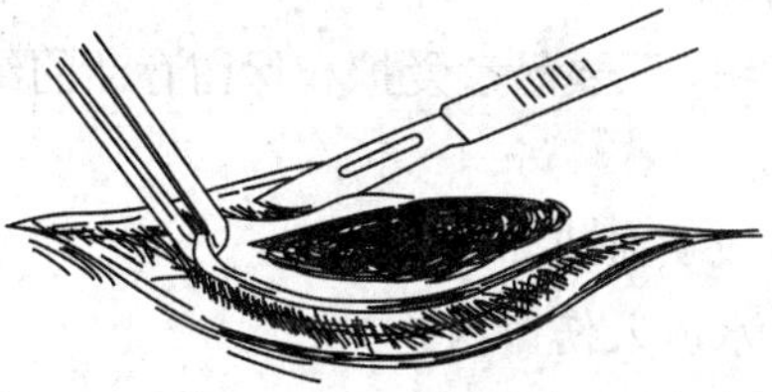

图 10－2　切除伤口皮缘

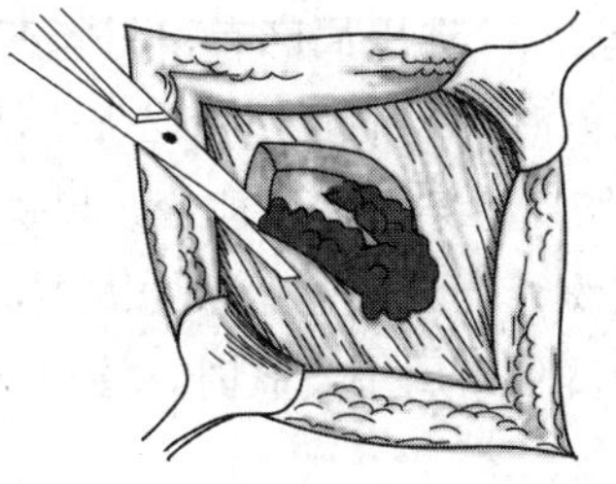

图 10－3　切除失去活力的组织

3. 修复伤口　清创后再次用双氧水、生理盐水清洗伤口。再根据伤口污染的程度、受伤的时间、伤口的大小和深度等具体情况，决定伤口是开放引流还是缝合，是一期缝合还是延期缝合。未超过 12 小时的清洁伤口可一期缝合；大而深的伤口，在一期缝合时应放置引流条（图 10－4）；污染重的或特殊部位不能彻底清创的伤口，应延期缝合，即在清创后先于伤口内放置凡士林纱布条引流，待 4～7 日后，如伤口组织红润，无感染或水肿时，再作缝合。

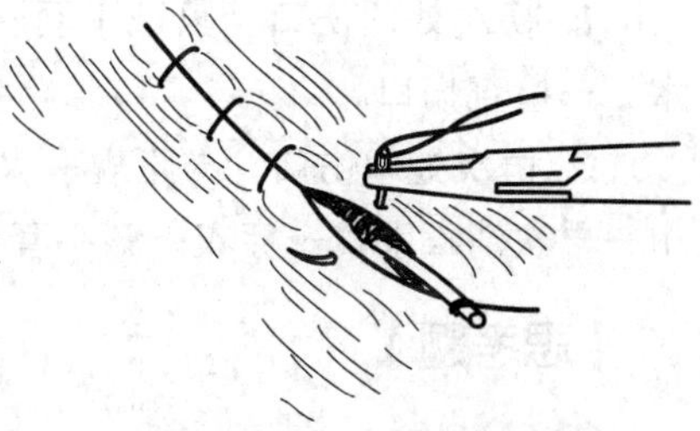

图 10－4　止血后缝合、引流

头、面部血运丰富，愈合力强，损伤时间虽长，只要无明显感染，仍应争取一期缝合。

缝合伤口时，不应留有死腔，按解剖层次，由内向外逐层缝合，张力不能太大。对重要的血管损伤应修补或吻合；对断裂的肌腱和神经干应修整缝合。显露的神经和肌腱应用皮肤覆盖；开放性关节腔损伤应彻底清洗后缝合；胸腹腔的开放性损伤应彻底清创后，放置引流管或引流条。

五、术后处理

1. 根据全身情况输液或输血。

2. 合理应用抗生素，防止伤口感染，促使炎症消退。

3. 注射破伤风抗毒素；如伤口深，污染重，应同时肌内注射气性坏疽抗毒血清。

4. 抬高伤肢，促使血液回流。注意观察伤肢血运，伤口包扎松紧是否合适、伤口有无出血等。

5. 伤口引流条，一般应根据引流物情况，在术后24～48小时内拔除。

6. 伤口出血或发生感染时，应立即拆除缝线，检查原因，进行处理。

7. 保持伤口敷料干燥清洁。

六、注意事项

1. 伤口清洗是清创术的重要步骤，必须反复用大量生理盐水冲洗，务必使伤口清洁后再作清创术。选用局麻者，只能在消毒后麻醉。

2. 清创时既要彻底切除已失去活力的组织，又要尽量爱护和保留存活的组织，这样才能避免伤口感染，促进愈合，以保存功能。

3. 组织缝合必须避免张力太大，以免造成缺血或坏死。

4. 清洗伤口周围皮肤时，注意勿使肥皂水流入伤口内。

七、指导要点

1. 初次处理伤口　只戴手套→刷洗外周→清洗伤口（生理盐水→双氧水→生理盐水）→检查伤口。

2. 再次处理伤口　与正规手术程序相同：洗手→消毒手臂→消毒伤口周围皮肤→铺巾→再次消毒手臂→穿衣→戴手套→局麻→正式手术。

【思考题】

1. 清创手术中，清理伤口时应尽可能保留哪些组织？

答：清创时应尽可能保留重要的血管、神经和肌腱。

2. 清创的目的是什么？

答：最大程度减少伤口的污染，为组织愈合创造良好条件。

3. 为什么缝合伤口时不能过浅？

答：缝合过浅会留下组织间空隙，造成积血、积液，不利于伤口愈合。

4. 常用的单纯缝合除单纯间断缝合法外，还有哪几种？

答：单纯连续缝合法、“8”字形缝合法以及锁边缝合法等。

5. 当结扎区域具有张力时可选用哪种结扎方法？

答：有张力时可选用打外科结的方法。

6. 腹腔内丝线结扎后，剪线线头应保留多长？

答：丝线线头应保留 2mm。

7. 常用的内翻缝合法有哪几种？

答：垂直褥式内翻缝合法、水平褥式内翻缝合法以及荷包口内翻缝合法。

8. 在胸、腹腔内行深部打结，主要应用哪一种打结方法？为什么？

答：主要用双手打结法，因为这种方法结扎更可靠。

9. 开放性损伤的伤口具备什么条件可行一期缝合？

答：①通常伤后 6～8 小时内清创一般都可行一期缝合，如果伤口污染较轻且不超过 8～12 小时，经彻底清创后可考虑行一期缝合。②头面部的伤口，一般在伤后 24～48 小时以内经清创后可行一期缝合。

【模拟考题】

王先生，27 岁。右侧前臂被机器割伤 1 小时。查体：右侧前臂外侧有一伤口，长约 5cm，深及皮下组织，伤口污染重。

要求：请为患者（医学模拟人或模具）行清创术。

评分标准：总分 20 分。整个过程中任何步骤违反无菌操作原则，一处扣 2 分。

1. 操作前准备（2 分）

（1）戴口罩、帽子（头发、鼻孔不外露，）洗手（口述）（1 分）。

（2）戴无菌手套（1 分）

2. 清创操作过程（14 分）

（1）用无菌纱布覆盖伤口，用肥皂水刷洗伤口周围皮肤 3 遍，每遍均用生理盐水冲净（1 分）。

（2）移去伤口纱布，用 3%双氧水及生理盐水反复冲洗伤口，初步检查伤口（2 分）。

（3）脱去手套并消毒自己手臂（口述）（1 分）。

（4）伤口周围皮肤消毒 2～3 遍，方法规范，范围正确，铺洞巾（1 分）。

（5）戴无菌手套（1 分）。

（6）用 2%利多卡因沿伤口行局部浸润麻醉（1 分）。

（7）清理伤口：修剪创缘皮肤，去除可能存在的异物及失活组织（2 分），用 3%的双氧水和生理盐水再次冲洗伤口（1 分）。伤口内置引流物（2 分）。

（8）清创后伤口处理：用 70%乙醇棉球消毒伤口周围皮肤（1 分），无菌纱布或棉垫覆盖伤口，胶布固定（1 分）。

3. 提问（2 分）

（1）皮肤切开时，为什么术者常常绷紧其皮肤？（1 分）

答：为了固定皮肤，这样切口可以更加整齐。

（2）清创时特别要检查哪些组织有无损伤？（1 分）

答：需检查有无血管、神经、肌腱及骨骼损伤。

4. 职业素质（2 分）

（1）操作前能以和蔼的态度告知患者手术的目的，取得患者配合。操作时注意无菌观念，动作轻柔规范，体现爱护患者的意识。操作结束后告知患者相关注意事项（1 分）。

（2）着装整洁，仪表端庄，举止大方，语言文明，认真细致，表现出良好的职业素质（1 分）。

实训十一　换　药

换药又称更换敷料，是指检查伤口、除去脓液和分泌物、去除异物及坏死组织、清洁伤口及覆盖敷料。是预防和控制创面感染，消除妨碍伤口愈合因素，促进伤口愈合的一项重要外科操作。

一、换药目的

1. 观察伤口或创面情况，并给予及时适当处理。

2. 保存引流通畅，保护新生肉芽组织。

3. 清理伤口，清除异物、分泌物和坏死组织，减少细菌繁殖，控制感染，促进伤口愈合。

4. 拆除伤口缝线。

二、换药的适应证

1. 一般在术后第 2 天或第 3 天更换第一次敷料。

2. 感染伤口分泌物较多，每天换药一次。

3. 新鲜肉芽创面 2～3 天换药一次。

4. 严重感染的伤口或置引流物的伤口应根据引流量的多少来决定换药的次数。

5. 烟卷引流管引流的伤口每天换药 1～2 次，并在术后 12～24 小时换药时转动烟卷并拔出少许，适时取出。橡皮引流条在术后 24～48 小时取出。

6. 置橡胶引流管引流的伤口在术后 2～3 天换药，引流 3～7 天根据患者的情况更换或取出引流管。

三、换药原则

1. 无菌原则。

2. 清除失活坏死组织。

3. 保护、促进肉芽生长。

4. 促进伤口愈合。

四、换药频率

原则上敷料湿透即应换药。

1. 一般伤口 首次 24 小时内，以后 2～3 天/次。

2. 特殊伤口 乳房术后，3～5 天/次。

3. 植皮术后 7～9 天/次。

4. 消化道瘘 2～3 天/次。

5. 夏天 每天换敷乙醇纱布。

五、换药的准备

1. 环境准备 空气洁净，光线明亮，温度适宜 22～24℃。病情允许情况下均应在换药室换药，如需在病房换药者，30 分钟前停止一切清扫工作，避免室内尘土飞扬，了解患者的伤口情况，注意保护患者的隐私。

2. 换药者准备 衣帽整齐，戴口罩、帽子，按七步洗手法洗手或用快速手消毒剂消毒双手。

3. 患者准备 告知患者换药的目的，可在病房，最好在换药室进行换药，患者应采取最舒服且伤口暴露最好的体位。应避免着凉，如伤口较复杂或疼痛较重，可适当给予镇痛或镇静药物以解除患者的恐惧及不安。

4. 物品准备

（1）换药包：内有无菌治疗碗 2 个，有齿、无齿镊各 1 把或止血钳 2 把，手术剪 1 把。必要时备探针 1 个。

（2）2.5%碘酊和 70%乙醇棉球或 0.5%碘伏棉球，生理盐水，棉球若干，纱布，凡士林纱布，引流物，或根据伤口所选择的药物、敷料。

（3）胶布、剪刀、汽油或松节油、棉签。必要时备酒精灯、火柴、穿刺针。根据伤口需要酌情备用胸腹带或绷带。

六、换药的顺序

先换清洁伤口，后换污染伤口，再换感染伤口，最后再换特异性感染伤口（最好专人换药）。先简单后复杂。一个患者多个伤口也是如此。

七、操作步骤

1. 一般伤口换药

（1）换药前洗手，戴口罩帽子，不需戴手套。

（2）移去外层敷料：先用手揭开胶布，再揭开外层敷料，将敷料内面向上，放在弯盘内。

（3）用镊子或止血钳沿伤口纵轴方向轻轻揭去内层敷料，如分泌物干结黏着，可用生理盐水润湿后揭下。

（4）一只镊子或止血钳直接用于接触伤口，另一镊子或止血钳专用于传递换药碗中的无菌物品。两镊子不能相碰，左手在上，右手在下。

（5）70%乙醇棉球消毒伤口周围皮肤2～3遍，范围距伤口3～5cm。生理盐水棉球轻拭去伤口内脓液或分泌物，拭净后根据不同伤口选择用药或适当安放引流物。

（6）用无菌敷料覆盖并固定，纱布边缘超过切口3cm，层数合理，贴胶布方向应与肢体或躯干长轴垂直。

2. 缝合伤口换药

（1）换药前洗手，戴口罩帽子，不需戴手套。

（2）更换敷料：一般在缝合后第3日检查有无创面感染现象。如无感染，用0.5%碘伏或70%乙醇消毒切口及周围皮肤消毒后用无菌纱布盖好，直至拆线。对有缝线周围红肿者，消毒后用乙醇纱布湿敷，干纱布覆盖。对有缝线脓液者，消毒后应挑破脓头或拆除缝线，按感染伤口处理，定时换药。

3. 其他伤口换药

（1）浅、平、洁净伤口：用无菌盐水棉球拭去伤口渗液后，盖以凡士林纱布。

（2）肉芽过度生长伤口：正常的肉芽色鲜红、致密、洁净、表面平坦。如发现肉芽色泽淡红或灰暗，表面呈粗大颗粒状，水肿发亮高于创缘，可将其剪除，再将盐水棉球拭干，压迫止血。也可用10%～20%硝酸银液烧灼，再用等渗盐水擦拭，若肉芽轻度水肿，可用3%～5%高渗盐水湿敷。

（3）脓液或分泌物较多的伤口：此类创面宜用消毒溶液湿敷，以减少脓液或分泌物。湿敷药物视创面情况而定，可用1:5000呋喃西林或漂白粉硼酸溶液等。每天换药2～4次，同时可根据创面培养的不同菌种，选用敏感的抗生素。对于有较深脓腔或窦道的伤口，可用生理盐水或各种有杀菌去腐作用的渗液进行冲洗，伤口内适当放引流物。

（4）慢性顽固性溃疡：此类创面由于局部循环不良，营养障碍或切面早期处理不当或由于特异性感染等原因，使创面长期溃烂、久不愈合。处理此类创面时，首先找出原因，改善全身状况，局部用生肌散、青霉素等，可杀灭创面内细菌，促进肉芽生长。

八、注意事项

1. 严格执行无菌操作技术，凡接触伤口的物品，均须无菌，防止污染及交叉感染，各种无菌敷料从容器内取出后，不得放回，污染的敷料须放入弯盘或医疗污物桶内，不得随便乱丢。

2. 换药次序先无菌伤口，后感染伤口，对特异性感染伤口，如气性坏疽、破伤风等，应在最后换药或指定专人负责。

3. 特殊感染伤口的换药，如气性坏疽、破伤风、铜绿假单胞菌等感染伤口，换药时必须严格执行隔离技术，除必要物品外，不带其他物品，用过的器械要专门处理，敷料要焚毁或深埋。

4. 换药时两把镊子，一把接触患者，一把接触无菌物品，换药时两把镊子各不相碰。

5. 常见引流的管理

（1）烟卷引流管：是过去最常用的一种腹腔引流，利用虹吸作用和腹内外压力差达到引流目的。置烟卷后 1～2 天内引流液较多，应及时更换敷料。注意观察引流液量及性质。烟卷引流管在皮外至少留 2～3cm，并用别针固定。一般在术后 3 天左右拔除。超过 3 天往往引流不畅，如需引流需更换胶管引流。

（2）橡皮引流片：一般用于浅表伤口引流，目的是防止皮下积血、积液，术中应防止皮片被缝线缝在皮下而致拔除困难，术后应妥善固定，24～48 小时后可拔除。

（3）橡胶引流管：适应于引流深部创面，如肝叶切除术后、胆囊切除术后、甲状腺术后、急性出血坏死性胰腺炎术后等，是目前应用最为普遍的一种创面引流方式。保持引流管通畅。外接无菌引流袋或负压引流盒。注意引流液量及性质。妥善固定引流管，防滑脱。拔管时间根据病情决定，短者 2～3 天，长者可达数月。

（4）T 管：用于胆总管探查术后，有引流胆汁、支撑胆管及胆道减压作用。T 管应垂直引出腹壁，用缝线牢固固定在腹壁上，防滑脱。观察胆汁的量、颜色及性状。术后 1～2 天，由于创伤原因，肝分泌胆汁减少，引流量也少，第 3 天肝分泌功能恢复，引流量渐增多，可达 400～1000ml，持续 2～3 天后渐减少，若长期不减少，则考虑胆总管下端有梗阻可能。拔管时间：术后 2 周左右，对于复杂胆道手术，可留置 1～3 个月或更长时间。拔管指征：夹管试验，持续夹管 24～48 小时（无腹痛、腹胀，无寒战、发热，无黄疸），无不适可拔管。有条件者应常规行 T 管造影或胆道镜检查，证实胆总管通畅后再拔管。

九、换药常用药品

1. 生理盐水 有增进肉芽组织营养及吸附创面分泌物的作用，对肉芽组织无不良刺激。等渗盐水棉球及纱布用于清洁创面，创面湿敷，充填脓腔；等渗盐水溶液用于冲洗创腔；3%～10%氯化钠溶液具有较强脱水作用，用于肉芽水肿明显的创面。

2. 3%双氧水　与组织接触后分解释放出氧气，具有杀菌作用。用于冲洗外伤伤口、腐败或恶臭的伤口，尤其适用于厌氧菌感染的伤口。

3. 0.02%高锰酸钾溶液　分解释放氧气缓慢，但作用持久，具有清洁、除臭、防腐和杀菌作用。用于洗涤腐烂恶臭、感染的伤口，尤其适用于疑有厌氧菌感染、肛门和会阴部伤口。临床上常采用 1:5000 溶液进行湿敷。

4. 0.1%雷佛奴尔溶液（黄纱条）、0.02%呋喃西林溶液　有抗菌和杀菌作用。用于感染创面的清洗和湿敷。

5. 攸琐（漂白粉、硼酸）溶液　具有杀菌，防腐除臭，溶解坏死组织的作用。用于脓液及腐死组织多、恶臭的伤口的清洗和湿敷。本制剂应密闭避光保存，不能久置，放置时间不宜超过 1 周。大面积伤口不宜应用，以免吸收过多氯离子。

6. 聚乙烯吡酮碘（PVP－I）　为新型杀菌剂，对细菌、真菌、芽孢均有效。0.05%～0.15%溶液用于黏膜、创面、脓腔冲洗；1%溶液用于敷盖无菌切口；1%～2%溶液用于湿敷感染创面，最适用于慢性下肢溃疡和癌性溃疡。

7. 抗生素溶液　常用的有 0.5%新霉素溶液、0.16%庆大霉素、0.5%金霉素、2%杆菌肽、2%～5%春雷霉素等溶液，用于等待二期缝合的污染伤口、较大创面（如烧伤）植皮前的创面湿敷，敷料应每日更换 1 次。氯霉素滴丸直接植入感染创面，每 $1cm^2$ 1 粒，每日 1 次。

8. 1%～2%苯氧乙醇溶液　对铜绿假单胞菌具有杀菌作用，效果最好，采用创面连续湿敷。

9. 0.01%～0.05%新洁尔灭和 0.02%洗必泰溶液　用于伤口清洁，后者灌洗切口优于前者。

10. 10%大蒜溶液　具有杀菌和增强组织细胞吞噬的作用，对金黄色葡萄球菌感染效果较好。

11. 2%～4%甲紫（龙胆紫）溶液　具有杀菌及收敛作用。用于表浅皮肤或黏膜溃疡的消毒，并可促进结痂愈合。

12. 纯石炭酸溶液　具有腐蚀、杀菌作用。用纯石炭酸溶液棉签烧灼肛裂和慢性窦道，使不健康的肉芽组织坏死脱落以促进愈合。用后需用乙醇棉签擦拭以中和之，再用等渗盐水棉签擦拭。

13. 10%～20%硝酸银溶液　用于烧灼肛裂、慢性窦道和过度生长的肉芽组织，用后需用等渗盐水棉签擦拭。

14. 油剂纱布　具有引流、保护创面、敷料不易干燥以及延长换药时间等作用。创面分泌物少者，可 2～3 天更换一次。常用的有：①凡士林纱布；②鱼肝油纱布：具有营养和促进肉芽、上皮生长等作用，用于愈合缓慢的伤口。

15. 粉剂、软膏类

（1）碘仿纱条：具有抗菌、防腐、收敛、去臭和促进肉芽生长的作用。用于有腺体分泌的慢性窦道，如肛瘘、结核病灶清除后的伤口。碘仿有毒性，不宜长期使用。

（2）10%～20%鱼石脂软膏：有消炎退肿作用，用于早期脓肿。

（3）10%氧化锌软膏：涂于皮肤表面，有保护皮肤免受分泌物侵蚀的作用，常用于肠瘘、胆瘘等四周的皮肤。

（4）链霉素软膏：涂于纱布上外敷，用于结核性伤口。

（5）2%聚乙烯吡酮碘软膏：用于治疗烧伤、慢性溃疡，疗效满意。

（6）百多邦软膏：用于感染性创面。

16. 中药类 如红油膏、生肌散、生肌玉红膏、紫花烧伤膏、湿润烧伤膏、大青膏等，具有止痛、拔毒生肌、排脓去腐等作用。

【思考题】

1. 下肢手术切口一般术后第几天拆线？

答：术后第10～12天拆线。

2. 术中剪线时血管缝线线头应保留多长？

答：血管缝线线头应保留5～8mm。

3. 术中剪线时可吸收缝线线头应保留多长？

答：可吸收缝线线头应保留3～4mm。

4. 换药中发现伤口肉芽水肿，应该如何处理？

答：可用3%～5%的高渗氯化钠溶液局部湿敷。

5. 伤口的减张缝线一般术后第几天拆线？

答：术后第14天拆线。

6. 阑尾切除术的麦氏切口，正常情况下应该术后第几天拆线？

答：应该在术后第5～7天拆线。

7. 换药时发现伤口周围皮肤轻度红肿，可以用70%的乙醇纱布湿敷吗？

答：可以。

8. 拆线时为什么要提起线结，剪断新露出的缝线段？

答：皮肤表面的缝线可能有细菌污染，这样抽线时可避免细菌污染线道。

9. 清洁伤口、感染伤口、特异性感染伤口如何换药？

答：清洁伤口换药用乙醇棉球消毒伤口周围皮肤2遍，不用盐水棉球。凡士林纱条覆盖伤口后再覆盖干纱布，胶布固定。感染伤口换药先用乙醇棉球由外向内消毒，范围5cm。再用盐水棉球沾洗伤口，不能擦，沾洗3次，再根据伤口情况放置引流。特异性感染伤口换药在处理感染伤口的基础上还需用3%双氧水棉球洗涤。

10. 乙醇棉球能否沾洗伤口？

答：不能，因乙醇会使蛋白质凝固变性使伤口不愈合。因此乙醇只能消毒伤口周围皮肤，沾洗伤口只能用盐水棉球或小沙球。

【模拟考题】

杨女士，55岁。行胃癌根治术后第3天。

要求：请为患者（医学模拟人或模具）切口换药。

评分标准：总分20分。整个过程中任何步骤违反无菌操作原则，一处扣2分。

1. 操作前准备（4分）

（1）戴口罩、帽子（头发、鼻孔不外露）（1分）。

（2）患者取仰卧位，充分暴露手术切口部位，洗手（口述）（1分）。

（3）材料准备：两只换药盘或（碗）、两把镊子、适量的 70% 乙醇棉球和辅料等（2 分）。

2. 换药过程（12 分）

（1）用手移去外层敷料，将污敷料内面向上，放在弯盘内（1 分），内层敷料用镊子夹起。将其放置在盛污物的换药盘（碗）内（2 分）。

（2）一把镊子接触伤口，另一把镊子传递换药盘中的无菌物品（3 分）。操作过程中，镊子头部应低于手持部以避免污染（2 分）。

（3）观察伤口的情况（口述）。用 70%乙醇/0.5%碘伏棉球消毒伤口周围皮肤 2 遍（2 分）。

（4）无菌敷料覆盖伤口并固定。粘贴胶布的方向应与躯干长轴垂直，长短适宜（2 分）。

3. 提问（2 分）

（1）换药的目的是为了什么？（1 分）

答：观察并处理伤口，促使伤口更好愈合。

（2）换药中发现伤口的肉芽过度生长，应如何处理？（1 分）

答：可将其剪除，再用生理盐水棉球擦拭，压迫止血（0.5 分）。也可用硝酸银溶液烧灼，再用生理盐水擦拭（0.5 分）。

4. 职业素质（2 分）

（1）操作前能以和蔼的态度告知患者换药的目的，取得患者配合。操作中无菌观念强，动作规范，体现爱护患者的意识。操作结束告知患者相关注意事项（1 分）。

（2）着装整洁，仪表端庄，举止大方，语言文明，认真细致，表现出良好的职业素质。（1 分）。

实训十二　离体猪小肠肠管吻合术

学习目标

1. 认识肠壁的结构：黏膜层、黏膜下层、平滑肌层、浆膜层（由内而外）。

2. 练习间断内翻缝合法、连续锁边缝合法；手术过程中的配合，如传递器械、拔针、打结、剪线等，为以后在临床工作打下基础。

3. 熟悉胃肠道吻合的操作步骤；进一步熟悉各种手术器械的名称和正确的使用方法。

实训器械及物品

离体猪肠（20cm）、手套、组织剪、线剪、持针钳、肠钳、蚊式钳、无齿镊、缝合针（小圆针）和线（1号丝线）。

小肠吻合术是腹部外科最常见、最基本的手术之一。主要应用在以下情况：①各种原因引起的小肠肠管坏死，如绞窄性疝、肠扭转、肠套叠、肠系膜外伤等。②小肠严重广泛的损伤，修补困难者。③肠道炎性溃疡产生穿孔，局部组织炎性水肿而脆弱，不能修补或修补不可靠者。④肠管先天性畸形（如狭窄、闭锁）；或因肠结核、节段性小肠炎所致局部肠管狭窄者；或一段肠袢内有多发性憩室存在者。⑤小肠肿瘤。⑥部分小肠广泛粘连成团，导致梗阻，不能分离，或虽经分离，但肠壁浆肌层损伤较重，肠壁菲薄，其活力不可靠者。⑦复杂性肠瘘。

小肠吻合方法可分为两大类：①手工吻合（特点：可靠，但速度较慢）；②吻合器吻合（特点：吻合快捷简便，但价格昂贵）。手工吻合由手术医师持针、线逐针缝合，后者应用吻合器，缝合器以钽钛合金钉做订书机式吻合或缝合。随着医疗器械研究的不断发展，吻合器技术的应用也相当普遍。

肠吻合的基本方式如下：

1. 端端吻合法　常用于小肠与小肠、结肠与结肠或肠管断端口径接近时的吻合。此吻合方法最符合生理要求。

2. 端侧吻合法　常用于肠管两端口径差别较大时或端端吻合张力较大时。吻合口应做在对系膜缘上。

3. 侧侧吻合法　吻合口大小可以不受限制；吻合口应做在对系膜缘上，避免影响血供。

一、离体猪小肠端端吻合术

离体猪小肠端端吻合术的优点是封闭严密，操作简便，费时较少。缺点是由于全层的连续缝合，内翻的组织多，吻合口壁厚，组织反应较大，易产生吻合口狭窄。此处以两层缝合法为例介绍。

（一）操作方法

1. 确认肠管的系膜缘和系膜对侧缘。

2. 修剪肠管，倾斜30°角，斜向系膜对侧缘稍长（使吻合口径稍增大，以免愈合后狭窄，并保障肠系膜对侧的肠壁组织的血供），系膜缘剪0.5～1cm，使这一小段肠壁裸露，以利吻合，将两断端靠拢（图12－1）。

3. 缝牵引线：在距两端肠管切缘约0.5cm处缝两针浆肌层牵引线，一针位于系膜对侧缘，另一针位于系膜缘，将牵引线打结，使两肠断端的浆膜面互相贴紧（该两针牵引线应作为吻合口的两针浆肌层缝合）。

4. 后壁单纯间断全层二分法缝合，针、边距0.3cm（图12－2）。

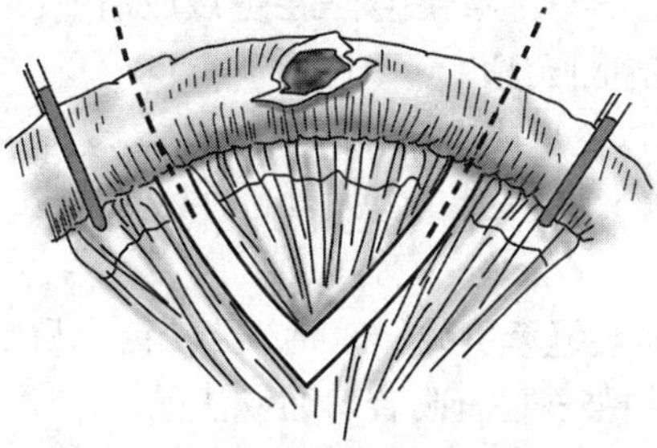

图12－1　放置肠钳

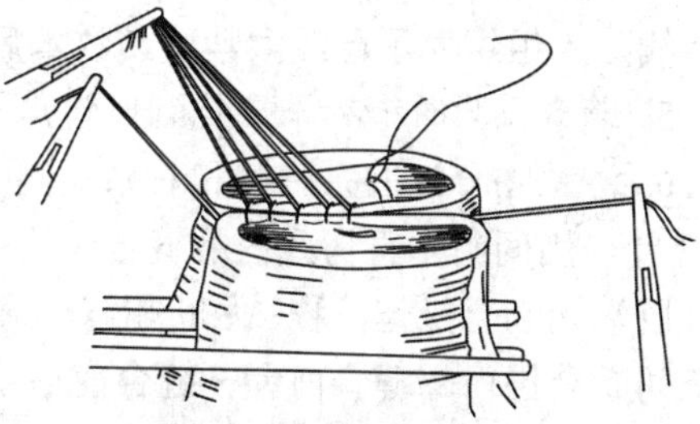

图12－2　后壁吻合

5. 前壁全层间断内翻，第一针打结后不剪，把打结后的线放入肠腔内后缝第二针，第二针缝完打结才剪第一针，以此类推，这样既有利于缝合，又有利于内翻（图12－3）。

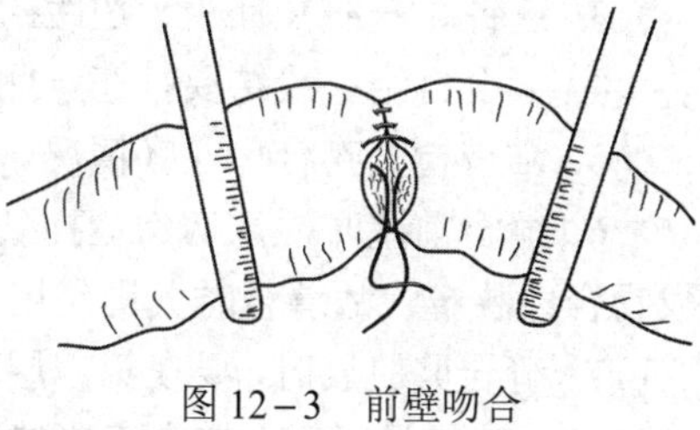

图12－3　前壁吻合

6. 前后壁浆肌层加强缝合，针距0.5cm，边距0.2cm，打结时应以刚好能使两浆膜面相贴，将内层缝线埋入为度，不宜太紧，以免手术后短期崩裂，发生肠瘘，也要避免卷入太多，以致肠腔狭窄，全层缝合与浆肌层缝合进针部位尽量错开，呈交错状，以保证缝合的可靠（图12－4）。

7. 关闭系膜孔，将肠系膜裂孔用0号丝线缝合关闭，以免手术后发生内疝（图12－5）。

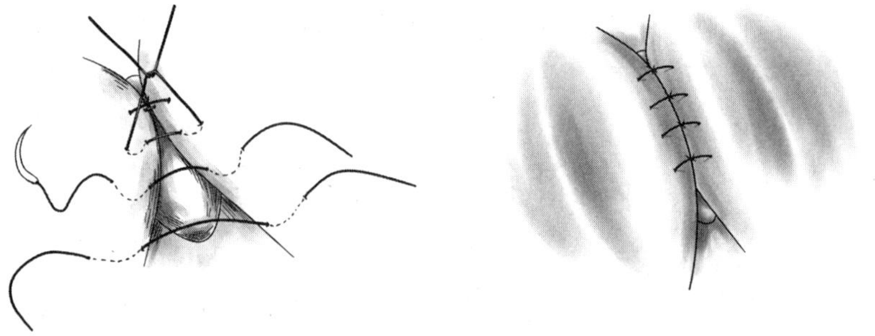

图 12－4　外层浆肌层加强缝合

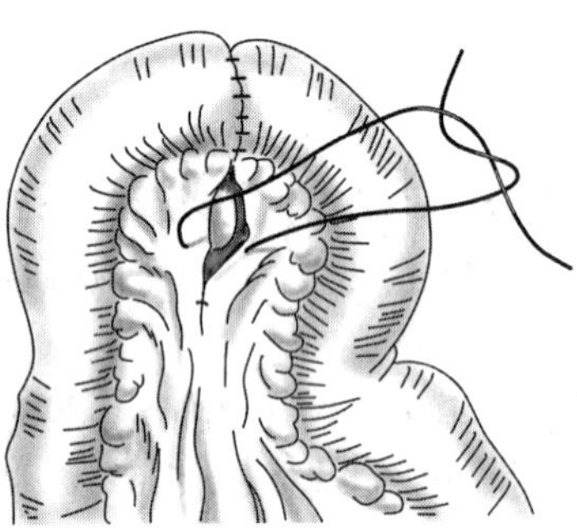

图 12－5　关闭系膜

8. 用拇指和示指检查肠吻合口通畅情况，注水检查。

（二）指导要点

1. 分离肠系膜时教师必须尽快地巡回各组指导，进行动作示范引导，因系首次多数学生不知如何进行操作。

2. 吻合时避免肠管扭曲。

3. 肠管要力求切得少，不宜过多，一般应以分离一支血管为度，准备吻合肠管的断端系膜应分离 0.5～1cm，否则在吻合肠管时就会将系膜卷进吻合口，则看不清楚，下针不准，甚至漏缝，造成术后肠瘘。

4. 浆肌层缝合时切忌太密，打结时切忌太紧，一般打结后浆肌层缝线应清晰可见，如缝线陷入组织表示已经太紧，易致术后崩裂，造成肠瘘。

5. 缝合系膜时缝针不要扎到血管，不要漏缝以免形成内疝。

6. 注意吻合口的系膜侧和对系膜侧吻合要严密，因是瘘的好发部位，必要时应加强 1～2 针，用间断垂直褥式内翻缝合浆肌层。

肠端端吻合操作流程：两断端修剪靠拢→浆肌层缝牵引线→间断二分法缝合后壁全层→间断全层内翻缝合前壁→缝合前后壁浆肌层加强→检查吻合口通畅情况。

（三）注意事项

1. 修整肠管断端：去除挫伤、坏死组织使断端整齐、口径一致。

2. 对合一致、不扭曲：两肠管系膜缘对系膜缘、游离缘对游离缘。

3. 缝针、缝线及针距、边距：小圆针细丝线（1 号线）。

4. 缝合打结：线结要打在一侧，不要太紧或太松。

5. 常规检查吻合口通畅情况。

6. 缝合前壁时注意切勿缝挂到后壁，尤其是最后一、两针全层贯穿内翻缝合时，造成吻合口狭窄，故缝合时关键是用无齿镊一叶当引导缝针来缝合，多能避免。

7. 缝合浆肌层时，要在第一层全层贯穿内翻缝合的两针之间进行，使两层缝合不在一个平面，一是对吻合口血运影响小，二是不易发生吻合口瘘。

8. 两层缝合之间的距离不宜太近，使两层缝合变成一层缝合，也不要太远，起不到对浆肌层加强缝合的作用。

二、离体猪小肠侧侧吻合术

目前，除在胃肠吻合术后输出段梗阻，或食管空肠吻合术后作侧侧吻合外，仅在梗阻原因无法去除或患者情况不允许行肠切除时，才作侧侧吻合。因为侧侧吻合影响正常肠管的蠕动功能，吻合口在肠管内无内容物的情况下基本处于关闭状态。由于两端均将环行肌切断，故吻合口段的肠管蠕动功能大为下降，排空功能不全。

（一）操作方法

1. 缝牵引线　将两条肠管系膜对侧缘并拢，系膜缘在外，缝2针浆肌层牵引线，长约5cm，并打结。

2. 后壁浆肌层间断缝合　针距0.5cm，无边距，长约4cm。

3. 夹肠钳　将待吻合肠段的肠内容物挤到远段肠管后，在该段的近远端各拿一把肠钳，以阻止远端的肠内容物向肠吻合口溢出。

4. 切开肠壁　用纱布保护术野所暴露的肠管，距浆肌层缝线约0.5cm处剪开双侧肠管前壁，长约4cm，与缝合线等长，用纱布或吸引器清除肠内容物（图12－6）。

5. 后壁内层缝合　用1号丝线行全层锁边缝合，从己侧往对侧缝，针距0.5cm，边距0.3cm，每针均应与浆肌层缝针尽可能错开，呈交错状，以保证吻合的可靠。

6. 前壁全层连续内翻缝合　针距0.3cm，边距0.3cm，“同边进同边出方法缝合”最后一针缝完后将针由浆膜层缝入肠腔内，与锁边缝合的线头打结（图12－7）。

7. 吻合口前壁外层加强缝合　用0号丝线进行前壁间断浆肌层缝合，使肠壁进一步内翻，将内层缝线埋入，针距0.5cm，边距0.2cm（图12－8）。

8. 检查吻合口　用手指经肠壁检查吻合口是否通畅，是否缝合可靠。

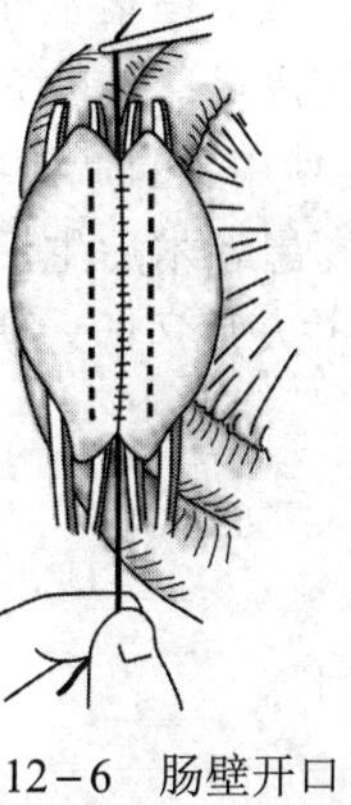

图12－6　肠壁开口

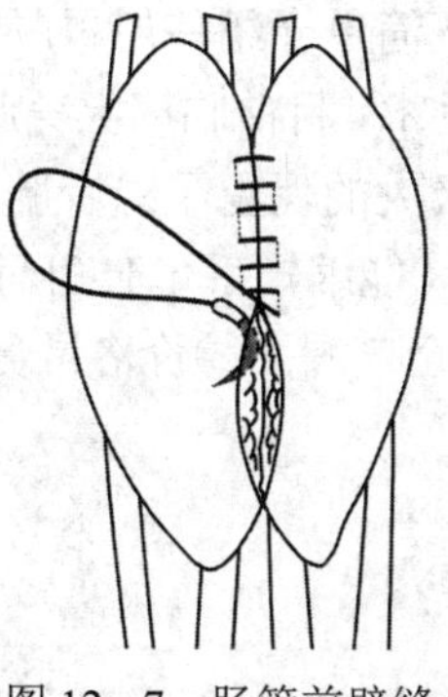

图12－7　肠管前壁缝合

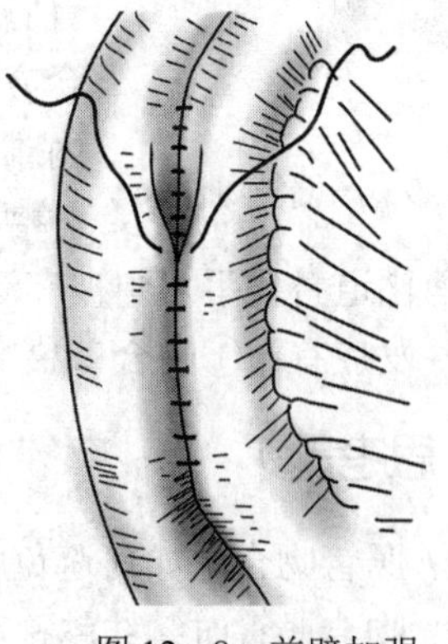

图12－8　前壁加强

（二）肠侧侧吻合操作流程

①夹肠钳将两侧肠管系膜对侧缘并拢→②浆肌层缝牵引线相距约5cm→③后壁外层浆肌层间断缝合长约4cm→④距浆肌层缝合线0.5cm处沿肠管纵轴线全层剪开肠管4cm开口→⑤后壁内层全层锁边缝合→⑥前壁内层全层连续内翻缝合（Connell缝

合）→⑦前壁外层浆肌层加强缝合→⑧检查吻合口通畅情况。

（三）指导要点

1. 全层缝合要始终保持拉紧，有一定的张力，不可放松，否则可导致术后出血。

2. 一定要强调，浆肌层缝合无论是连续或是间断缝合，均不宜拉得太紧，也不要缝得太密，否则就会造成血运不佳和崩裂，易造成肠瘘。

3. 切开肠管前先做好隔离保护的工作，用纱布擦血及清除肠内容物，用后废弃。

4. 吻合口前壁全层缝合结束即应松开肠钳。

三、离体猪小肠端侧吻合术

端侧吻合术的方法基本同端端吻合术。端侧吻合术在吻合前先将准备行侧壁吻合的肠段断端封闭，封闭肠管断端先做浆肌层连续平行褥式缝合，再做浆肌层单缝合；也可先做连续全层内翻缝合后，再做浆肌层单缝合的方法以封闭之。在行端侧吻合时，要注意近心端肠管应作为一端，远心端肠管应作为一侧进行吻合。方法如下：切除病变肠管后，一般以近段肠管断端对远段肠管侧壁，依据近端肠管粗细，将远端肠管的对系膜侧肠壁顺肠管纵轴全层切开相应长度，将两肠管靠拢，两端各缝一针牵引，一般按后壁浆肌层、后壁全层、前壁全层、前壁浆肌层的顺序进行吻合，也可先缝前后壁的全层，再缝浆肌层，浆肌层缝合多采用间断缝合，全层多采用间断或连续内翻缝合，吻合完毕，同法检查吻合口是否通畅，关闭系膜间隙（图 12-9）。

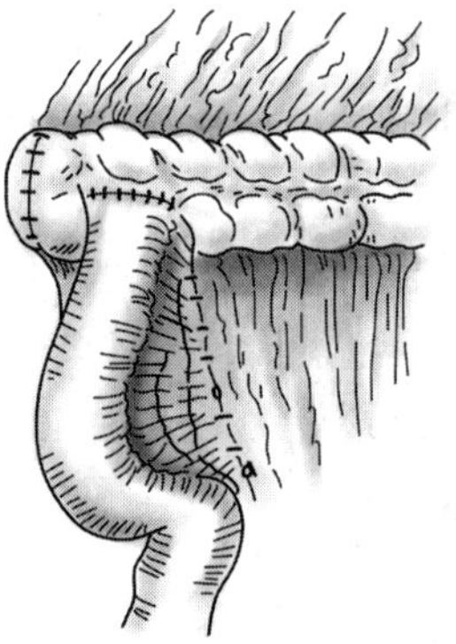

图 12-9　肠端侧吻合术

胃肠吻合器：目前由于胃肠吻合器的广泛使用，人工进行胃肠吻合相对减少，但作为医学生仍然应该掌握基本的胃肠吻合方法，以下简单介绍使用胃肠吻合器的优点：①能完成比较困难的吻合手术，目前临床上胃肠吻合器使用于直肠癌手术中，肿瘤切除后极大的保留了患者肛门，提高患者术后生活质量。②在消化道替代手术中被广泛使用。③能缩短手术时间而未增加并发症风险。使用吻合器的并发症有：①吻合口狭窄。②吻合口漏。③价格昂贵。

【思考题】

1. 肠管吻合中如何避免肠腔狭窄？

2. 吻合肠管时缝线越密越好吗？

实训十三　动物外科手术实验

一、概　述

对于外科技能操作来讲，绝大部分操作技能的综合应用最终都可以在动物外科实验上体现出来，可对术前准备、术后处理进行学习掌握，动物实验是临床医学生进入临床实践的一个先决条件，是一项体现外科基本操作技能和团队协作精神，以及培养医学生人文关怀精神及职业素养等综合性很强的实验。

（一）实验动物的选择与解剖

外科实验动物对象尽量选择哺乳类动物，因犬、家兔、鼠这类动物较易获得且容易饲养及管理，所以目前一般的医学类动物实验的选择上多数以这类为主，又因犬、家兔的大小和体型便于实验操作，可较好的模拟真实手术，所以以介绍这两类动物实验为主。

1. 犬　一般家犬的寿命是12～15年，2岁前属于未成年，2～5岁的犬处于成年期，身体机能旺盛，10岁后生育能力停止进入老年期，一般外科实验选择成年期的犬，体重为10～15kg、身体健壮无病的犬较为合适。要避免选到怀孕的犬，这样既不人道也不利于实验的开展。犬属于易亲近人类的动物所以在实验之前可以对其驯服，以便以后麻醉和实验的开展，但同时要注意自身安全避免咬伤。

（1）腹壁解剖：与人体相近的有脐，由外向内为皮肤、腹肌（中间为腹直肌及其前后鞘，两侧为腹外斜肌及腱膜，深面为腹内斜肌、腹横肌），深层为腹膜。腹壁正中线位于腹壁正中，由两侧腹肌腱膜交织而成，前方起自剑突后方止于骨盆（此处血管少、出血少，可由此进行腹部探查术）（图13－1）。

（2）犬胃解剖：犬的胃容量大，平均10kg的犬胃容量可达1L，结构与人相近可分为贲门、胃底、胃体、幽门。

（3）肠道解剖：犬的肠道由小肠和大肠组成，为体长4～5倍，其中十二指肠较长，空肠、回肠盘曲于肝脏和胃的后方，占大部分腹腔容积。大肠包括结肠和盲肠，与小肠管径相近且肠壁缺少肠带和囊状突起，与小肠外观相近。盲肠是回肠与结肠交界的标志，位于腹正中与右肋腹壁之间、偏右中腹，在肋与脊柱之间，十二指肠和胰腺右支腹侧，回、结肠交界处。管径粗大，长12～15cm，色浅于结肠，呈灰白色，因系膜与回肠距离较近。犬阑尾缺如，实验中将其盲肠视为阑尾，行代阑尾切除术（图13－2）。

（4）脾脏解剖：犬的脾脏位于左上腹，色深红，狭长形似镰刀质地较脆，脾的活动性很大，很松弛地附着在大网膜上。

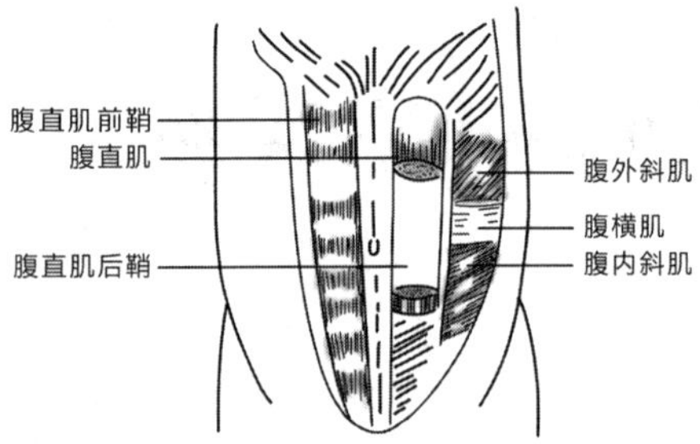

图 13－1　犬的腹壁肌

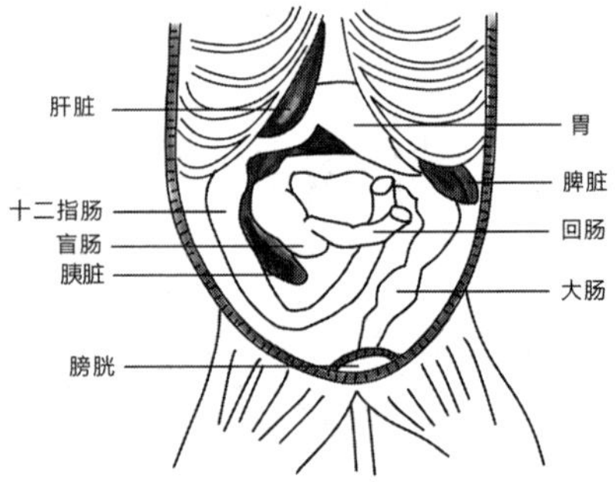

图 13－2　犬的腹部解剖

2. 家兔　家兔性情温顺，较易喂养，繁殖快，是常用的实验动物。其寿命为 7～10 年，8 个月可成熟，一般实验用兔体重可选择在 3～5kg 较为合适，由于家兔繁殖期短，实验中尽量选择雄性家兔。

家兔解剖：雌兔胸腹部有 3～6 对乳头，幼兔和雄兔则不明显，成年雄兔肛门两侧有一对明显的阴囊。家兔腹壁较薄，腹肌也较软（因此手术切开皮肤时不能用力过大，否则直接穿透腹壁进入腹腔，会伤及脏器）。家兔为食草类动物，其胃肠道结构不同于犬，家兔的肠道可分为小肠、大肠，空肠连接十二指肠和回肠，是小肠中最长一段，颜色淡红，盘旋多，回肠较短，颜色较深，盘旋少，回肠与结肠交界处有长且粗大的盲肠，表面有较多横沟纹，游离端细而光滑称为蚓突。由于肠系膜的连接使得盲肠在回、结肠交界处弯曲位于腹腔中后部。结肠的肠管上有由纵行的肌肉纤维形成的结肠带、横结肠和降结肠三部分，大肠的最后端为细而长的直肠，盘区向上的部分与胃和十二指肠相连，内可见黑色圆形粪球，末端与肛门相接（图 13－3）。

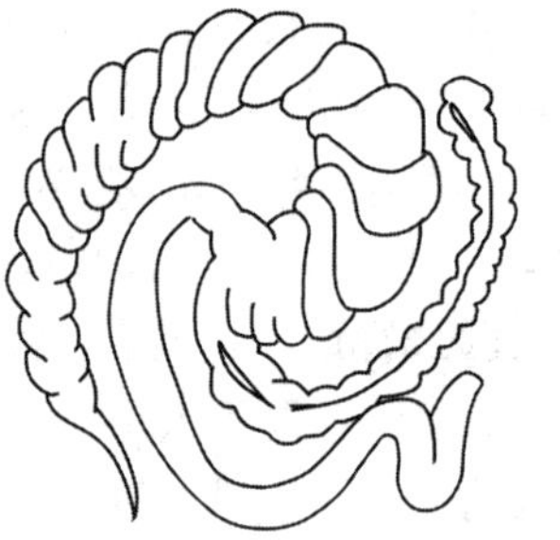
图 13－3　家兔的胃肠道结构

（二）麻醉方法及药品

实验动物的麻醉方法及麻醉药品用量如下。

1. 吸入法　多选用乙醚作麻药。本法最适于体积较小动物，如大、小鼠的短期操作性实验的麻醉，但不适用于犬的麻醉，在麻醉实施中有被犬咬伤危险。由于乙醚燃点很低，遇火极易燃烧，所以在使用时，一定要远离火源。

2. 腹腔和静脉给药麻醉法　非挥发性麻醉药可用作腹腔和静脉注射麻醉，操作简便，是实验室最常采用的方法之一。常用 25%乌来糖腹腔给药，麻醉多用于大、小鼠和豚鼠，较大的动物如兔、犬等则多用静脉给药进行麻醉。若用 2.5%戊巴比妥钠腹腔给药，用于对犬的麻醉，要考虑麻醉药吸收较慢，给药后要关入笼中，以免发生意外。对于犬或家兔一般可以先静脉麻醉，若术中麻醉不够可以通过腹腔再次给药，但总的用药量不能超过最大值，以免导致实验动物死亡。

（1）犬静脉麻醉：犬可供麻醉的静脉最常用的为股静脉，可一人用犬钳固定犬的头颈部，使犬仰卧，另一人用双手分别固定犬的双下肢，尽量使犬双下肢外展、伸直，麻醉者在犬一侧腹股沟韧带中点下方 2cm 位置触及股动脉搏动后，用碘酒、酒精消毒此区域，在股动脉偏内侧约 3mm 处进针方可找到股静脉，注入麻醉药即可。其他用于静脉麻醉的还有位于犬前肢的头静脉和后肢的小隐静脉，但都不及股静脉易穿刺。

（2）家兔静脉麻醉：因家兔的耳缘静脉清晰，常为静脉麻醉首选，穿刺前需先备皮。具体方法为助手用一手抓住兔颈项部皮肤，使兔趴于手术台上，另一手固定在需注射的兔耳根部同时用拇指和示指捏住耳缘静脉的近心端使血管充盈便于穿刺。术者对穿刺区消毒后一手拉住耳尖部，另一手穿刺即可。

由于各麻醉剂的作用时间长短以及毒性有差别，所以在腹腔和静脉麻醉时，要严格根据所选动物的体重及身体状况给药。以免出现麻醉药过量导致实验失败。表 13－1 为常用麻醉药的用法及剂量。

（3）局部麻醉：常用 0.5%普鲁卡因浸润法，因动物无法配合实验，故常需以一定的全身麻醉做基础。

表 13－1　实验动物的全身麻醉药

药品	动物用量		作用特点
	犬	兔	
2.5%～3% 戊巴比妥钠	3%戊巴比妥 1ml/kg iv，ip	2.5%戊巴比妥 1ml/kg iv，ip	麻醉 2～4 小时肌肉松弛不全
25%乌来糖	4ml/kg iv，ip	乌来糖 iv，ip	麻醉 2～4 小时对呼吸无明显影响，对兔的麻醉作用较强，对犬则奏效较慢
10%苯巴比妥	30～80mg，iv 80～100mg，ip	—	麻醉 8 小时，肌肉松弛不全

①用量指每千克体重用量，范围指最小有效量～极量。②iv 为静脉注射；ip 为腹腔注射。③犬的静脉注射常经下肢股静脉，兔的静脉注射常经耳静脉。

（三）动物麻醉的注意事项

1. 大型动物应禁食 10～12 小时。因麻醉期间动物的体温调节会受到抑制，麻醉后必须保持动物气道通畅。

2. 用麻醉药前，应了解其作用和副作用，最小剂量和极量，以及使用方式、方法。

3. 动物不能表达各种感觉，所以需从动物肢体反射、呼吸、腹肌紧张度、角膜或眼睑反射，来判别麻醉的效果。

4. 施行全身麻醉时，为预防药物的副作用损害动物，根据动物体重换算，一般第一次予以小剂量，观察动物的反应，再增加剂量，直至达到可以手术或可根据手术需要适当联合应用其他麻醉药以降低麻醉用量过大带来的副作用。

5. 全身麻醉药的不良反应是抑制呼吸和循环。如果出现，要立即停药，同时要用气管内插管吸氧等辅助呼吸，用药物和心脏按压等恢复循环。

6. 为使动物能在施行手术后迅速清醒，可用基础麻醉加局部麻醉的方法。例如，先静脉注射 25%乌来糖使动物入睡，继以 0.5%～1%普鲁卡因作局部浸润麻醉，即可开始施行手术。

（四）麻醉效果观察

对于实施全身麻醉的动物可以粗略通过肢体反射、呼吸、腹肌紧张度、角膜或眼睑反射、胃肠牵拉反应进行粗略评估麻醉效果，麻醉效果评价一般在麻醉后 15 分钟时进行。

1. 优 动物呼吸频率略缓，以腹式呼吸为主，四肢躯体痛觉刺激无反应，犬肌肉松弛中等，鼠、兔则完全松弛，眼睑反射消失，角膜反射微弱。牵拉胃肠道无反应或反应微小。适宜手术。

2. 良 动物犬呼吸规则稍快，以胸式呼吸为主，四肢躯体痛觉刺激有轻度反应，犬腹肌稍紧张，鼠、兔肌肉松弛中等程度。眼睑及角膜反射存在，牵拉胃肠道有轻度反应，有轻度呻吟声，可继续进行手术。

3. 差 动物大声呻吟，呼吸及心率增快。四肢躯体痛觉刺激有明显反应，腹肌紧张，四肢躯体扭动，影响手术操作，需追加麻醉药才能继续进行实验。

4. 死亡 一切反射消失，动物心跳、呼吸停止。

（五）围手术期处理

1. 手术前准备

（1）有动物棚的，可由同学分组自行饲养动物，包括为实验动物取名、洗澡、与动物建立良好的感情，培养责任心。

（2）每次实验前，各组成员应该做好分工，制定手术计划，确定每个人的职责。

（3）实验前需进行饮食限制，术前 12 小时禁饮食，6 小时禁饮水。避免意外发生。

（4）有条件的在实验之前可以给动物洗澡保证手术顺利开展。

2. 手术中观察 主要由负责担当麻醉师角色的同学负责，观察实验动物的呼吸、动脉搏动、刺激反应性、麻醉的程度等。

3. 术后记录

（1）术后动物需侧卧位，自然清醒，保持笼舍内干燥清洁，如果天气寒冷需用毯子予以遮盖，注意保暖。

（2）术后当天需禁食禁水，观察动物苏醒情况，第二天可进食稀饭、清淡食物，第三天可喂食较稠食物，第四天则可以进食普食，有条件的可以增加营养利于伤口愈合。

（3）术后注意观察动物伤口情况，有无红肿甚至流脓，并且术后三天内需要记录犬的饮食、活动及伤口情况，一般腹部伤口 7～9 天后可以拆线。如果 7～10 天内需要进行下次手术的可在下次手术时再对伤口进行拆线。

二、开关腹基本步骤

【实训目的】

1. 强化训练无菌操作技术。

2. 练习开腹、关腹的常规步骤。

【实训器材】

（开腹包）手术刀、组织剪、线剪、血管钳、皮肤钳、持针钳、卵圆钳、有齿镊、无齿镊、缝针和线、甲状腺拉钩，以及纱布、手术巾、胶布等敷料。

【实训步骤】

（一）基本准备

1. 麻醉　具体麻醉方法一、中已介绍。

2. 手术区备皮

（1）备皮范围，上至剑突、下至耻骨联合上缘、两侧至髂前上棘垂线用剪刀紧贴皮肤，逆毛发方向剪除一定要尽量避免剪破皮肤。

（2）用毛巾清除皮肤表面的污垢（有条件者可于前一天对实验动物进行洗澡）。

（3）脱毛：可用硫化钠、滑石粉和水配制成的脱毛膏进行脱毛。先用湿毛巾浸湿备皮处，再用木柄将脱毛膏均匀覆盖在备皮区厚薄适中，待 10 分钟后测试脱毛效果后戴上手套用湿毛巾擦拭掉脱毛膏。

3. 手术区消毒铺巾　由第一助手在手臂消毒后进行。可用 2%～3%碘酊、70%乙醇消毒，或用 0.5%碘伏消毒。消毒完成后手术区铺上孔单。

（二）具体步骤

1. 经腹直肌切口的开腹

（1）切开皮肤：皮肤切开前再次用 70% 乙醇消毒切口范围，术者和第一助手各以左手四指紧压切口两侧的皮肤。一方面绷紧皮肤利于切开，另一方面皮肤紧压后有一定压迫止血作用。术者用手术刀以执弓式切开皮肤（垂直进入后倾斜 45° 切开再垂直出刀），切皮时争取一次切开，若需补切应在原切口位置处切开不可使切口呈锯齿状或双刀痕。注意切开皮肤时不要过多切开皮下组织，用力不要太大，特别是因兔子的腹壁较薄，用力太大可能会直接刺入腹腔伤及脏器（图 13－4）。

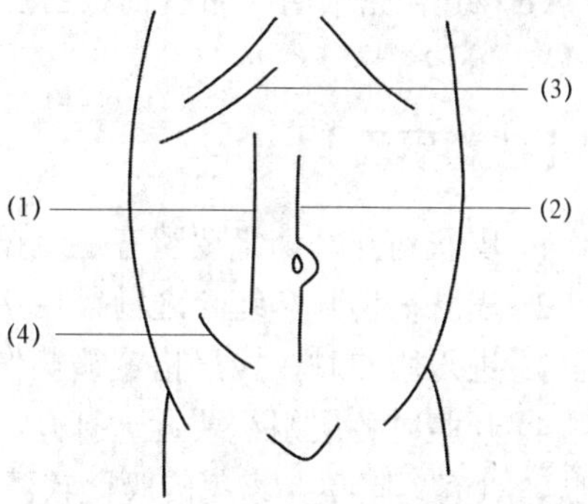

图 13－4　动物剖腹术的切口示意

（1）经腹直肌切口；（2）正中（白线）；（3）肋下斜切口；（4）麦氏切口

（2）切开皮下疏松结缔组织：犬及兔的皮下组织较少，不像人体皮下组织较厚，切开后皮下有出血立即以直血管钳钳夹止血（钳夹时尽量精确，少夹持周围组织减少损伤），皮肤切开后需用无菌巾将切缘以外皮肤隔开以保护切口。

（3）切开腹直肌前鞘：在腹直肌前鞘上用手术刀切开一小口，后用剪刀沿小口上下剪开，长度与皮肤切口一致。前鞘剪开后用手术刀柄和手指沿着肌纤维方向钝性分离。遇到血管或腱划需用止血钳钳夹后再切断结扎，逐渐分离至后鞘显露。

（4）切开腹膜：因犬的腹直肌后鞘和腹膜比较接近，常将两者一同切开。术者和助手各手持一把止血钳，先由术者用止血钳在靠近腹膜中线处提起腹膜，由助手在术者止血钳对侧相向钳夹提起腹膜（注意双方的止血钳在夹持腹膜时不要扣死），交替夹持并由术者用拇指和示指检查确定未夹到腹腔脏器后，用手术刀在两钳之间的腹膜上切一小口，再用弯止血钳提起腹膜切口缘。用纱布填入腹膜下以免损伤脏器。由术者用左手示指和中指进行引导，用组织剪延长腹膜切口。

2. 正中（白线）切口的开腹 是通过腹白线所做的切口，分为上腹部正中切口和下腹部正中切口两种。沿腹正中线切开皮肤及皮下组织，经过脐部时需绕过脐部（方法同腹直肌切口），显露腹白线后在上切一小口，然后用组织剪上下剪开，长度与皮肤切口一致。显露腹膜后切开腹膜。正中切口的优点是通过腹壁的层次少，组织损伤少，出血少，进腹和关腹快。缺点是白线位于腹中部，两侧血供相对较差，故愈合较差，伤口裂开和切口疝发生的机会较多。

3. 关腹

（1）将肠腔完全放入腹腔后确定手术区无活动性出血、无异常，清点器械无误后方可关腹。

（2）用弯止血钳夹住腹膜切口上下缘，其余两侧腹膜分别用数把止血钳钳夹提起。由上至下关腹，用 4 号丝线做间断缝合或单纯连续缝合。在缝切口上下两角时应将腹膜反转后结扎，以免在两端形成孔洞。在关腹时用抽纱或压肠板隔开肠管以免缝合时有所损伤。

（3）腹膜缝合完毕，用无菌生理盐水冲洗切口。

（4）若为经腹直肌切口，若可将肌肉复位则可无需缝合，因为横行结扎肌束反使其缺血。

（5）缝合皮肤及皮下组织用 1 号丝线单纯间断缝合，边距 0.5cm、针距 1cm。在皮肤缝合前需再次用 70% 乙醇消毒皮肤。

（6）缝合完毕用纱布卷轴状由上至下对切口进行推挤，挤出积血后对合皮肤覆盖无菌敷料。

【注意事项】

1. 皮肤切开时切缘要整齐避免锯齿状切开，不利于缝合。

2. 皮肤在切开和缝合之前需用 70%乙醇涂擦一遍。

3. 进入腹腔时，应严格遵循操作步骤，以免损伤腹内脏器。

4. 开腹时各层组织要逐一打开，关腹时要逐一关腹，一般犬的腹部可分为三层，即皮肤、肌肉、腹膜。家兔的腹壁较薄，关腹时可只缝两层，即皮肤、肌肉和腹膜。

三、犬盲肠替代阑尾切除术

【实训目的】

1. 进一步训练无菌技术操作；手术基本操作。
2. 复习开关腹步骤。
3. 通过盲肠切除练习阑尾切除术的常规操作。

【实训器材】

手术刀，组织剪，线剪，直、弯血管钳，皮肤钳，蚊式钳，持针钳，卵圆钳，阑尾钳，有齿镊，无齿镊，缝针和线，甲状腺拉钩，以及纱布，手术巾、胶布等敷料。

【实训动物】

成年土犬。

【实训步骤】

1. 基本准备

（1）麻醉：可采用静脉或腹腔麻醉（前面已经介绍不再赘述）。

（2）固定：麻醉生效后，先用布带固定犬上下颌，固定之前先把犬的舌头拉出避免窒息，用布带从犬的下颌绕到上颌打一个结，再绕回下颌下打第二个结，然后将布带绕至头后颈项部打第三个结，并多系一个活结（以备麻醉后解脱）。

（3）备皮：同开、关腹术。

（4）消毒：用0.5%碘伏或2%～3%碘酒和酒精，范围详见前相关内容）。

2. 操作步骤

（1）切开腹壁：在右上腹经腹直肌做长约10cm切口，切开皮下组织出血者用0号丝线钳夹止血。

（2）切开腹直肌前鞘：切开皮下组织进行分离后显露腹直肌前鞘，在腹直肌前鞘上用手术刀切开一小口，后用剪刀沿小口上下剪开，长度与皮肤切口一致。前鞘剪开后用手术刀柄和手指沿着肌纤维方向钝性分离。遇到血管或腱划需用止血钳钳夹后再切断结扎，逐渐分离至后鞘显露。

（3）进入腹腔：由术者和第一助手各手持一把弯止血钳在靠近切口中线处对向交替夹起后鞘和腹膜，检查未夹住内脏后打开腹膜。

（4）显露盲肠、切除残端并包埋：见图13－5。

1）显露盲肠：进入腹腔后由第二助手用拉钩把切口向右侧牵拉暴露手术视野。先将大网膜翻向左上方，后在其基底部将右上腹紧靠侧壁的十二指肠提出，提出一定程度即可在肠管远端发现呈偏蓝色末端变细的盲肠。

2）分离盲肠血管及系膜：用浸湿盐水的大纱布铺在盲肠侧，用阑尾钳钳夹住盲肠系膜边缘提出腹腔放于铺好的纱布上。

a. 由盲肠系膜远端向近端分离，由蚊式钳在没有血管的系膜中戳一孔（图 13－5a），由术者和第一助手分别用蚊式钳经孔洞相向夹住系膜中的血管，在两钳之间断离后用 1 号丝线结扎血管，远端需打三重结。注意分离系膜时应尽量靠近盲肠以免影响回肠血供。

b. 由盲肠根部向远端分离，先在盲肠基底部分别分离出盲肠内、外动脉，各平行夹持 2 把止血钳，离端缝扎，两钳间距为 0.5cm，近端需打三重结或贯穿缝扎。血管断离后用剪刀将盲肠系膜的内外侧浆膜剪开，注意避开血管，以此增宽盲肠与回肠之间的连接距离。由术者和第一助手各持一把止血钳将剩下的盲肠系膜分次钳夹、断离、结扎，同样分离时尽量靠近盲肠。

3）保护盲肠周围脏器：分离完毕后用干纱布保护盲肠根部及周围脏器，避免切除盲肠时肠内容物污染周围脏器。

4）缝荷包：盲肠分离后先在距盲肠根部 0.5cm 左右做浆肌层偏心位荷包缝合，针距 0.2～0.3cm，注意缝合时缝针不能穿入肠腔，缝好荷包线后暂不收紧线头（图 13－5b）。

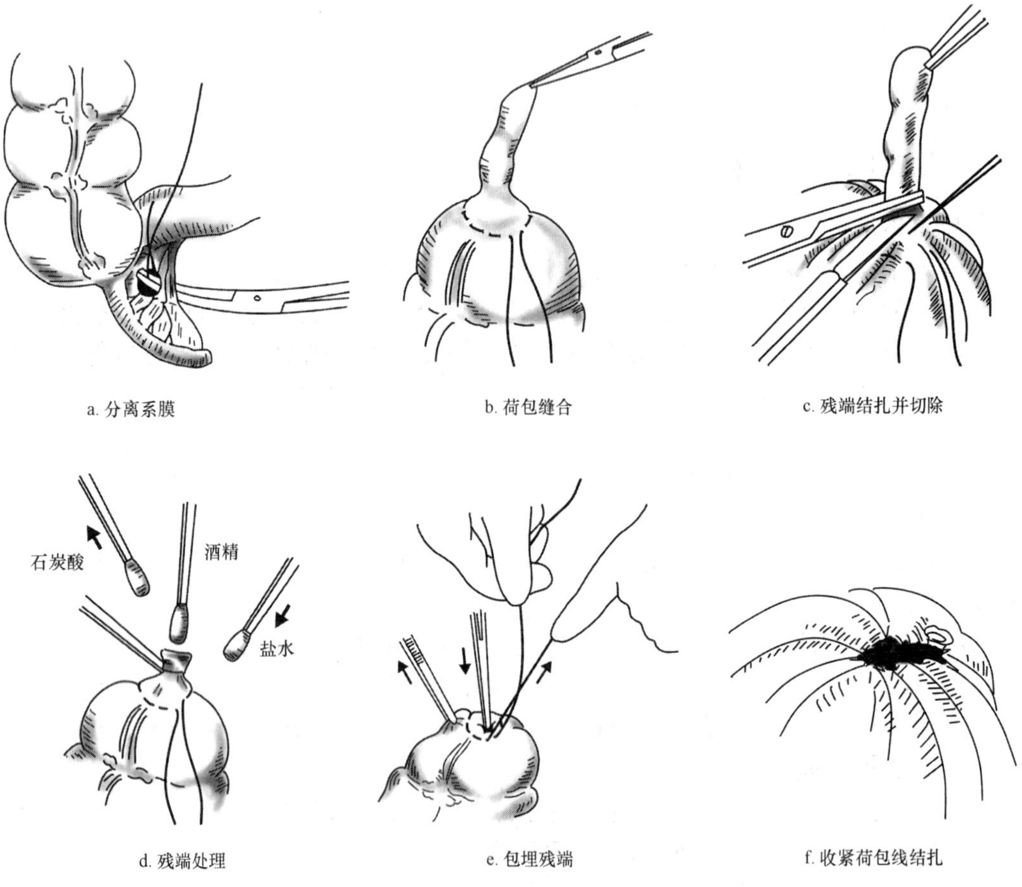

图 13－5　犬盲肠切除步骤

5）盲肠切除：在距盲肠根部 0.5cm 位置先用止血钳做一压痕（不能扣死止血钳，压痕是方便结扎线不滑落），在做压痕前先用手指或钳把肠腔中内容物由远端向近端驱赶，以减轻肠管中压力。用 4 号丝线在压痕处做三重结，后用蚊式钳夹持住结扎线线结，用剪刀剪除多余结扎线。用直止血钳在距结扎线 0.5cm 处钳夹住盲肠。用涂有碘酒的手术刀紧贴止血钳，在其下方切断盲肠（图 13－5c），后将刀及盲肠放入弯盘中（注意：所谓的偏心位荷包缝合是指荷包基本都缝在结肠壁上，荷包的一侧边缘正好位于结肠和回肠交界处，也就是盲肠基底部偏向回肠侧）。

6）残端处理：用分别蘸有 5%石炭酸或 2%～3%碘酒、75%乙醇、生理盐水的棉球或棉签依次涂向盲肠残端肠黏膜（图 13－5d）。

7）包埋残端：残端处理好后，术者双手提起荷包缝合线头，第一助手左手持无齿镊提起一侧结肠壁，右手持夹住结扎线的蚊式钳将盲肠残端推送入荷包内，同时术者逐渐收紧荷包，直至完全将残端包埋。若残端包埋不满意或张力较高可在包埋处加上 8 字缝合（图 13－5e、图 13－5f）。

【注意事项】

1. 切口选择：犬盲肠的位置不同于人，位置主要在右上腹，切口若选在右下腹则不利于寻找。可顺着十二指肠寻找盲肠。

2. 做切口时，切口各层长度应一致。

3. 分离盲肠系膜中的血管时，动作要轻柔，术者打结时不要用力提拉以免扯断血管致大出血。打结要牢固特别是保留端，不要出现滑结、假结。

4. 在犬盲肠结扎时用力不要过大以免造成肠管撕裂，也不易过松以免导致线结滑落。

5. 荷包缝合应呈偏心位，缝好后不要急于打结。

6. 处理阑尾残端时，涂擦的是浆膜面，若将石炭酸涂到浆膜面则会灼伤浆膜。

7. 收紧荷包时，术者与助手要互相配合，荷包缝线浆肌层不可缝穿至肠腔内，也不可缝合过浅，导致收荷包时缝线拉出肠管，包埋失败。

8. 需做“8”字加强者，在距荷包缝合线外缘 0.3cm 处做“8”字缝合加强。

四、家兔蚓突代阑尾切除术

【实训目的】

1. 掌握家兔蚓突切除步骤及技术、强化无菌操作。

2. 熟练掌握开关腹手术步骤及切开、止血、结扎、缝合、荷包缝合基本操作。

【实训器材】

开腹包：手术刀，组织剪，线剪，直、弯血管钳，皮肤钳，蚊式钳，持针钳，卵圆钳，阑尾钳，有齿镊，无齿镊，缝针和线，甲状腺拉钩，以及纱布、手术巾、胶布等敷料。

【实训动物】

成年家兔。

【具体步骤】

1. 基本准备

（1）固定：使家兔仰面腹部朝上，分别用固定绳把四肢固定，注意保持腹部绷紧，但不可过度用力。

（2）麻醉：选用2.5%戊巴比妥钠后腿肌肉根部注射，用量：1ml/kg；也可行耳缘静脉麻醉（麻醉前需对麻醉区进行备皮消毒）。

（3）备皮：上至剑突，下至耻骨联合上缘，两侧至髂前上棘垂线，剪刀紧贴皮肤，逆毛生长方向剪毛，不可用手提起皮毛剪容易剪破皮肤，影响手术消毒。剪毛后用湿毛巾浸湿备皮区，后均匀涂上脱毛膏（硫化钠），待十分钟测试脱毛效果后用湿毛巾擦净。

（4）消毒：用0.5%碘伏或2%～3%碘酒和75%乙醇，范围详见前面相关内容。

2. 操作步骤

（1）切开腹壁：取下腹正中切口长约10cm，依次切开皮肤、皮下组织，用0号丝线结扎止血。在切口两侧放置治疗巾，用布巾钳固定以免切口被细菌污染（注意：兔子腹壁薄，切开时不能过于用力，以免直接进入腹腔伤及脏器）。

（2）进入腹腔：术者和助手各手持一把止血钳在切口中线处对向交替钳夹腹膜，术者确定两钳间没有脏器后用组织剪于腹膜上开一小口并上下延长切口。注意保护脏器。

（3）显露蚓突：进入腹腔后，在腹腔中后部回肠与结肠交界处有长且粗大的盲肠，外表呈螺形，提起盲肠，可见远端稍细而表面平滑的蚓突。用阑尾钳夹起蚓突系膜边缘。

（4）分离蚓突系膜：用蚊式钳在蚓突系膜的无血管区戳一孔，再用两把钳穿过和夹住系膜及其上的血管，后在两钳之间切断系膜，分别用1号线结扎止血，近端需三重结结扎（图13－6a）。

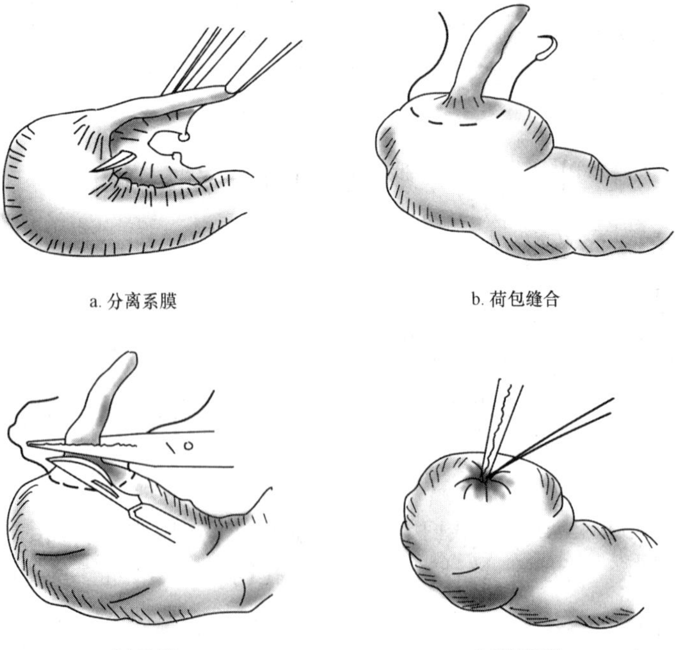

a. 分离系膜　b. 荷包缝合

c. 盲肠切除　d. 残端处理

图13－6　兔蚓突切除术的步骤

（5）荷包缝合、蚓突切除及残端包埋：①在距蚓突根部 0.5cm 处的盲肠上做浆肌层荷包缝合，缝合线暂不打结（图 13－6b）；②用止血钳在蚓突根部做一压痕后用 4 号线在压痕处打三重结进行结扎，用蚊式钳夹住结扎线结后剪去其他余线；③在距结扎线 0.5cm 处用直止血钳夹紧蚓突，后用涂有碘酒的手术刀沿止血钳下端切断蚓突（图 13－6c）；④依次用蘸有 5%石炭酸或 2%～3%碘酒、75%乙醇和生理盐水的棉签或棉球对蚓突残端的黏膜面进行涂擦；⑤包埋残端：术者双手上提线头逐渐收紧荷包缝合线，助手左手持无齿镊提起盲肠，右手持夹有结扎线结的蚊式钳将残端送入盲肠内，收紧荷包，剪除尾线（图 13－6d）。若包埋不满意或张力较大可在荷包缝线上做“8”字缝合加强。

【注意事项】

1. 家兔切口应选择在下腹正中。
2. 家兔腹壁较薄，开腹时不能用力过大以免手术刀直接插入腹腔造成脏器损伤。
3. 蚓突寻找，家兔因为食草动物，故盲肠粗大且呈青绿色，在其末端可找到呈粉白色直径 1.5cm、长约 10cm 蚓突。

五、犬脾脏切除术

【实训目的】

1. 掌握犬脾脏切除术的基本步骤及技术，强化无菌操作。
2. 学会实质性脏器切除方法。
3. 练习处理较大血管的操作技术。

【实训器材】

开腹包：手术刀，组织剪，线剪，直、弯血管钳，皮肤钳，蚊式钳，持针钳，卵圆钳，有齿镊，无齿镊，缝针和线，甲状腺拉钩，以及纱布、手术巾、胶布等敷料。

【实训动物】

成年土犬。

【具体步骤】

1. 基本准备　包括麻醉、固定、备皮、消毒（前面都有叙述，此处不再重复）。

2. 具体操作

（1）切开：取犬左上腹直肌切口或上腹部正中切口，切开皮肤后逐层切开，分离皮下组织，经腹直肌前鞘、腹直肌、腹直肌后鞘和腹膜后进入腹腔。

（2）显露脾脏：由助手用拉钩向左侧牵拉伤口，即可见到呈暗红色、狭长形似镰刀的脾脏。犬脾脏很松弛地附着在大网膜上，故其活动度较大，由术者将其轻柔脱出腹腔，放于切口外的盐水纱布上。

（3）分离脾脏周围韧带：犬脾脏周围主要为脾胃韧带相连，而犬的脾结肠韧带、脾胰韧带、脾肾韧带发育不完善甚至缺如，在分离时可在直视下用剪刀剪开无需钳夹止血。脾胃韧带即脾脏上方与胃大弯之间的相连组织。可先用两把止血钳夹持后在两者之间离断，胃侧用4号线结扎后再用1号丝线缝扎，脾侧结扎即可。若韧带较宽大则可分次钳夹分离。

（4）分离脾门：在脾门处可见脾脏动静脉被腹膜包裹，近脾门处分出多支进入脾脏实质。先用镊子提起包裹的腹膜，用组织剪剪开后分离约1.5cm左右脾动、静脉，用“三钳法”进行断离即在需离断血管处用三把止血钳平行夹持（图13－7）。先在远端两把止血钳间剪断（图13－8），用7号粗丝线首先结扎最近端止血钳处血管（注意打结时不可过于用力以免撕裂血管，也不可过松以防达不到结扎止血效果，结扎时除了血管以外不要过多扎入周围组织以免术后因结扎不稳而大出血），后在两把止血钳间用4号线结扎。脾脏游离后放入弯盘中。

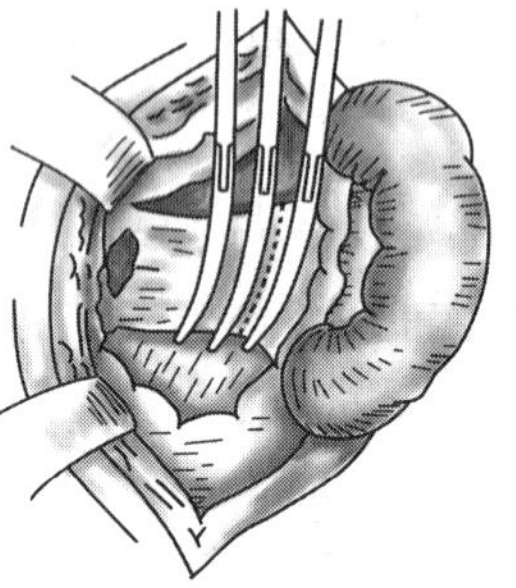

图13－7　分离脾门并钳夹

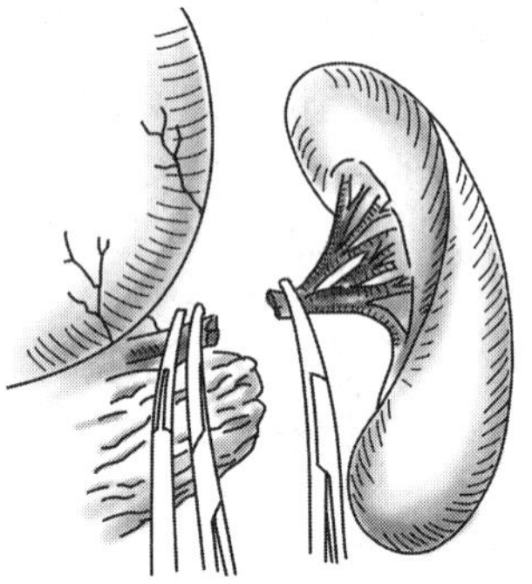

图13－8　脾脏血管离断

（5）关腹：仔细检查手术区周围有无活动性出血，彻底止血后清点物品无误，再分层关腹。

【注意事项】

1. 对大血管进行处理时，分离血管一定要仔细认真，不可盲目分离和不按规则断离血管。

2. 若不慎在分离中引发大出血，不能慌乱，不可盲目用止血钳进行钳夹以免增大损伤，应该用手指暂时捏住脾蒂后待老师处理。

3. 犬的脾脏活动度较大，但在托出腹腔时应先观察是否与周围组织有粘连，因脾脏质地较脆托出时应尽量动作轻柔。

4. 对于大血管处的打结一定要规范，不能有滑结、假结出现，以免术后线结脱落引发大出血，实验课前需巩固打结技术。

【思考题】

1. 犬盲肠代阑尾切除时，荷包为什么需偏心位缝合？
2. 阑尾切除的适应证和禁忌证有哪些？
3. 脾脏切除的适应证和禁忌证有哪些？
4. 脾脏切除后对人体有无影响？

下篇
外科学学习指导

第一章　外科患者的体液和酸碱平衡失调

第一节　体　液

体液：指身体内的液体，包括细胞外液和细胞内液。

体液约占体重的 60%（男性）或 55%（女性）。新生儿约占 80%，14 岁后与成人一样，体液成分是水和电解质。

- 体液分配
  - 细胞内液
    - 女性，约占体重35%
    - 男性，约占体重40%
  - 细胞外液
    - 血浆，约占体重5%
      - 功能性细胞外液占 13%（在血浆与细胞内液中进行交换获取平衡）
      - 无功能性细胞外液占1%~2%（如脑脊液、关节液、消化液等）
    - 组织间液，约占体重15%

渗透压：细胞外液 = 细胞内液 = 290～310mmol/L

体液的流动：体液总是由低渗透压向高渗透压流动。

细胞外液主要阳离子是 Na^+（占 90%）；Na^+主要维持细胞外液渗透压。

细胞内液中主要阳离子是 K^+（占 98%）；K^+主要维持细胞内液渗透压及调节酸碱平衡。

生理需要量：正常人体每天需水量在 2000～2500ml（5%葡萄糖溶液 2000ml），钠盐需要约 4.5g/d（0.9%生理盐水 500ml）。

体液及渗透压的调节：由神经–内分泌系统调节。其中体液的量受肾素–血管紧张素–醛固酮系统调节，以保钠保水排钾作为调节机制；渗透压受下丘脑–垂体后叶–抗利尿激素系统调节，渗透压升高时一方面通过 ADH 分泌增多，增加远曲小管和集合管上皮细胞对水分吸收增加，使尿量减少，另一方面通过渗透压增高刺激口渴中枢使人体主动饮水进行调节。两系统共同作用于肾脏，调节水和钠等电解质的吸收及排泄，从而维持体液的平衡，保持内环境的稳定。

第二节 水钠代谢失衡

人体体液丢失常最先丢失细胞外液，而细胞外液丢失时，水和钠以不同比例的丢失会造成等渗、低渗及高渗性三种类型缺水。

缺水类型	丢失成分（比例）	别称	典型病因	临床表现	丢失液体性质	实验室检查	休克
等渗性缺水	水钠等比例丢失	急性缺水	消化液急性丢失	舌干，不渴	细胞外液	血液浓缩，血 Na^+ 正常	血压降低，偶发休克
低渗性缺水	失水＜失钠	慢性缺水	反复呕吐，慢性渗液	神志差，不渴	细胞外液	血 Na^+ ↓	易发生休克
高渗性缺水	失水＞失钠	原发性缺水	高热出汗	口渴	细胞内液	血 Na^+ ↑	不容易发生休克

难点解析

1. 病因　等渗性缺水也称急性缺水或混合性缺水，是外科最常见缺水类型；低渗性缺水也称慢性缺水；高渗性缺水也称原发性缺水。可通过患者起病的原因及病程长短，初步判断缺水类型。

2. 临床表现　三种类型的缺水只有高渗性缺水患者有口渴的表现。

3. 缺水类型的判断　三种类型缺水患者的诊断主要依靠血钠值（正常值：135～150mmol/L）的检测结合病因及临床表现而得出。

4. 缺水程度的判断　缺水程度的判断实际就是对体液中水或钠已失量的判断。通过临床表现对脱水或失钠的程度进行判断。

5. 缺水治疗　补充液体的性质：等渗性缺水首选平衡盐液；低渗性缺水补充高渗液（5%生理盐水）；高渗性缺水补充低渗液（5%葡萄糖溶液或 0.45%生理盐水）。

补充多少：补液量＝已失量+继续损失量（失多少补多少）+生理需要量 2000ml 5%葡萄糖溶液+500ml 生理盐水（4.5g 的钠）

怎么补：有休克先抢救休克，所算出补液量分次补充。

注意三种类型的缺水都应该补充生理需要量，即便高渗性缺水在缺水的同时也伴有钠的丢失，在早期可以暂不补充钠盐，在治疗中应对血钠浓度和身体情况进行检测随时调整钠盐的补充。缺水纠正后，排钾量会增加，因细胞外液的增加，钾在一定程度上被稀释，缺水纠正后还应预防低钾血症的发生。三种脱水中对原发病的治疗是首要应考虑的，对水钠紊乱的纠正是关键。

难点解析

三种类型缺水比较：

	等渗性缺水	低渗性缺水	高渗性缺水
血 Na^+值	135～150mmol/L	＜135mmol/L	＞150mmol/L
渗透压	正常	降低	升高
休克	偶发休克	易发生休克	不易发生休克
尿量	减少	早期正常，休克期减少	减少
尿比重	增加	降低（＜1.010）	增加（＞1.025）
尿 Na^+	降低	严重减少（＜20mmol/L）	早期高（＞50mmol/L）
临床表现	脱水貌+不口渴	缺钠表现+不口渴	口渴
补液	首选平衡盐液	5%生理盐水	5%葡萄糖溶液或 0.45%生理盐水
补液量	已失量+日需量	补 Na^+=（正常血 Na^+–测量 Na^+值）×体重（kg）×0.6（女性为 0.5）	补水量（ml）=（测量 Na^+–正常 Na^+）×体重（kg）×4
用法	有循环改变者先补充已失量，并监测心肺功能 循环改变不明显者已失量分次补完	先快后慢，总量分次补完	计算量分 2 天补
预防	低钾	低钾，纠酸	低钾、低钠

试　题

1. 细胞外液中主要的阳离子是
   A. K^+　　B. Na^+　　C. Ca^{2+}
   D. Mg^{2+}　　E. Fe^{2+}
2. 禁食，成年患者每天正确的水和电解质补充量为
   A. 水 2000～2500ml，钠 10g，氯化钾 5g
   B. 水 2000～2500ml，钠 5g，氯化钾 4g
   C. 水 3000～3500ml，钠 5g，氯化钾 3g
   D. 水 1500～2000ml，钠 3g，氯化钾 2g
   E. 水 1500～2000ml，钠 4g，氯化钾 2g
3. 外科患者最易发生水和钠代谢紊乱是
   A. 原发性缺水　　B. 低渗性缺水　　C. 等渗性缺水
   D. 高渗性缺水　　E. 水过多
4. 男性，30 岁。不洁饮食后出现反复大量呕吐，最可能出现的水电解质失调是

A. 等渗性缺水
B. 低镁血症
C. 高渗性缺水
D. 稀释性低钠血症
E. 高钾血症

5. 等渗性缺水的临床表现为
A. 化验检查见尿比重在 1.010 以下
B. 休克常伴有代谢性酸中毒
C. 明显口渴
D. 化验检查见血清 Na^{+}降低
E. 短期内体液的丧失达体重 3%时发生休克

6. 男性，20 岁，10000m 长跑后晕倒，眼窝下陷，神志欠清。急查血钾 5.3mmol/L，血钠 155mmol/L。该患者最可能的水电解质平衡紊乱类型是
A. 高渗性缺水
B. 低渗性缺水
C. 等渗性缺水
D. 低钠血症
E. 高钾血症

7. 治疗高渗性脱水理想的液体是
A. 5%碳酸氢钠液
B. 10%葡萄糖液
C. 0.9%氯化钠液
D. 0.45%氯化钠液
E. 平衡盐溶液

8. 男性，25 岁，煤矿工人，被困井下 9 天，获救后诉口渴，体重由 70kg 降至 57kg，血钠 155mmol/L，血钾 4.0mmol/L。其水电解质平衡失调的类型是
A. 高渗性缺水
B. 低渗性缺水
C. 等渗性缺水
D. 低钠血症
E. 高钾血症

9. 低渗性缺水的常见病因是
A. 大量出汗
B. 摄入水不足
C. 慢性肠梗阻
D. 急性化脓性腹膜炎
E. 大量使用利尿酸类利尿药

10. 下列溶液中，适合治疗等渗性缺水的是
A. 平衡盐溶液
B. 5%葡萄糖液
C. 0.45%氯化钠液
D. 10%葡萄糖液
E. 3%氯化钠液

11. 仅用等渗盐水纠正等渗性缺水时，可导致
A. 高钠血症
B. 高氯血症
C. 水过多
D. 代谢性碱中毒
E. 低钙血症

12. 等渗性脱水伴酸中毒的患者，在补充等渗盐水和碱性溶液，纠正脱水酸中毒后需注意可能发生
A. 低钠
B. 低镁
C. 低钾
D. 低氯
E. 低磷

（13～14 题共用题干）

男性，40 岁。急性肠梗阻 2 天，呕吐频繁、乏力、尿少、口唇干燥、眼窝下陷、皮肤弹性差，脉搏 116 次/分。化验：Hb163g/L，血细胞比容 0.55，血清钠 140mmol/L，血清钾 4mmol/L。

13. 该患者可能发生
  A. 低渗性缺水　　B. 高渗性缺水　　C. 等渗性缺水
  D. 水中毒　　E. 高钾血症
14. 治疗措施是
  A. 快速输入高渗葡萄糖液　　B. 静脉滴注升压药物
  C. 静脉滴注 5%碳酸氢钠液　　D. 吸氧
  E. 快速输入等渗电解质溶液、胶体液

答　案

1. B　2. B　3. C　4. A　5. B　6. A　7. D　8. A　9. C　10. A
11. B　12. C　13. C　14. E

第三节　钾代谢异常

体内的钾 98%存在于细胞内，2%存在于细胞外。钾是细胞内最主要的阳离子电解质。正常值为 3.5～5.5mmol/L，由于细胞有很强的储钾能力，因此临床上测得血钾值并不能真正反映人体内缺钾或是钾剩余。钾的生理功能：可以参与、维持细胞的正常代谢，维持细胞内液渗透压和酸碱平衡，维持神经肌肉的兴奋性但对心肌有一定的抑制作用。每日需钾 40～80mmol（3～6g）。

	低钾血症	高钾血症
血钾	＜3.5mmol/L	＞5.5mmol/L
病因	1. 摄入不足：长期进食不足，TPN 液中补钾不足 2. 丢失过多：呕吐、肠瘘、持续胃肠减压、排钾性利尿剂、醛固酮增多症、肾衰多尿期 3. 分布异常：大量输注葡萄糖液+胰岛素、碱中毒	1. 摄入过多：口服或静脉给予过量氯化钾、库存血 2. 排出障碍：肾衰、保钾利尿剂、醛固酮缺乏 3. 分布异常：急性酸中毒、溶血、挤压综合征
临床表现	神经肌肉系统：最早是肌无力，四肢肌→躯干肌→呼吸肌→窒息，腱反射减弱或消失 消化系统：肠蠕动减弱，腹胀，恶心呕吐 中枢神经系统：嗜睡、冷漠、精神萎靡 对心脏影响：传导阻滞，节律异常 对酸碱影响：低钾→碱中毒→反常性酸性尿	临床表现无特异性，可有肢体无力、感觉异常、神志模糊、心律不齐
EGC	T 波降低、变平、倒置，后出现 ST 段降低，QT 间期延长，典型是 U 波出现	T 波高尖，P 波波幅下降，QRS 增宽，典型是 T 波高尖
合并	低钾性碱中毒，反常性酸性尿	高钾性酸中毒，反常性碱性尿
治疗	补钾量 40～80mmol/d（3～6g/d） 补钾浓度<40mmol/L（3g/L 或 0.3%） 补钾速度<20mmol/h	1. 停止进钾 2. 25%葡萄糖液 100～200ml+胰岛素 6～12IU 3. 5%$NaHCO_3$ 60～100ml 4. 阳离子交换树脂 5. 透析 6. 抗心律失常

注：临床上判断缺钾不易，根据血钾测定值补钾不够准确，所以要边补边观察，分次补钾；1gKCl＝13.4mmol 钾。

难点解析

1. 低钾血症的治疗　积极处理原发病+钾的补充。临床上常用的补钾制剂10%KCl溶液。

途径：首选口服，其次静脉滴注，严禁静脉注射。

前提：见尿补钾（尿量达到40ml/h）。

浓度：<40mmol/L（3g/L）。

速度：<20mmol/L。

总量：40～80mmol/d（3～6g/d）。

疗程：补钾量分次补充，一般需3～5天方可完全纠正。

2. 高钾血症的治疗　停用一切含钾的溶液或药物。

禁钾：停用一切含钾的药物和食物。

抗钾：使用钙剂对抗钾对心肌的抑制作用，常用10%葡萄糖酸钙。

转钾：将钾转入细胞内，如碱化细胞外液（5%$NaHCO_3$）。

排钾：口服阳离子交换树脂，从消化道排钾，当血钾>6.5mmol/L有透析指征。

试　题

1. 纠正低钾血症必须
   A. 先补钾离子　B. 先补氯离子
   C. 给予5%葡萄糖液　D. 尿量大于40ml/h
   E. 先纠正代谢性酸中毒
2. 高钾血症常见的临床表现是
   A. 心动过缓　B. 肠蠕动消失　C. 四肢肌张力增强
   D. 腹胀　E. 恶心、呕吐
3. 幽门梗阻长期呕吐患者常易发生的电解质紊乱是
   A. 低钾低氯性酸中毒　B. 低钾低氯性碱中毒
   C. 高钾高氯性酸中毒　D. 高钾高氯性碱中毒
   E. 低钾高氯性碱中毒
4. 不符合低钾血症临床表现的是
   A. 精神萎靡　B. 心律失常　C. 肠鸣音消失
   D. 腹胀　E. 腱反射亢进
5. 低钾血症一般不表现为
   A. 碱中毒　B. 碱性尿　C. 心电图出现U波
   D. 恶心、呕吐　E. 腱反射减弱
6. 肠梗阻患者血清钾检测值为2.9mmol/L，临床上一般不表现为
   A. 四肢无力　B. ST段降低　C. 皮肤苍白

D. 反常性酸性尿　E. 口苦

7. 关于低钾血症的临床表现，错误的是

A. 肌无力为最早的临床表现　B. 均有典型的心电图改变

C. 常与镁缺乏同时存在　D. 严重时可发生多尿

E. 发生碱中毒时尿呈酸性

8. 女性，45 岁。幽门梗阻行持续胃肠减压半月余，每日补 10%葡萄糖液 2500ml，5%葡萄糖盐水 1000ml，10%氯化钾液 30ml。2 天前开始出现全腹膨胀，无压痛及反跳痛，肠鸣音消失，每日尿量 1500ml 左右。最可能的原因是

A. 低钾血症　B. 低钠血症　C. 高钾血症

D. 高钠血症　E. 低钙血症

9. 女性，47 岁。慢性肾炎史多年，近 2 年经常出现双下肢水肿，一直口服双嘧达莫（潘生丁）及氢氯噻嗪治疗。近 1 周感觉腹胀，双下肢无力。首先考虑的是

A. 肾功能严重减退　B. 低钾血症

C. 高血压　D. 酸中毒

E. 药物中毒

10. 补钾速度一般每小时不宜超过

A. 10mmol　B. 20mmol　C. 30mmol

D. 40mmol　E. 50mmol

11. 外周静脉输液时，5%葡萄糖氯化钠注射液 500ml 中，最多可加入 10%氯化钾液

A. 10ml　B. 15ml　C. 20ml

D. 25ml　E. 5ml

12. 男性，60 岁。因慢性肾功能不全入院。血生化检查：K^+ 6.5mmol/L，Na^+ 136mmol/L，Ca^{2+} 2.0mmol/L，CO_2CP 25mmol/L。心电图示 T 波高尖。下列处理方式不正确的是

A. 静脉滴注碳酸氢钠溶液　B. 应用氨苯蝶啶快速利尿

C. 静脉注射葡萄糖酸钙　D. 停用含钾药物

E. 静脉滴注葡萄糖和胰岛素

13. 女性，45 岁。严重骨盆骨折，24 小时尿量 200ml，血钾 5.9mmol/L，二氧化碳结合力 13mmol/L，血尿素氮 27mmol/L。治疗措施不正确的是

A. 10%葡萄糖酸钙溶液 20ml，缓慢静脉注射

B. 11.2%乳酸钠溶液 60ml，缓慢静脉注射

C. 口服钠型树脂 109，每日 3 次

D. 血液透析

E. 输同型库存血 200ml

（14～15 题共用题干）

男性，45 岁。幽门梗阻、胃次全切除术后第 5 天，排气 3 次，但腹胀逐渐加重，恶心，无呕吐，腹胀明显，无压痛、反跳痛，肠鸣音弱，心电图示 T 波降低。

14. 根据目前情况应诊断为

A. 绞窄性肠梗阻　B. 弥漫性腹膜炎

C. 吻合口瘘　　　　D. 低血钾
E. 低血钙

15. 为了证实诊断，应做哪种检查
A. 腹部B超　　B. 腹部穿刺　　C. 测定血钾
D. 胃肠造影　　E. 腹部CT

答　案

1. D　2. A　3. B　4. E　5. B　6. C　7. B　8. A　9. B　10. B
11. B　12. B　13. E　14. D　15. C

第四节　酸碱平衡失调

人体体液 pH 正常为 7.35～7.45。原发性酸碱平衡失调可分为代谢性酸中毒、代谢性碱中毒、呼吸性酸中毒、呼吸性碱中毒四种，其中代谢性酸中毒最常见。

反映机体酸碱平衡三大要素
- HCO_3^-（反映代谢因素）
  - 原发性↑，代谢性碱中毒
  - 原发性↓，代谢性酸中毒
- $PaCO_2$（反映呼吸因素）
  - 原发性↑，代呼吸性酸中毒
  - 原发性↓，呼吸性碱中毒
- PH（反映血液酸碱度）
  - 正常值（代偿期/正常）
  - 不正常（失代偿）

人体主要通过血液缓冲系统、肺、肾三大调节系统对酸碱度进行调节，其中血液缓冲对：$HCO_3^-/H_2CO_3=20:1$，特点是调节最迅速，缓冲能力最强（能应付急需）；肺：是排出体内挥发性酸（碳酸）的主要器官；肾：是调节酸碱平衡的重要器官，所有非挥发性酸和过剩的碳酸氢盐都必须从肾排泄（调节作用持久但速度缓慢），其作用是排 H^+ 和 NH_4^+ 回吸收 Na^+、HCO_3^-。

除了 pH、HCO_3^-（正常值：24mmol/L）、$PaCO_2$（正常值：33～46mmHg，平均为 40mmHg）之外，还有 BE（正常值：–3～+3mmol/L）、CO_2CP（正常值：25mmol/L）对判断酸碱度也有帮助。

四种酸碱失衡比较：

	代谢性酸中毒	代谢性碱中毒	呼吸性酸中毒	呼吸性碱中毒
病因	酸性物质产生过多 碱性物质丢失过多 肾功能不全	碱性物质摄入过多 酸性物质丢失过多（胃液丧失最常见） 缺钾、利尿剂	肺泡通气或换气功能减弱	肺泡过度通气，如高热、癔症、中枢神经系统疾病

续表

	代谢性酸中毒	代谢性碱中毒	呼吸性酸中毒	呼吸性碱中毒
临床表现	重度代谢性酸中毒时面色潮红，呼吸深而快，有酮味	一般无症状，可有呼吸浅而慢	胸闷、呼吸困难、头痛、发绀	呼吸急促、眩晕、手足口周麻木感
pH	↓	↑	↓	↑
HCO_3^-	↓	↑	正常/↑	↓
$PaCO_2$	↓	↑/正常	↑	↓
治疗	病因治疗是首要；HCO_3^-＞16～18mmol/L，无需补碱；HCO_3^-＜10mmol/L，酌情补碱 5%$NaHCO_3$ 100～250ml	积极治疗原发病；HCO_3^-45～50mmol/L，pH＞7.65，可给予稀释盐酸溶液	尽快去除病因；插管或气切改善通气换气	积极治疗原发病；纸袋罩住口鼻，增加呼吸道无效腔
备注	酸中毒←→高钾		碱中毒←→低钾	

难点解析

1. 代谢性酸中毒是临床中最常见类型，凡是涉及代谢因素的首先看 HCO_3^- 的值，反之呼吸因素则看 $PaCO_2$，由于 pH 并不是反映酸碱的敏感指标，只有在体内酸碱度失代偿的情况下才会改变。

2. 在酸碱失调的治疗中都是先针对病因治疗，原则是宁酸勿碱。在酸中毒时，离子化的 Ca^{2+}增多，即使患者有缺钙也不会表现手足抽搐，当酸中毒纠正后，离子化 Ca^{2+}减少患者将出现手足抽搐，注意补充葡萄糖酸钙予以纠正，同时也要防治酸中毒纠正后低钾的出现。而碱中毒几乎都会伴有低钾血症，同样在患者尿量达到 40ml/h 时可进行补钾。

试　题

1. 代谢性酸中毒患者一般不表现为

A. 面部潮红　　B. 心率加快　　C. 呼吸深而快

D. 尿液呈中性　　E. 呼气有酮味

2. 男性，56 岁。上腹部创伤、高位肠瘘 5 天。血压 90/60mmHg，血 pH 7.2，HCO_3^- 15mmol/L，该患者酸碱失衡类型是

A. 呼吸性碱中毒　　B. 代谢性碱中毒　　C. 呼吸性酸中毒

D. 代谢性酸中毒　　E. 呼吸性酸中毒合并代谢性碱中毒

3. 男性，58 岁。胃部不适伴反酸 20 年，近 1 周来腹胀、恶心、呕吐，吐出大量宿食，每天 1～2 次。查体：呼吸浅，17 次/分，血压正常。上腹部可见胃型，轻压痛。测血 K^+ 3.0mmol/L，Na^+ 130mmol/L，Cl^- 90mmol/L，CO_2CP 45mmol/L。该患者酸碱平衡

失调的类型是

A. 呼吸性碱中毒　B. 呼吸性酸中毒　C. 代谢性酸中毒
D. 代谢性碱中毒　E. 呼吸性酸中毒＋代谢性碱中毒

4. 代谢性碱中毒常伴发

A. 低钾血症　B. 低钙血症　C. 低钠血症
D. 低磷血症　E. 低镁血症

5. 代谢性酸中毒在没有发展到循环衰竭程度时，首选采取的措施应该是

A. 使用碳酸氢钠　B. 使用乳酸钠
C. 使用枸橼酸钾　D. 使用三羟甲基氨基甲烷
E. 实施病因治疗

6. 低钾性碱中毒常出现于

A. 尿毒症　B. 胃肠减压　C. 术后少尿
D. 挤压创伤　E. 输血过量

7. 幽门梗阻患者呕吐 10 天，血压 90/75mmHg，血钾 3.1mmol/L，pH7.5。应诊断为

A. 呼吸性酸中毒　B. 呼吸性碱中毒　C. 代谢性酸中毒
D. 代谢性碱中毒　E. 代谢性酸中毒合并呼吸性酸中毒

8. 女性，40 岁。反复呕吐 2 天，因幽门梗阻入院。测得血钾为 2.9mmol/L，血钠为 130mmol/L，血氯 70mmol/L。最可能的情况是

A. 低钾、高钠、低氯、碱中毒　B. 低钾、低钠、低氯、酸中毒
C. 低钾、低钠、高氯、碱中毒　D. 低钾、低钠、低氯、碱中毒
E. 低钾、高钠、高氯、酸中毒

9. 男性，30 岁。反复上腹痛 6 年，为空腹及夜间发作。加重伴呕吐宿食 2 周。该患者可能存在的主要电解质紊乱是

A. 高血钙　B. 低血钾　C. 低血镁
D. 高血钾　E. 高血钠

10. 代谢性碱中毒时应补氯化钾，除了

A. 尿钾含量少　B. 尿量低于 30ml/h
C. 尿量超过 60ml/h　D. 尿呈酸性
E. 尿呈碱性

11. 女性，40 岁，体重 50kg。胃大部切除术后 2 天，HCO_3^- 16mmol/L。输液时应首选

A. 5%葡萄糖氯化钠溶液
B. 含 5%碳酸氢钠 50ml 的葡萄糖溶液
C. 含 5%碳酸氢钠 100ml 的葡萄糖溶液
D. 含 5%碳酸氢钠 150ml 的葡萄糖溶液
E. 含 5%碳酸氢钠 200ml 的葡萄糖溶液

（12～14 题共用题干）

男性，60 岁。粘连性肠梗阻 5 天，出现呼吸深快。查体：面部潮红，心率 110 次/分，血压 90/60mmHg，腱反射减弱。化验：血 pH7.20，血浆 HCO_3^- 15mmol/L。

12. 该患者酸碱失衡，诊断为

A. 呼吸性酸中毒　B. 代谢性酸中毒　C. 呼吸性碱中毒
D. 代谢性碱中毒　E. 呼吸性酸中毒合并代谢性酸中毒

13. 首选治疗措施是
A. 辅助呼吸，加速 CO_2 排出　B. 静脉滴注生理盐水
C. 静脉滴注 5%碳酸氢钠　D. 快速输入高渗糖水
E. 静脉滴注 5%葡萄糖盐水

14. 如果输液后，患者出现手足抽搐，应立即静脉注射
A. 5%碳酸氢钠　B. 地西泮（安定）　C. 硫喷妥钠
D. 5%葡萄糖盐水　E. 10%葡萄糖酸钙

（15～16 题共用题干）

男性，56 岁。反复上腹胀痛 1 年，进食后呕吐 1 个月，呕吐物含有宿食。查体：贫血貌，消瘦，上腹可见胃型，可闻及振水音。

15. 最有价值的辅助检查是
A. B 超　B. 腹部 CT　C. 纤维胃镜
D. 腹部 X 线平片　E. 全消化道钡餐

16. 患者最早出现的酸碱失衡和水、电解质紊乱的类型是
A. 低钾血症、代谢性碱中毒　B. 高钾血症、代谢性酸中毒
C. 高钾血症、代谢性碱中毒　D. 低钾血症、代谢性酸中毒
E. 低氯血症、代谢性酸中毒

（17～19 题共用备选答案）

A. 呼吸性酸中毒　B. 代谢性酸中毒　C. 呼吸性碱中毒
D. 代谢性碱中毒　E. 呼吸性酸中毒合并代谢性碱中毒

17. 幽门梗阻患者可发生
18. 重度肺气肿患者可发生
19. 外科临床上最常见的酸碱失衡是
A. $PaCO_2$ 升高　B. $PaCO_2$ 降低　C. HCO_3^-增多
D. HCO_3^-减少　E. 阴离子间隙减少

答　案

1. D　2. D　3. D　4. A　5. E　6. B　7. D　8. D　9. B　10. B
11. A　12. B　13. B　14. E　15. C　16. A　17. D　18. A　19. B

第二章　输　血

输血是一种替代治疗，可以补充血容量，改善循环，增加携氧能力，提高血浆蛋白浓度，增强机体免疫力和凝血功能。正确掌握输血适应证，合理安全输血是关键。

1. 成分输血的优点

安全：单一成分输血，可以避免不必要成分输入，减少输血反应。

高效：血液成分在制备中得到浓缩、提纯，疗效较全血更佳。

有效保存：全血保存条件为（4±2）℃是针对红细胞设计的，而不利于其他血液成分的保存。

保护血资源：使血液中的各种成分得到充分合理的利用，减少对血资源的浪费。

2. 常用血液成分的制备

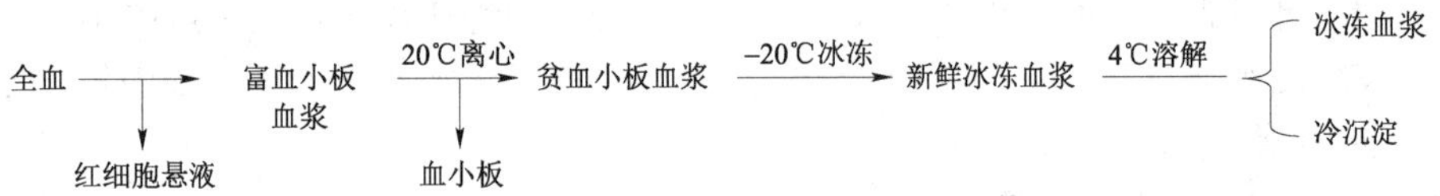

3. 成分的作用

血液制品	特点	适应证
浓缩红细胞	每袋200ml全血中红细胞总量为110～120ml	各种急性失血、慢性贫血，心、肾功能不全者输血
洗涤红细胞	健康血液除去全部血浆和90%白细胞及血小板，去除肝炎病毒及抗A、B抗体	对白细胞凝集素有发热反应者，肾功能不全不耐受库存血的高钾者
LPRBC	去白细胞的红细胞，去除了90%以上的WBC	多次输血后产生白细胞抗体者，预期需要长期或反复输血者
血小板制剂	有浓缩血小板和单采血小板之分	血小板低下，再生障碍性贫血
FFP和FP	新鲜冻干血浆（FFP）中FⅧ、FⅤ及部分纤维蛋白原含量较冻干血浆（FP）高	多种凝血因子缺乏，肝胆疾病所致凝血障碍，大量输注库存血后有出血倾向者
冷沉淀	含有Ⅷ因子及纤维蛋白原	纤维蛋白缺乏症，甲型血友病

4. 输血适应证

处理原则："缺什么，补什么"。适应证有：大量失血、贫血或低蛋白血症、重症感染、凝血机制异常。

输血指南：Hb＞100g/L不输血，Hb＜70g/L输浓缩红细胞；Hb为70～100/L根据具体情况而定。

5. 输血技术

（1）输血途径：经周围静脉穿刺是常用的输血途径。在病情危重、急性大出血经周围静脉穿刺困难时可行中心静脉置管或静脉切开输血。

（2）输血速度：通常采用重力滴注输入。成人一般控制在 5～10/min；老年人或心功能较差者要调节到较低的速度 1ml/min；小儿 10 滴/分左右。

为了防止室温下引起细菌繁殖，每次输血不应超过 4 小时，但在急性大失血时，可加压快速输血。

6. 输血并发症

发热：最常见。输血 15 分钟～2 小时内出现，表现为畏寒、寒战、高热，体温可达 39～40℃。

溶血反应：最严重。血压下降、腰背酸痛、寒战、高热、酱油色尿（血红蛋白尿）。

细菌污染反应：一般输血半小时发生，表现根据细菌数量和毒力而定，轻者仅有发热反应，严重者可出现感染性休克或 DIC。

过敏反应：输血几分钟出现，表现为皮肤局限性或全身性瘙痒、荨麻疹。

循环超负荷：常见于老人、幼儿、心功能低下者，表现为呼吸急促、心率快、发绀。

输血急性肺损伤：输血 6 小时内，出现呼吸困难、呼吸衰竭。

移植物抗宿主病：近亲输血出现皮疹、发热、腹泻。

疾病传播：包括 EB 病毒、巨细胞病毒、肝炎病毒、HIV、梅毒、疟疾、布氏杆菌。

7. 自体输血 既可节约库存血，又可减少输血反应和疾病传播，并且无需检测血型和进行交叉配血实验。

①预存式自体输血：适用于择期手术，无感染、Hb＞100g 患者，术前 1 个月开始准备。

②回收式自体输血：适用于术中、急诊出血量＞1000ml，血液无明显污染者。

难点解析

1. 大失血输什么？

失血量＜20%（800ml）：不必输血，可输各种晶体、胶体溶液。

失血量＜30%（＜800ml）：不输全血。

失血量＞30%（＞1200ml）：输全血与 CRBC（浓缩红细胞）各一半。

失血量＞40%（＞1600ml）：晶体、胶体快速扩容＋输浓缩红细胞和全血。

2. 各种缺血情况输什么？

多次输血+发热反应或变态反应	输洗涤红细胞
多次输血产生 WBC 抗体	输去白细胞的红细胞
失血、贫血，增加携氧能力	输浓缩红细胞
战时使用	输冰冻红细胞
血友病或 FⅤ、FⅧ因子缺乏患者	输 FPP
凝血因子缺乏、凝血障碍	输 FP、FFP
纤维蛋白缺乏、甲型血友病	输冷沉淀

试 题

1. 急性大量失血患者需要输注红细胞时，应首选的品种是
A. 悬浮红细胞 B. 浓缩红细胞 C. 辐照红细胞
D. 洗涤红细胞 E. 去除白细胞的红细胞

2. 准备进行骨髓移植的患者需要输血改善贫血症状，首选的血液制品为
A. 全血 B. 红细胞悬液 C. 少白细胞的红细胞
D. 洗涤红细胞 E. 浓缩红细胞

3. 不需要通过辐照来预防输血相关性移植物抗宿主病的血液成分是
A. 洗涤红细胞 B. 浓缩血小板 C. 新鲜冰冻血浆
D. 悬浮红细胞 E. 浓缩白细胞

4. 男性，20 岁。因重型再生障碍性贫血入院，准备 10 天后接受异基因造血干细胞移植。因大量鼻出血和牙龈出血拟行输血，需要预订的血液成分是
A. 单采血小板 B. 辐照单采血小板
C. 辐照冷沉淀 D. 辐照新鲜冷冻血浆
E. 新鲜冷冻血浆

5. 为了预防输血相关性移植物抗宿主病，输注前需要进行辐照的血液成分是
A. 新鲜冰冻血浆 B. 普通冰冻血浆 C. 新鲜血浆
D. 浓缩血小板 E. 冷沉淀

6. 对于存在凝血功能障碍的肝病患者，应给予输注
A. 全血 B. 新鲜冰冻血浆 C. 白蛋白
D. 血小板 E. 红细胞悬液

7. 临床输注冰冻血浆的目的是补充
A. 凝血因子 B. 白蛋白 C. 免疫球蛋白
D. α 球蛋白 E. 电解质

8. 输注血小板的主要目的是
A. 增加血管致密度 B. 抑制纤溶活性
C. 改善止血功能 D. 降低抗凝功能
E. 加强凝血功能

9. 女性，25 岁。足月妊娠，因前置胎盘发生 DIC，阴道大出血入院。查体：T 35℃，P130 次/分，R 25 次/分，BP 90/40mmHg。实验室检查：Hb 55g/L，Plt 20×10^9/L，血纤维蛋白原 1.6g/L。不正确的输血处理措施是输注
A. 新鲜冰冻血浆 B. 浓缩血小板 C. 普通冰冻血浆
D. 冷沉淀 E. 悬浮红细胞

10. 女性，20 岁。因患地中海贫血需反复输血治疗，应为该患者选择的最佳血液成分是
A. 去除白细胞的红细胞 B. 冷冻红细胞
C. 悬浮红细胞 D. 洗涤红细胞

E. 悬浮红细胞和血浆

11. 女性，40 岁，因患再生障碍性贫血入院治疗，既往曾多次输血。此时应考虑输注

A. 浓缩红细胞　　B. 去除白细胞的红细胞

C. 全血　　D. 悬浮红细胞

E. 辐照红细胞

12. 男性，50 岁。因胃癌伴重度贫血入院，既往体健，无输血史。术前化验 Hb56g/L。为纠正贫血，最适合的输血治疗是

A. 输全血　　B. 输浓缩红细胞

C. 输洗涤红细胞　　D. 输去白细胞的红细胞

E. 输冷冻红细胞

13. 男性，65 岁。患再生障碍性贫血 2 年，多次输血治疗，最近 2 次输血过程中出现发热，体温达 39℃以上，经对症处理症状缓解。此次拟输血改善贫血症状，应输注的血液成分是

A. 浓缩红细胞　　B. 辐照红细胞　　C. 洗涤红细胞

D. 冰冻红细胞　　E. 悬浮红细胞

14. 关于急性失血患者的输血，正确的是

A. 用等量的全血补充所估计的失血量

B. 在晶体液、胶体液扩容的基础上，适当输注全血

C. 在晶体液、胶体液扩容的基础上，合理输血（主要是输红细胞）

D. 先输注血浆补充血容量，再输注红细胞纠正贫血

E. 红细胞、新鲜冰冻血浆及血小板三者合理搭配输注

15. 一位体重 60kg 的女性患者，因外伤引起急性出血约 2000ml，经手术止血并在应用晶体液和人造胶体液补足血容量（血压已稳定）的基础上，宜输注的血液制品是

A. 红细胞悬液（添加剂红细胞）　　B. 保存全血

C. 洗涤红细胞　　D. 新鲜冰冻血浆

E. 新鲜全血

16. 最能减少输血的并发症且无传染疾病危险的是

A. 输新鲜血　　B. 输新鲜冰冻血浆

C. 输浓缩红细胞　　D. 输白细胞制剂

E. 自体输血

17. 男性，35 岁。体重 75kg。因陈旧性股骨干骨折入院手术。查体：P85 次/分，BP125/80mmHg。一般状况良好，心肺无异常，实验室检查：Hb130g/L。凝血功能检查结果正常，肝肾功能正常。如果手术中出血，下列输血方案中不应首选的是

A. 术后回收式自体输血　　B. 术中回收式自体输血

C. 急性等容血液稀释　　D. 术前贮存式自体输血

E. 输注异体红细胞和新鲜冰冻血浆

18. 男性，63 岁。皮肤黏膜散在出血点 10 天。既往肝硬化病史多年。给予输注新鲜冰冻血浆治疗。输注开始后 20 分钟，患者出现皮肤瘙痒、荨麻疹表现。此时应采取

的处理措施是

A. 停止输注

B. 减慢输注速度，并给予肾上腺素治疗

C. 换一袋血浆输注

D. 减慢输注速度，并给予抗组胺药物治疗

E. 继续输注，不做任何处理

19. 急性输血不良反应发生的时间为输血开始后

A. 8 小时内　B. 12 小时内　C. 24 小时内

D. 36 小时内　E. 48 小时内

20. 不能通过输血传播的病原是

A. 单纯疱疹病毒　B. EB 病毒　C. 巨细胞病毒

D. 肝炎病毒　E. HIV

21. 传播病毒危险性最大的血液成分是

A. 红细胞　B. 白细胞　C. 血小板

D. 血浆　E. 冷沉淀

22. 在我国尚未列入献血者血液筛查的病原体是

A. 艾滋病病毒　B. 巨细胞病毒　C. 乙型肝炎病毒

D. 丙型肝炎病毒　E. 梅毒螺旋体

答　案

1. A　2. C　3. C　4. B　5. D　6. B　7. A　8. C　9. C　10. A

11. B　12. B　13. C　14. C　15. A　16. E　17. E　18. D　19. C　20. A

21. B　22. B

第三章 休 克

休克是机体有效循环血量减少、组织灌注不足，细胞代谢紊乱和功能受损的病理过程，是一个由多种病因引起的综合征。氧供给不足和需求增加是休克的本质，产生炎症介质是休克的特征。

休克分为低血容量性、感染性、心源性、神经性和过敏性休克五类。其中低血容量性休克和感染性休克是外科最常见的休克。五种类型休克的共同点是有效循环血量减少，因此无论何种类型的休克救治原则是补充血容量。

休克的发生过程可分为休克代偿期（微循环收缩期），休克失代偿期（微循环扩张期和衰竭期）。

机体处于休克时由于有效循环血量的减少，导致各组织脏器灌注不足，其中对心、脑、肾、肺、肝、胃肠道、皮肤都有一定程度的影响。临床中可通过观察患者的血压、脉率、神志、尿量、呼吸、皮温及颜色来对患者休克程度进行判断。有条件者还可对 CVP、PCWP、DIC、CO、CI、动脉血气、动脉血乳酸盐、胃肠黏膜内 pH 等行特殊检测。

第一节 低血容量性休克

低血容量性休克，常由大量出血或体液丢失，或体液积存于第三间隙，引起有效循环血量减少所致。包括失血性休克（外科休克中很常见）、创伤性休克。通常在快速失血超过全身总量 20%时即出现休克。治疗：主要包括补充血容量和止血两部分，一般使 Hb 维持在 100g/L、HCT 在 30%左右。若 Hb＜70g/L 可输入浓缩红细胞。若急性失血量超过总量 30%可考虑输入全血。临床上通过 CVP 及血压的检测对补液进行指导。

第二节 感染性休克

感染性休克是外科多见且较难治疗的一类，多继发于革兰阴性杆菌为主的感染。革兰阴性杆菌释放的内毒素与体内的补体、抗体或其他成分结合可刺激交感神经引起血管痉挛并损伤血管内皮细胞。严重者可导致全身炎症性反应（SIRS），最终引起微循环障碍、代谢紊乱及器官功能不全。可分为暖休克（高排低阻型休克）、冷休克（低排高阻型休克）。治疗：在休克未纠正前以治疗休克为主，同时给予抗感染治疗；休克纠正后以治疗感染为重点。在抢救感染性休克时，糖皮质激素的治疗应用原则为早期、大量、短期。

难点解析

1. 休克指数：脉率/收缩压>1（提示有休克），>2（提示严重休克）。

2. 在休克早期表现中，心率改变最明显。收缩压下降并非休克早期表现，而是失代偿期结果。

3. 血压是判断休克程度的主要指标。通常认为收缩压<90mmHg，或脉压<20mmHg，有休克存在，脉压增大，好转表现；收缩压70～90mmHg，脉压缩小，提示中度休克；收缩压<70mmHg，提示重度休克。

4. 尿量是休克期反映器官血流灌注最简单、可靠的指标。休克早期尿量<20ml/h，若尿量>30ml/h表示休克已纠正。

5. 乳酸盐是反映休克预后的指标。

6. CVP可反映全身血容量和右心功能的关系，变化比动脉压早。正常值5～10cmH_2O；CVP<5cmH_2O为明显血容量不足；CVP>15cmH_2O提示心衰（肺血管过度收缩或肺循环阻力增加）；CVP>20cmH_2O提示充血性心衰。

7. 治疗：首选平衡盐液补充血容量，只有Hb<70g/L才考虑输血。

心源性休克首选：低分子右旋糖酐；过敏性休克首选：肾上腺素。

补液原则：宁酸勿碱，严重感染及早用激素。

8. 失血性休克治疗中，中心静脉压与补液的关系

CVP↑不补液；CVP↓要补液。

CVP↓、血压↓：充分补液。

CVP↓、血压正常：适当补液。

CVP↑、血压↓：扩血管、强心。

CVP↑、血压正常：扩血管。

CVP正常、血压↓：补液实验。

9. 感染性休克表现

暖休克（高排低阻型休克）：表现接近正常。神志清醒、皮肤红润、尿量>30ml/h。

冷休克（低排高阻型休克）：最常见，且严重。神志淡漠、皮肤苍白、尿量<25ml/h。

治疗：抗休克同时治疗感染。糖皮质激素使用原则：早期使用，大量：正常人10～20倍，短期：应用<48小时。

试　题

1. 男性，22岁。咳嗽伴发热3天。给予青霉素静脉滴注，抗感染治疗，用药后患者突然出现气急、胸闷、烦躁不安。查体：T 38.5℃，P 140次/分，R 37次/分，BP 75/40mmHg。面色苍白，大汗淋漓。两肺可闻及喘鸣音。身体多部位红色皮疹。最可能的原因是

A. 哮喘急性发作　B. 感染性休克　C. 急性呼吸窘迫综合征

D. 急性左心衰竭　E. 过敏性休克

2. 成年患者因失血致意识模糊、血压测不到，估计失血量

A. ＞800ml　B. ＞1000ml　C. ＞1200ml

D. ＞1400ml　E. ＞1600ml

3. 失血性休克治疗中首先补充的是

A. 全血　B. 浓缩红细胞　C. 血浆

D. 高渗葡萄糖　E. 平衡盐溶液

4. 血压下降在休克中的意义为

A. 是诊断休克的唯一依据　B. 是休克最常见的临床表现

C. 是估计休克程度的主要指标　D. 是组织细胞缺氧的主要指标

E. 是休克最早的指标

5. 男性，45 岁。双侧股骨干骨折 3 小时。体温 36.5℃，脉搏细数，血压 60/40mmHg，四肢冰冷，无尿。此时，该患者应采取的体位是

A. 头和躯干抬高 20°～30°，下肢抬高 15°～20°

B. 平卧位

C. 下肢抬高 10°

D. 头和躯干抬高 10°～20°

E. 头和躯干抬高 40°～45°，下肢抬高 30°～40°

6. 休克期反映血流灌注最简单可靠的指标是

A. 收缩压　B. 尿量　C. 舒张压

D. 脉率　E. 脉压

7. 成年患者烧伤面积 60%，7 小时后入院，经注射吗啡、头孢类抗生素和生理盐水 1000ml，仍有休克，应考虑为

A. 神经性休克　B. 感染性休克　C. 心源性休克

D. 低血容量性休克　E. 中毒性休克

8. 女性，22 岁，腹痛伴频繁呕吐 3 天，以肠梗阻收入院，血 Na^+ 133mmol/L，血 K^+ 3.8mmol/L，HCO_3^- 8mmol/L，BP 80/60mmHg，治疗应首先采取

A. 纠正酸中毒　B. 纠正低血钾

C. 纠正低血钠　D. 急诊手术，解除肠梗阻

E. 纠正低血容量

9. 为感染性休克患者迅速纠正血容量不足时，下列各组液体中，首选的是

A. 以平衡盐溶液为主，配合适量血浆和全血

B. 以胶体溶液为主

C. 等张生理盐水加代血浆

D. 葡萄糖溶液加代血浆

E. 全血配合葡萄糖

10. 休克代偿期表现不包括

A. 血压下降　B. 兴奋　C. 过度通气

D. 烦躁　E. 舒张压升高

11. 女性，85 岁，因大量呕血、黑便送来急诊。既往有冠心病、肾动脉硬化。立即给予输血、补液及相应的止血措施。对此患者指导液体入量及输入速度最有意义的参考指标是

A. 中心静脉压　B. 肘静脉压　C. 血压
D. 心率　E. 尿量

12. 判断休克已纠正除血压正常外，尿量每小时至少应稳定在

A. 25ml 以上　B. 30ml 以上　C. 40ml 以上
D. 50ml 以上　E. 60ml 以上

（13～14 题共用备选答案）

A. 尿量少，CVP 很高　B. 尿量少，CVP 较低
C. 尿量多，CVP 很低　D. 尿量多，CVP 正常
E. 尿量多，CVP 偏高

13. 说明休克治疗液体已经补足的是
14. 说明休克治疗液体尚未补足的是

（15～16 题共用备选答案）

A. 血容量不足　B. 心功能不全，血容量正常
C. 心功能不全或血容量相对过多　D. 容量血管过度收缩
E. 心功能不全或血容量不足

15. 中心静脉压低，血压低
16. 中心静脉压高，血压低

答　案

1. E　2. E　3. E　4. C　5. A　6. B　7. D　8. E　9. A　10. A
11. A　12. B　13. D　14. B　15. A　16. C

第四章　麻　醉

麻醉是用药物或非药物的方法使患者的整个机体或机体的一部分暂时性地丧失对疼痛刺激的感觉，以达到无痛的目的。现代麻醉学随着麻醉技术的发展应用更加广泛，其内容包括临床麻醉学、重症监测、急救与复苏和疼痛治疗学。

临床常将麻醉分为以下几类。

1. 基础麻醉　麻醉前使患者进入人类似睡眠状态，以利其后的麻醉处理，这种麻醉前的处理称为基础麻醉。

2. 全身麻醉　吸入麻醉、静脉麻醉、肌内注射麻醉。

3. 局部麻醉　表面麻醉、局部浸润麻醉、区域阻滞麻醉。

4. 椎管内麻醉　蛛网膜下腔阻滞、硬膜外阻滞、骶管阻滞。

5. 复合麻醉　同时使用两种以上的麻醉药物或方法完成麻醉，取长补短。

麻醉前的准备事项：生理准备、精神准备、胃肠道准备，择期手术患者可通过麻醉前准备提高患者对麻醉耐受，降低麻醉风险。但对急诊患者则应根据患者情况尽量纠正各个方面的紊乱，但不能强调麻醉安全性而延误患者手术治疗时间。

麻醉前用药的目的：①消除患者紧张、焦虑及恐惧心理；②提高患者痛阈；③抑制呼吸道腺体分泌，防止发生误吸；④消除因手术或麻醉引起的不良反应。麻醉前用药包括镇静药、镇痛药和抗胆碱药。一般在麻醉前 30～60 分钟肌内注射。

难点解析

1. 局麻药临床上分为酯类（普鲁卡因、丁卡因）和酰胺类（利多卡因），酯类局麻药易出现过敏，酰胺类局麻药极少出现过敏。

2. 局麻药的不良反应主要包括毒性反应和过敏反应。

3. 椎管内麻醉分为蛛网膜下腔阻滞（腰麻）和硬膜外阻滞。椎管内麻醉的主要作用部位是脊神经根。一般成人腰麻选择 L_3～L_4 间隙，小儿要在 L_3 以下，避免腰椎穿刺时损伤脊髓。

4. 腰麻后可出现头痛、尿潴留、腰麻后神经等并发症。

试　题

1. 在临床麻醉中，舌后坠是引起上呼吸道梗阻的常见原因，手法解除舌后坠哪种方法最有效

A. 抬颈法　　B. 提颏法　　C. 托下颌法
D. 仰头法　　E. 吸痰法

2. 脊神经节段在体表的投影，双乳连线水平代表
A. C_8　　B. T_1　　C. T_4
D. T_5　　E. T_6

3. 腰麻后头痛
A. 常发生于大孔径穿刺针　　B. 平卧位常会加剧
C. 即可观察到　　D. 实施硬膜外血液填充无效
E. 与穿刺针斜面方向有关

4. 药物转化的最重要脏器是
A. 脾　　B. 肾　　C. 肝
D. 肺　　E. 血流

答　案

1. C　2. C　3. A　4. C

第五章　重症监测治疗与复苏

重症监护病房（ICU）是集中各有关专业的知识和技术，先进的检测和治疗设备，对重症病例的生理功能进行严密监测和给予及时有效治疗的专门单位。

心脏骤停：是指心脏突然丧失其排血功能而导致周身血液循环停止和组织缺血、缺氧的状态。心脏停搏类型：①心室停顿，即心脏完全处于静止状态；②心室纤颤，即心室呈无规则蠕动而无排血功能；③电–机分离，即心电图显示有心电活动（心室复合波），但无机械收缩和排血功能。

心肺复苏（CPR）：针对呼吸和循环骤停所采取的抢救措施，以人工呼吸替代患者自主呼吸，以心脏按压形成暂时人工循环并诱发心脏自主搏动。

心肺脑复苏（CPCR）：脑细胞是对缺氧最不耐受的细胞，因此维持脑组织灌流、恢复中枢神经系统功能是心肺复苏的重点，故将“心肺复苏”扩展为“心肺脑复苏”。在复苏中时间是关键。

心肺脑复苏三阶段：包括初期复苏、后期复苏、复苏后治疗。初期复苏（BLS）称为心肺复苏，是对呼吸循环骤停的现场抢救措施。初期心肺复苏包括 A、B、C 三个步骤。A（airway）：保持呼吸道通畅。呼吸道梗阻常见于舌后坠、呼吸道分泌物、呕吐物阻塞呼吸道。消除梗阻方法有：去除呼吸道分泌物、呕吐物后采取托下颌、头后仰、放置鼻咽或口咽通气道、气管插管等。B（breathing）：有效人工呼吸。现场复苏可通过口对口（常用）、口对鼻、口对口鼻方式进行，而使用呼吸器进行人工呼吸效果更好。C（circulation）：建立有效人工循环。

后期复苏（ALS）：也叫高级生命支持，是基本生命支持的延续，是通过高质量的复苏技术、复苏器械、设备和药物治疗，争取最佳疗效和预后的复苏阶段。其内容包括呼吸支持、恢复和维持自主循环、CPR 期间的监测、药物治疗。

复苏后治疗：心脏骤停将导致全身组织器官立即缺血、缺氧，继而产生相应的多器官功能障碍。而复苏后治疗的主要内容则为防治多器官功能衰竭（心、肺、脑、肾）和缺氧性脑损伤。保持呼吸和循环的稳定是复苏后治疗的关键。

急性肾衰竭（ARF）现称急性肾损伤（AKI）：是指短时间（几小时至几天）内发生的肾脏功能减退，即溶质清除能力及肾小球滤过率（GFR）下降，从而导致水、电解质和酸碱平衡紊乱及氮质代谢产物蓄积为主要特征的一组临床综合征。是临床常见而严重的病症之一，还可能与其他器官的功能障碍并存而构成多器官功能不全综合征（MODS）。而狭义急性肾衰竭主要指急性肾小管坏死。大多数急性肾衰竭是可逆的。

难点解析

心肺脑复苏（CPCR）

1. 心脏骤停最常见原因→室颤；最常见疾病→冠心病。
2. 最佳抢救时间：4 分钟内。停搏 4～6 分钟后将出现不可逆脑损伤。
3. 步骤：C（胸外按压）→A（开放气道）→B（人工呼吸）。
4. 频率：单人、双人按压 30 次吹两口气（30∶2）。
5. 位置：胸骨下段两乳头连线，按压下陷深度至少 5cm，频率至少 100 次/分。
6. 脑复苏是抢救是否成功的关键。
7. 20%甘露醇是治疗脑水肿的首选，肾上腺素是心肺复苏的首选药物。
8. 出现室颤：必须首选电除颤。首次胸外除颤电能≤200J。

急性肾衰竭（ARF）

1. 病因：肾前性（血容量减少有关）、肾后性（泌尿系统梗阻有关）、肾性（肾毒素物质所致如庆大霉素和氨基糖苷类等药物、重金属、造影剂）。

2. 临床表现：①少尿期（尿量成人＜400ml/24h），典型表现为电解质严重紊乱。高钾血症是少尿期主要死因。②多尿期（尿量可达 3000～5000ml/24h），肾脏此时毒素的排泄及浓缩功能仍较低，易致感染注意低钾的出现。

3. 肾透析是急性肾衰竭合并高钾血症的最有效治疗方式。

4. 常用肾透析指征：血钾＞6.5mmol/L、血肌酐（CR）＞442μmol/L、血尿素氮（BUN）＞21.4mmol/L（正常值：血钾 3.5～5.5mmol/L、CR 76～88μmol/L、BUN 3.2～7.1mmol/L）。

试　题

1. 心脏骤停最常见于
   A. 窦性心动过速　B. 心脏破裂　C. 心脏压塞
   D. 心室颤动　E. 室性停搏
2. 心室颤动导致不可逆性脑损害，其发作至少持续
   A. 4～6 分钟　B. 7～9 分钟　C. 30 秒
   D. 1～3 分钟　E. 10 分钟
3. 心脏骤停最重要的诊断依据是
   A. 心音消失　B. 手足抽搐　C. 桡动脉搏动消失
   D. 呼吸断续　E. 呼之不应
4. 成人心肺复苏的合理顺序是
   A. 胸外按压—人工呼吸—开放气道　B. 开放气道—胸外按压—人工呼吸
   C. 开放气道—人工呼吸—胸外按压　D. 人工呼吸—胸外按压—开放气道

E. 胸外按压—开放气道—人工呼吸

5. 成人心肺复苏抢救时胸外按压与人工呼吸通气的比例是

A. 15∶2　　B. 30∶2　　C. 10∶2
D. 5∶2　　E. 40∶2

6. 胸外按压正确的部位是

A. 心前区　　B. 胸骨下半部　　C. 胸骨中上 1/3 交界处
D. 胸骨中部　　E. 胸骨角

7. 胸外按压的操作方法，下列哪项错误

A. 背部垫硬板
B. 部位在锁骨中线第 5 肋间
C. 按压次数至少 100 次/分
D. 使胸骨下陷至少 5cm
E. 每按压 30 次后进行人工呼吸 2 次

8. 经首次电除颤未消除心室颤动的最佳处理是

A. 连续以更高级别的能量进行电除颤 2 次
B. 连续以更高级别的能量进行电除颤 3 次
C. 连续以同样级别的能量进行电除颤 2 次
D. 连续以同样级别的能量进行电除颤 3 次
E. 进行 2 分钟心肺复苏后再次电除颤

9. 脑复苏的治疗重点是

A. 降低大脑氧耗量　　B. 防治脑水肿
C. 促进脑细胞功能恢复　　D. 降低脑细胞能量消耗
E. 维持血压，保证脑部血液供应

10. 女性，20 岁。春天在花园游玩时突然晕倒。查体：脉搏细速，BP 40/20mmHg，面色苍白，神志不清。应首要采取的急救措施是

A. 多巴胺 20mg 静脉滴注　　B. 地塞米松 15mg 静脉滴注
C. 给氧，严密监护　　D. 肾上腺素 1mg 皮下注射
E. 地西泮 10mg 静脉滴注

11. 男性，60 岁。突发意识丧失，心电监护示心电波形、振幅与频率均极不规则，无法辨认 QRS 波群、ST 段与 T 波。该患者应首选

A. 阿托品 0.1mg 静脉注射　　B. 胺碘酮 150mg 静脉注射
C. 360J 直流电除颤　　D. 美托洛尔 5mg 静脉注射
E. 利多卡因 1～1.5mg/kg 静脉注射

答　案

1. D　2. A　3. A　4. E　5. B　6. B　7. B　8. E　9. E　10. D
11. C

第六章　围手术期处理

围手术期：围手术期是围绕手术的一个全过程，从患者决定接受手术治疗开始，到手术治疗直至基本康复，包含手术前、手术中及手术后的一段时间，具体是指从确定手术治疗时起，直到与这次手术有关的治疗基本结束为止。

手术类型：包括急诊手术、限期手术、择期手术三类。

1. 术前准备

（1）呼吸道准备：术前2周停止吸烟。

（2）胃肠道准备：术前8～12小时禁饮食，术前4小时禁饮水以防术中呕吐导致窒息或吸入性肺炎。

（3）预防性抗生素使用指征：肠道手术、恶性肿瘤、大血管手术、开放性创伤、感染病灶或切口近感染区手术、需要植入人工制品手术、脏器移植等。给药方法：术前0.5～2小时或麻醉开始时首次给药，对于手术时间＞3小时或失血量＞1500ml，术中可第二次给药，总预防用药时间不超过24小时，个别可延长至48小时。

（4）血压、血糖准备：血压≤160/100mmHg不作特殊处理。术前血糖需控制在5.6～11.2mmol/L，尿糖控制在+～++。

（5）心脏疾病准备：急性心肌梗死6个月内不做择期手术；心衰患者需控制心衰3～4周稳定后再手术；心肌炎患者对手术耐受最差。

2. 术后处理　包括常规处理与检测、饮食、卧位、术后不适的处理、胃肠道恢复、活动和拆线时间等。

（1）引流管拔管时间：乳胶片术后1～2天拔；烟卷引流管术后3天拔；T管术后至少14天拔。

（2）饮食：①非腹部手术者，小手术全身反应很少或无者，术后即可进食；局麻手术者术后无不适，术后即可进食；椎管麻醉者3～4小时可进食；全麻者麻醉清醒无恶心、呕吐后可进食。②腹部手术者，需肠道蠕动排气后方可进食，应从流质到半流质再到普食逐渐过渡。

（3）术后体位：①全麻，平卧位头偏向一侧；②腰麻，去枕平卧位；③颅脑手术，头高脚低斜坡卧位；④胸颈手术，高半坐位；⑤腹部手术，低半坐位；⑥休克体位，下肢抬高15°～20°，头和躯干抬高20°～30°。

（4）拆线时间：头、面、颈术后4～5天；下腹、会阴术后6～7天；胸、背、上腹、臀术后7～9天；四肢术后10～12天；减张缝合术后14天。

（5）切口分类：Ⅰ类（清洁切口）；Ⅱ类（可能污染切口）；Ⅲ类（污染切口）。

（6）愈合情况；甲级（愈合优良，无不良反应）；乙级（愈合处有炎症，但未化脓）；丙级（切口已化脓，需切开引流）。

术后并发症：

发热：最常见，分为感染性和非感染性。

术后出血：原因有术中止血不完善、结扎线脱落、凝血障碍等。

肺膨胀不全：多见于上腹部手术、老年、肥胖、长期吸烟。

术后肺炎：常见于肺膨胀不全、异物吸入、大量分泌物。

肺脂肪栓塞：见于长骨骨折、关节置换。

切口裂开：常发生于术后1周，腹压增加后，有淡红色液体自伤口溢出。

切口感染：伤口局部红、肿、热、痛伴分泌物。

尿潴留：凡是术后6～8小时尚未排尿，或有排尿但量少且频繁者应做耻骨上膀胱叩诊，尿潴留超过500ml时可放置导尿管持续引流。

难点解析

心脏病患者耐受情况：

良好：非发绀型先天性心脏病、风湿性心脏病、高血压性心脏病等。

较差：冠心病、房室传导阻滞等。

很差：急性心肌梗死、急性心肌炎等。

试　题

1. 腹部手术后能进食的主要依据为

A. 胃管抽出澄清胃液　　B. 患者已下床活动

C. 患者有明显饥饿感　　D. 肠鸣音增强

E. 肛门排气后

2. 对糖尿病患者进行术前准备，说法正确的是

A. 禁食患者需维持血糖轻度升高状态

B. 平时应用胰岛素者，术晨不能停用

C. 酮症酸中毒患者无需处理，可接受急症手术

D. 能以饮食控制病情者还需应用降糖药

E. 口服长效降糖药者需在手术前一天停药

3. 手术后，胃肠减压管拔除的指征是

A. 术后3天　　B. 腹痛消失　　C. 已经肛门排气

D. 可闻及肠鸣音　　E. 腹胀消失

4. 男性，45岁，在全身麻醉下行剖腹探查、胃穿孔修补术，手术顺利，术后第2天宜采取的体位是

A. 低半坐位　　B. 头低脚高位　　C. 平卧位

D. 高半坐位　　E. 侧卧位

5. 男性，45 岁。外伤致骨盆骨折、会阴部撕裂伤，术后尿潴留，烦躁不安，最佳处理方法是

A. 肌内注射地西泮 10mg　B. 下腹部热敷
C. 口服止痛药　D. 静脉注射氨甲酰胆碱
E. 留置导尿管

6. 女性，62 岁，诊断胃癌，血压 160/100mmHg，中度贫血，消瘦，哪项术前准备不是必要的项目

A. 纠正贫血　B. 改善营养状态　C. 检测肝功能
D. 血压降至正常　E. 血生化检查

7. 蛛网膜下腔麻醉术后 12 小时采取的体位是

A. 俯卧位　B. 头高脚低位　C. 平卧位
D. 侧卧位　E. 半卧位

8. 预防术后肺不张最主要的措施是

A. 应用大量抗生素　B. 蒸汽吸入
C. 多翻身，多做深呼吸，鼓励咳嗽　D. 应用祛痰药物
E. 氧气吸入

9. 下列切口不宜放置引流条的是

A. 脓性指头炎　B. 乳腺癌改良根治切除术
C. 腹壁切口感染　D. 掌中间隙脓肿切开
E. 体表脓肿切开

10. 手术患者从术前 12 小时禁食、4 小时禁水是为了

A. 减少术后感染　B. 防止术后腹胀
C. 防止吻合口瘘　D. 防止术后伤口裂开
E. 防止麻醉或手术中呕吐

11. 男性，63 岁。因小肠穿孔行小肠部分切除吻合术后 5 天，诉切口疼痛。查体：敷料上有少量脓性分泌物，切口下段红肿、压痛，挤压时有少量脓性分泌物。正确的处理是

A. 拆开皮肤缝线，彻底清创后再次缝合
B. 伤口全层拆开，彻底清创后再次缝合
C. 无需拆开皮肤缝线，直接塞入引流物
D. 无需拆开皮肤缝线，用酒精湿敷伤口
E. 拆开皮肤缝线，清创后放入引流物

12. 男性，70 岁。右腹股沟区可复性肿物 15 年。查体：P 84 次/分，R 20 次/分，BP 160/110mmHg。糖尿病病史 7 年，口服降糖药治疗，空腹血糖近 1 个月来维持在 6.2～9.0mmol/L。吸烟 20 余年，20～30 支/日。欲行右腹股沟无张力疝修补术，围手术期处理错误的是

A. 术前戒烟 2 周　B. 练习床上排便
C. 术前应用胰岛素降低血糖　D. 术前禁食 12 小时
E. 口服降压药控制血压

答　案

1. E　2. A　3. C　4. A　5. E　6. D　7. C　8. C　9. B　10. E
11. E　12. C

第七章　外科患者的代谢及营养治疗

在外科疾病治疗过程中，患者的营养状况，直接关系其抗病能力、对麻醉和手术的耐受性，以及术后的康复。术前营养不足、疾病消耗和手术过程中及术后的营养丢失，是造成外科患者营养不良的主要原因。

（一）人体的基本营养代谢

1. 三大营养物质代谢

（1）人体所需的三大营养物质为碳水化合物、蛋白质和脂肪。其中碳水化合物为主要能源，可提供机体正常所需能量的55%～65%。食物中碳水化合物经消化吸收后以葡萄糖、糖原、含糖复合物三种形式存在。人体大脑、神经组织等则完全依赖葡萄糖供能。体内糖原的储存有限，仅能提供900kcal的能量，只占正常需要的1/2。

（2）蛋白质是构成人体组织器官的重要成分。维持组织细胞生长、更新和修复，参与多种重要的生理功能及氧化功能。体内没有多余的蛋白质，只有在满足机体能量需求的前提下供给各种氨基酸，才会正常合成蛋白质。

（3）脂肪的主要生理功能是提供能量、构成身体组织、供给必需脂肪酸并携带脂溶性维生素。体脂是人体最大的能源仓库，储存量约15kg。

2. 能量代谢

（1）基础能量消耗（BEE）：是机体维持正常生理功能和内环境稳定等活动所消耗的能量。可按Harris–Benedict公式计算。

$$男性\ BEE\ (kcal/d) = 66 + 13.8W + 5.0H - 6.8A$$

$$女性\ BEE\ (kcal/d) = 655 + 9.6W + 1.85H - 4.7A$$

其中，W为体重（kg），H为身高（cm），A为年龄（岁）。

（2）静息能量消耗（REE）：可经代谢仪测得，REE值比Harris–Benedict公式计算所得的BEE值低10%左右。因此患者实际REE值=0.9×BEE。

对于无法实际测定REE的患者（体重指数BMI＜30），推荐能量摄入为20～25kcal/（kg·d）。

（二）创伤与感染下的机体代谢

主要的变化特征为分解代谢大于合成代谢。静息能量消耗增高、葡萄糖利用率下降、蛋白质分解增强。

（三）营养状态的测评

通过体重、体重指数、上臂周径、血浆蛋白、氮平衡实验、淋巴细胞等来对患者远期和近期营养状况进行评定。

肠内肠外营养的对比

	肠内营养	肠外营养
适应证	低位肠瘘、昏迷、因病或治疗不宜经口进食者	胰腺炎、大面积烧伤、高位肠瘘、炎性肠病
途径	鼻胃管（最常用）	<2 周，选用周围静脉；>2 周，用中心静脉（锁骨下静脉、颈内静脉）
并发症	误吸、腹胀、腹泻、吸入性肺炎（最严重）	气胸（最常见）、空气栓塞（最严重）、导管性脓毒症（感染并发症）
处理	常用非要素型制剂，若肠道有吸收问题可用多肽类要素制剂	加强护理、监测

难点解析

1. 成人每日需要能量为 25kcal/kg，一般择期手术患者 REE 增加 10%；创伤感染 REE 增加 20%～30%；大面积烧伤患者 REE 增加 50%～100%。

2. 导管性脓毒症的处理：肠外营养患者一旦出现寒战、高热，可考虑导管性脓毒症，处理步骤是先换管血培养 8 小时后无效，拔管，24 小时后无效，使用抗生素（先换管→再拔管→抗生素）。

试　题

1. 中心静脉导管感染时的首要处理措施是
   A. 应用抗真菌药物　　B. 控制高热
   C. 预防感染性休克　　D. 广谱抗生素预防细菌性心内膜炎
   E. 拔除静脉导管，导管尖端送细菌培养

2. 患者，女性，39 岁。因胆囊结石行胆囊切除术后 1 天，静息能量消耗（REE）比正常约增加
   A. 50%　　B. 10%　　C. 30%
   D. 5%　　E. 20%

3. 正常成人热量的基本需要量是
   A. 30kcal/（kg • d）　　B. 35kcal/（kg • d）
   C. 25kcal/（kg • d）　　D. 10kcal/（kg • d）
   E. 20kcal/（kg • d）

4. 一般不首选肠外营养治疗的是
   A. 严重脓毒症患者　　B. 不宜经口进食超过 7 天者
   C. 脑外伤昏迷者　　D. 小肠仅剩 50cm 者
   E. 急性重症胰腺炎患者

5. 肠内营养并发症与输入速度及溶液浓度有关的是

A. 误吸　　B. 腹胀、腹泻　　C. 肠炎
D. 肠道细菌移位　　E. 胆囊结石

6. 长期全胃肠外营养治疗，一般采用的置管途径是
A. 头静脉　　B. 大隐静脉　　C. 贵要静脉
D. 颈内静脉或锁骨下静脉　　E. 上肢静脉

（7～9 题共用题干）

男性，25 岁。因高位小肠瘘 1 天入院，入院后经颈内静脉插管滴入肠外营养液，两周后突然出现寒战、高热，无咳嗽、咳痰，腹部无压痛和反跳痛。

7. 最有可能的诊断是
A. 高渗性非酮症昏迷　　B. 肺部感染
C. 气胸　　D. 导管性脓毒症
E. 咽喉部感染

8. 观察 8 小时如果仍然有高热，应采取的措施是
A. 肠外营养液中增加胰岛素　　B. 雾化吸入
C. 胸腔穿刺抽气　　D. 拔除中心静脉导管
E. 咽拭子细菌培养

9. 如果 24 小时后发热仍不退，应采取
A. 用抗生素　　B. 胸腔穿刺抽气　　C. 停止肠外营养
D. 气管切开　　E. 增加胰岛素用量

答　案

1. E　2. B　3. C　4. C　5. B　6. D　7. D　8. D　9. A

第八章　外科感染

外科感染：是指需要外科治疗的感染，包括创伤、手术、烧伤等并发的感染（占外科疾病的1/3～1/2）。

1. 分类

按病菌种类分为：①特异性感染，由特定病菌引起，具有特定表现的感染常见致病菌有结核杆菌、破伤风杆菌等。特点：一种病菌致一种病；表现有特异性病理改变和临床表现。②非特异性感染，又称化脓性感染，常见致病菌有金黄色葡萄球菌、溶血性链球菌、大肠杆菌等。特点：一菌致多病，一病有多菌；局部表现为红、肿、热、痛和功能障碍。

按病程分为：①急性感染，病程＜3 周；②慢性感染，病程＞2 个月；③亚急性感染，病程介于3周～2个月。

2. 外科感染的发生　受致病菌的毒力、局部及全身的抵抗力、及时和正确的处理等因素影响。

3. 浅部组织急性化脓性感染比较

	概念	常见致病菌	好发部位	特点
疖	单个毛囊及其周围组织的急性化脓性感染	金黄色葡萄球菌	颈项、头面、背部	危险三角区的疖，易发展为化脓性海绵状静脉窦炎
疖病	不同部位同时发生或反复出现的疖	金黄色葡萄球菌	面、颈、头、臀	可合并 DM
痈	多个相邻毛囊及其周围组织的急性化脓性感染	金黄色葡萄球菌	项部、背部	可合并 DM
蜂窝织炎	发生在疏松结缔组织的急性非化脓性炎症	溶血性链球菌、金黄色葡萄球菌	皮下、筋膜下、肌间隙	界限不清，口底、颌下者需及早切开减压
丹毒	是皮肤及网状淋巴管的急性炎症，很少有组织化脓坏死	乙型溶血型链球菌	面部和下肢	可伴足癣、口腔溃疡
脓肿	器官或组织内的局限性化脓性炎症	金黄色葡萄球菌	组织或器官	病变局限，表浅者可触及波动感

4. 手部急性化脓性感染　多继发于外伤，致病菌以金黄色葡萄球菌为主。甲沟炎是甲沟及其周围组织的化脓性细菌感染。若甲沟炎加重或指尖、手指末节皮肤受伤可发展成脓性指头炎。

脓性指头炎：

病因：甲沟炎加重；手指末节或指尖皮肤受伤。

常见致病菌：金黄色葡萄球菌。

临床表现：①针刺样痛、肿胀轻；②剧烈跳痛、肿胀加重；③晚期疼痛减轻（神经末梢受压、营养障碍引起）。

并发症：晚期可并发末节指骨骨髓炎。

治疗：未形成脓时，抬高患肢、局部金黄散外敷、全身使用青霉素等抗生素；形成脓时，切开引流（末节指侧面纵行切口，切口远侧不超过甲沟 1/2，近侧不超过指节横纹）。脓肿较大可做对口引流，但不应做鱼口状切口，以免瘢痕形成影响手感觉。

5. 全身性外科感染 ①菌血症：细菌进入血液循环，血细菌培养阳性；②脓毒症：是指因感染引起的全身性炎症反应，体温、循环、呼吸有明显的改变。机体抵抗力低下、致病菌量多、毒力强是全身性感染的重要病因。

	革兰阴性杆菌	革兰阳性杆菌	厌氧菌	真菌
常见病因	胃肠道、胆道感染，大面积烧伤	骨关节化脓性感染、大面积烧伤、疖、痈等	冠周炎、吸入性肺炎、腹腔脓肿	长期使用广谱抗生素、免疫抑制剂
常见菌种	大肠杆菌、变形杆菌、铜绿假单胞菌	金黄色葡萄球菌、肠球菌、表皮葡萄球菌	拟杆菌、梭状杆菌、厌氧葡萄球菌	白色念珠菌、曲霉菌、毛霉菌
特点	多由内毒素引起，可有“三低现象”（低温、低白细胞、低血压），引起的脓毒症状较重，易发生感染性休克	易从血液播散，形成转移性脓肿	约 2/3 同时合并需氧菌存在，两类细菌共同感染易形成脓肿，脓液多伴恶臭	属于条件致病菌，血培养阳性率低，可在多个内脏形成肉芽肿和坏死灶

6. 有芽孢的厌氧菌感染 破伤风和气性坏疽都属于此类。破伤风是由革兰染色阳性的破伤风梭菌引起的特异性感染，产生外毒素（痉挛毒素）和溶血素，以痉挛毒素致全身肌肉序贯性强直痉挛为主要表现。气性坏疽是梭状芽孢杆菌引起的肌坏死和肌炎，其中 70%～80%为产气荚膜梭菌，是常合并多种细菌的混合感染。产气荚膜梭菌产生外毒素（卵磷脂酶）并分解细胞膜上磷脂和蛋白复合物导致红细胞、白细胞、内皮细胞、血小板溶解，引起溶血、组织坏死脏器受损等，并在分解糖类和蛋白过程中产生大量气体引起皮下气肿。

难点解析

1. 非特异性感染（化脓性感染）的典型局部表现为红、肿、热、痛、功能障碍，重者才出现全身症状。

2. 危险三角区的疖禁止挤压，以免引起海绵状静脉窦炎。

3. 痈：糖尿病患者易发，脓肿形成后行 +、++ 切口切开，切口线应超出病变边缘皮肤（唇痈禁止切开）。

3. 蜂窝织炎：扩散快与周围组织界限不清，口底、颌下蜂窝织炎需及早切开减压。

难点解析

4. 丹毒：组织很少坏死化脓，与周围组织界限清晰，治愈后易复发。需局部与全身症状消失后，继续用药3～5天，巩固防复发。

5. 脓性指头炎：肿胀、疼痛明显伴全身症状应及时切开引流（末节指侧面做纵行切口，切口远侧不超过甲沟的1/2，近侧不超过指节横纹）。

6. 全身性外科感染：寒战发热时抽血行细菌培养，阳性率高。症状重但多次血培养阴性者，可抽血做厌氧菌和真菌培养。

7. 破伤风属于毒血症，由破伤风梭菌产生的外毒素（痉挛毒素）引起全身肌肉序贯性强直性痉挛。肌肉累及顺序为：咀嚼肌（张口困难）→面部表情肌（苦笑面容）→颈项肌（颈项强直）→背腹肌（角弓反张）→四肢肌（屈膝半握拳）→膈肌（呼吸停止）。膈肌痉挛为破伤风主要死因。控制和解除痉挛、预防窒息是治疗的关键。伤口早期彻底清创和注射TAT是重要预防措施。

试　题

1. 关于痈的治疗，正确的是
   A. 初期只有红肿热痛时可热敷治疗
   B. 表面紫褐色或已破溃流脓时，不必切开引流
   C. 作“十”形切口切开引流
   D. 切口边缘应达到病变边缘皮肤
   E. 切口应达深筋膜深面
2. 急性蜂窝织炎的致病菌是
   A. 梭状芽孢杆菌　B. 溶血性链球菌　C. 金黄色葡萄球菌
   D. 白色念珠菌　E. 表皮葡萄球菌
3. 丹毒的致病菌是
   A. 梭状芽孢杆菌　B. β-溶血性链球菌
   C. 金黄色葡萄球菌　D. 白色念珠菌
   E. 表皮葡萄球菌
4. 全身感染时，可导致低体温、低白细胞、低血压的致病菌是
   A. 肺炎链球菌　B. 金黄色葡萄球菌
   C. 变形杆菌　D. 溶血性链球菌
   E. 破伤风梭菌
5. 男性，70岁，上唇一个毛囊尖处出现红肿、疼痛的结节，中央部有灰黄色小脓栓形成，错误的处置是
   A. 休息　B. 外敷鱼石脂软膏
   C. 挤出脓栓，以利引流　D. 应用抗生素

E. 湿热敷

6. 女性，50 岁。背部皮肤红肿 5 天，初期为小片皮肤硬肿，中央多个脓点，范围 6cm 左右，随后肿胀范围扩大，疼痛加重，伴畏寒、发热。糖尿病病史 10 年。最可能的诊断是

A. 痈　　B. 疖
C. 丹毒　　D. 皮脂腺囊肿感染
E. 蜂窝织炎

7. 男性，12 岁。10 天前出现上唇部红肿，可见脓头，自行挤压排脓液，后出现发热、畏寒，体温最高达 38.9℃，寒战，头痛剧烈，神志不清，其最可能的并发症是

A. 颌下淋巴结炎　B. 眼眶内感染　C. 海绵状静脉窦炎
D. 面部蜂窝织炎　E. 局部淋巴管炎

8. 患者，男性，21 岁。右示指甲沟炎加剧 6 天，发热，指头剧烈肿胀、跳痛，最恰当的处置是

A. 热盐水浸泡 30 分钟　　B. 全身应用抗生素
C. 患指局部注射抗生素　　D. 患指侧面纵行切开
E. 患指做鱼口状切开

9. 革兰阳性菌败血症很少表现为

A. 稽留热　B. 转移性脓肿　C. 寒战
D. 皮疹　E. 昏迷

10. 男性，20 岁，重症感染患者，每天上午 10 点出现寒战、高热，已连续 6 天。疑有全身性感染菌血症，应做血培养。最佳抽血时间应在

A. 发生寒战、发热时　　B. 预计发生寒战及发热前
C. 寒战后体温升至最高时　　D. 体温正常后 1 小时
E. 体温正常后半小时

11. 诱发破伤风全身肌肉痉挛不常见的因素是

A. 光线　B. 碰触　C. 声音
D. 温度　E. 震动

12. 注射破伤风抗毒素（TAT）的目的是

A. 对易感人群进行预防接种
B. 对可疑或确诊的破伤风患者进行紧急预防或治疗
C. 杀灭伤口中繁殖的破伤风杆菌
D. 主要用于儿童的预防接种
E. 中和与神经细胞结合的毒素

13. 男性，21 岁。足底被生锈铁钉刺伤 8 天，四肢抽搐 2 天。发作时颈部强直，牙关紧闭，口唇青紫，大汗淋漓。该患者最严重的并发症是

A. 肺部感染　B. 心力衰竭　C. 咀嚼无力
D. 窒息　E. 尿潴留

14. 患者，男性，15 岁。足部刺伤 2 小时，已接受计划性混合疫苗注射，为预防破伤风，最重要的正确处置是

A. 刺伤部切开不予缝合　　B. 注射 TAT 750IU
C. 注射 TAT 1500IU　　D. 注射 TAT 3000IU
E. 注射破伤风类毒素 0.5ml

（15～16 题共用题干）

女性，20 岁。上唇红肿、头疼 4 天，加重伴寒战、高热 2 天。查体：表情淡漠，体温 39.4℃，脉搏 122 次/分。上嘴唇部隆起呈紫红色，中心组织坏死塌陷，有多个脓栓，鼻部及眼部周围广泛肿胀，发硬触痛。WBC 25×10^9/L，N 0. 90。

15. 考虑的诊断是
A. 蜂窝织炎　B. 唇痈　C. 唇静脉瘤继发感染
D. 唇肿瘤　E. 唇痈并发化脓性海绵状静脉窦炎

16. 治疗措施错误的是
A. 输液、少量多次输血　　B. 限制张口，少言语
C. 早期联合静脉滴注抗生素　　D. 过氧化氢局部湿敷
E. 切口引流

（17～18 题共用题干）

女性，50 岁。颈后肿痛 5 天，疼痛逐渐加重伴畏寒。糖尿病病史 10 年。查体：颈后红肿，范围约 5cm，边界不清，中央有多个脓点。

17. 该患者最可能的诊断是
A. 疖　B. 急性蜂窝织炎　C. 颈部痈
D. 伤口化脓感染　E. 气性坏疽

18. 若行切开引流术，下列错误的处理措施是
A. 在静脉麻醉下进行
B. 切口线不宜超过病变边缘
C. 做“十”或“十十”形切口
D. 清除脓液或尚未化脓后填塞生理盐水纱布
E. 较大创面在肉芽组织长出后可行植皮术

（19～22 题共用题干）

患者，女性，17 岁，发热 5 天伴纳差 2 天急诊。检查：BP 114/70mmHg，左脚趾甲沟部红肿破溃。血 WBC 20×10^9/L，N 85%。

19. 初步诊断是
A. 左脚趾甲沟炎　　B. 左脚趾坏疽
C. 左侧小腿丹毒　　D. 左小腿蜂窝织炎
E. 感染性休克

20. 左脚趾经切开引流处理后应给予
A. 大剂量青霉素　B. 激素　C. 退热剂
D. 庆大霉素　E. 维生素

21. 经处理 3 天后患者体温升高，且血压和血小板计数下降，此时患者可能合并有
A. 丹毒　B. DIC　C. 感染性休克
D. 多器官衰竭　E. 菌血症

22. 经血培养证实金黄色葡萄球菌阳性。根据经验首选抗生素是
A. 丁胺卡那霉素　B. 环丙沙星　C. 红霉素
D. 万古霉素　E. 甲硝唑
（23～24 题共用备选答案）
A. 疖　B. 痈
C. 丹毒　D. 急性化脓性腱鞘炎
E. 气性坏疽
23. 属于特异型感染的是
24. 一般不需要全身使用抗生素的是
（25～26 共用题干）
男性，40 岁，田间劳动时右足底被割伤，伤口长 2cm，深达肌腱，自行包扎，10 天后感觉乏力，畏光，咀嚼肌无力，无神经系统病史，查体：满面大汗，苦笑，四肢抽搐，张口困难。
25. 该患者早期典型症状是
A. 四肢抽搐　B. 畏光　C. 咀嚼无力
D. 全身乏力　E. 张口困难
26. 下列最重要的治疗是
A. 控制肌肉痉挛　B. 中和毒素
C. 青霉素　D. 纠正水电解质
E. 吸氧
（27～30 题共用题干）
男性，10 岁。右足底被铁锈钉刺伤 10 天，突然出现张口困难，继之出现苦笑面容，角弓反张，声响及触碰患者可诱发上述症状，患者神志清楚，不发热。
27. 该病致病菌属于
A. 革兰染色阴性大肠埃希菌
B. 革兰染色阴性厌氧拟杆菌
C. 革兰染色阴性变形杆菌
D. 革兰染色阳性梭形芽孢杆菌
E. 革兰染色阳性厌氧芽孢杆菌
28. 这种菌感染发病率约占污染者的百分比（%）是
A. 0.1～0.2　B. 0.3～0.4　C. 0.5～0.6
D. 0.7～0.8　E. 1.0～2.0
29. 该病属于
A. 毒血症　B. 菌血症　C. 败血症
D. 脓血症　E. 脓毒血症
30. 对机体威胁最大的是
A. 肌肉断裂　B. 骨折
C. 尿潴留　D. 持续的呼吸肌痉挛
E. 营养障碍

答　案

1. C	2. B	3. B	4. C	5. C	6. A	7. C	8. D	9. C	10. A
11. D	12. B	13. D	14. E	15. E	16. E	17. C	18. B	19. A	20. A
21. E	22. D	23. E	24. A	25. E	26. A	27. E	28. E	29. A	30. D

第九章　创　伤

创伤是指机械性因素作用于人体所造成的组织结构完整性的破坏或功能障碍。

1. 分类

按致伤因素分类：烧伤、冻伤、挤压伤、火器伤、冲击伤、毒剂伤等。

按受伤部位分类：颅脑伤、颌面伤、颈部伤、胸部伤、腹部伤、多发伤等。

按伤后皮肤的完整性分类：闭合伤和开放伤。

按伤情轻重分类：轻伤、中等伤、重伤。

2. 影响伤口愈合因素

局部因素：伤口感染（最常见）、损伤范围大、坏死组织多、局部异物存留、局部制动不足、包扎过紧、血供缺乏等。

全身因素：年龄、营养不良、大量使用细胞增生抑制剂、免疫功能低下、全身性严重并发症（如多器官功能不全）。

3. 创伤愈合和组织修复　组织修复可分为局部炎症反应、细胞增殖分化和肉芽组织形成、组织塑形。愈合分为一期愈合（以修复原来细胞为主），二期愈合（以纤维组织修复为主）。

4. 创伤的诊断和治疗　诊断结合受伤史、体格检查、辅助检查予以判断。治疗原则包括急救和进一步救治。

难点解析

1. 开放性伤口清创时间一般为6～8小时，头面部伤口在24～28小时内可争取一期缝合。

2. 火器伤，无论伤后多长时间重要部位除外，不能做一期缝合。6～8小时内清创，引流3～5天可行二期缝合。

3. 闭合性创伤：早期冷敷，12小时后改用热敷或理疗。

4. 止血带，于四肢大出血加压包扎无效情况下使用，应扎于伤口近心端，大腿中上1/3或上臂上1/3处。每隔1小时放松2～3分钟，使用时间不宜超过4小时。

5. 急救时优先抢救危及生命的情况，如心脏、呼吸骤停、大出血、张力性气胸、窒息、休克等。

试 题

1. 下列按伤情分类属于重伤的是

A. 肱骨骨折　B. 膀胱破裂

C. 脾被膜下破裂　D. 开放性胫腓骨骨折

E. 股骨干骨折合并肺脂肪栓塞

2. 一位患者车祸后 2 小时送至医院，诉咳嗽、胸部疼痛。查 T 36.5℃，P 130 次/分，R 30 次/分，BP 90/60mmHg，神清，右胸部压痛明显，右肺呼吸音低，右下肢有骨折征。胸片示：右侧液气胸。创伤类型为

A. 穿透伤　B. 盲管伤　C. 开放伤

D. 挤压伤　E. 闭合伤

3. 下列哪项因素有利于创伤修复和伤口愈合

A. 细菌感染　B. 血液循环障碍　C. 异物存留

D. 局部制动　E. 服用糖皮质激素类药物

4. 男性，30 岁，由高处坠落，引起骨盆骨折及股骨开放性骨折，伤口大量出血，现场急救治疗首先应进行

A. 抗休克　B. 下肢临时固定　C. 清创缝合

D. 加压包扎止血　E. 骨折复位

5. 严重胸腹联合损伤后，必须首先处理的是

A. 轻度血压下降　B. 急性弥漫性腹膜炎

C. 粉碎性胸椎骨折　D. 张力性气胸

E. 粉碎性腰椎骨折

6. 男性，45 岁。左腿车轮碾压伤 2 小时。查体 T 37.2℃，P 145 次/分，R 28 次/分，BP 89/55mmHg。神情淡漠，面色苍白，口唇干燥，两肺呼吸音清，腹软，无压痛。左小腿中部开放性外伤，伤口近端在院外已用止血带缚扎 30 分钟，伤口无明显渗血，足背动脉搏动弱。此时对该患者处理措施中错误的是

A. 备血　B. 补充血容量　C. 做好术前准备，急诊手术

D. 中心静脉置管　E. 放开止血带，以免远端肢体缺血

7. 男性，25 岁。跌倒致左下颌部皮肤裂口 2.5cm，自行压迫贴敷 6 小时后，伤口红肿、渗血。应采取的处理方法是

A. 一般换药　B. 清创后延期缝合

C. 清创止血包扎　D. 清创后一期缝合

E. 清洗伤口加压包扎

8. 女性，35 岁。右小腿前不慎被锄头砸伤 2 小时，右胫前皮肤创口 3cm，未见畸形。清创术中错误的处理方式是

A. 清创后放置引流片　B. 清洗创口周围皮肤

C. 上下纵行延长切口　D. 清除泥沙等异物

E. 过氧化氢冲洗

9. 软组织摔伤早期正确的处理方式是
A. 理疗　B. 应用镇痛药　C. 冷敷
D. 热敷　E. 局部使用抗生素

（10～12 题共用题干）

地震现场，一工人左腰及下肢被倒塌砖墙压住，震后 6 小时救出，4 小时送抵医院。诉口渴，尿少，呈暗红色。检查：脉搏 120 次/分，血压 95/70mmHg，左下肢明显肿胀，皮肤有散在淤血、瘀斑及水疱，足背动脉搏动较健侧弱，趾端凉，无骨折征。

10. 诊断首先考虑
A. 感染性休克　B. 肾挫伤
C. 左下肢挫伤　D. 左下肢血栓形成
E. 挤压伤综合征

11. 静脉输液宜首选
A. 全血　B. 血浆
C. 右旋糖酐　D. 5%葡萄糖溶液
E. 等渗盐水+1.25%碳酸氢钠溶液

12. 首先应采取的处理措施是
A. 止痛　B. 左下肢固定
C. 镇静　D. 胸腔闭式引流
E. 吸氧

答　案

1. E　2. E　3. D　4. D　5. D　6. E　7. B　8. A　9. C　10. E
11. E　12. B

第十章 烧 伤

热力烧伤是指由火焰、热液、高温气体、激光、炽热金属液体或固体等所引起的组织损害，通常也称烧伤。

1. 面积估算

手掌法（患者自己的手）：适用于小面积烧伤。

新九分法：将人体体表面积分为 11 个 9%，另加 1%构成 100%体表总面积。头颈部 1×9%；躯干 3×9%；双上肢 2×9%；双下肢 5×9%+1%（会阴部）。

注：面积估算时女性和儿童有一定差别，男性双下肢中双臀占 5%、双足占 7%，而女性双下肢中双臀和双足各占 6%。儿童头大、下肢小因此头颈部面积为［9+（12–年龄）］%，双下肢面积为［46–（12–年龄）］%。

2. 深度判断 一般采用三度四分法，即分为一度、浅二度、深二度及三度。

3. 烧伤严重性分度 结合烧伤面积和深度以及是否有合并伤进行综合性判断。

（1）轻度烧伤：二度烧伤面积 10%以下。

（2）中度烧伤：二度烧伤面积 11%～30%，或有三度烧伤但面积不足 10%。

（3）重度烧伤：烧伤总面积 31%～50%，或三度烧伤面积 11%～20%，或二度、三度烧伤面积虽不足上述百分比，但已发生休克等并发症，或存在较重的吸入性损伤、复合伤。

（4）特重度烧伤：烧伤总面积 50%以上，或三度烧伤 20%以上。

4. 烧伤病理生理和临床分期 可分为三期，即急性体液渗出期、感染期、修复期。

5. 烧伤补液 烧伤面积越大，深度越深，越易在烧伤后 48 小时渗出期内发生休克。及时有效补液是防治休克的关键。成人第 1 个 24 小时补液量：成人每 1%二度、三度烧伤面积每千克体重补液量为 1.5ml（其中胶体为 0.5ml，晶体为 1ml），广泛深度烧伤或小儿烧伤补晶体、胶体各 0.75ml。另需补充生理需要量（5%葡萄糖溶液）2000ml（小儿 60～80ml/kg）。计算出总量，一半应于伤后 8 小时内输入，后 16 小时补充另一半。第二个 24 小时补液量：胶体及电解质均是第一个 24 小时实际输入量的一半，外加生理需要量。

6. 烧伤处理 ①急救处理：脱离危险→保持呼吸道通畅→中小面积烧伤冷疗降温→创面包扎→严重患者转运时应建立静脉通道抗休克。②创面处理：深二度烧伤提倡早期切痂、植皮。三度烧伤应积极早期切痂、植皮。

难点解析

1. 烧伤深度判断　①一度烧伤：红斑、痛觉敏感、愈后不留瘢痕；②二度烧伤：有水疱，浅二度烧伤：疱大、痛觉明显，预后色素沉着，深二度烧伤：疱小，痛迟钝，愈后常有瘢痕。③三度烧伤：蜡白有焦痂、无痛觉、无上皮再生，需植皮。

2. 创面处理　浅二度烧伤：疱皮需保留；深二度烧伤：疱皮需去除；三度烧伤：病情平稳后，焦痂一次去除。

试　题

1. 女性，躯干部和臀部烧伤，烧伤占全身面积的

A. 29%　　B. 31%　　C. 32%
D. 33%　　E. 34%

2. 女性，25 岁，体重 50kg，双大腿、双小腿、双足二度烧伤，其第 1 个 24 小时的前 8 小时内补液量为

A. 1000ml　　B. 1500ml　　C. 2000ml
D. 2500ml　　E. 3000ml

3. 女性，39 岁。在工厂被锅炉高温蒸汽灼伤足背，现场急救中错误的是

A. 干净敷料包扎　　B. 使用盐酸哌替啶镇痛
C. 将衣裤用冷水冲淋后剪开取下　　D. 伤处立即用清水连续冲洗
E. 碘酊消毒伤处

4. 8 个月男婴二度烧伤时每 1%面积、每千克体重额外丢失补液量为

A. 1.0ml　　B. 1.5ml　　C. 2.0ml
D. 2.5ml　　E. 3.0ml

5. 浅二度烧伤创面特征是

A. 局部红肿　　B. 局部水疱　　C. 红白相间
D. 可见网状栓塞血管　　E. 焦黄无水疱

6. 男性，30 岁。体重 80kg，双上肢一度烧伤，躯干背侧全部烧伤，2/3 浅二度、1/3 为深二度，入院后最初 8 小时的补液量是

A. 1560ml　　B. 1780ml　　C. 1872ml
D. 1936ml　　E. 3560ml

7. 深二度烧伤损伤深度已达

A. 皮下脂肪层　　B. 表皮浅层
C. 真皮深层　　D. 皮肤全层及肌肉
E. 表皮生发层和真皮乳头层

8. 男性，22 岁，左足和左小腿被开水烫伤，有水疱伴剧痛。创面基底部肿胀发红，该患者烧伤面积和深度的诊断为

A. 5%浅二度　B. 5%深二度　C. 10%浅二度
D. 10%深二度　E. 15%浅二度

9. 成人手掌占体表面积的
A. 1 %　B. 2.5%　C. 3%
D. 3.5%　E. 5%

10. 属于成人中度烧伤的是
A. 三度烧伤面积小于 10%　B. 烧伤总面积达 31%～50%
C. 二度烧伤面积小于 10%　D. 二度烧伤面积小于 20%伴休克
E. 三度烧伤面积 11%～20%

11. 男性，体重 50kg，躯干部、双臀及双大腿二度烧伤，双小腿及双足三度烧伤，第一个 24 小时应补充的晶体量约为
A. 1500ml　B. 1800ml　C. 2700ml
D. 3200ml　E. 3600ml

（12～13 题共用题干）

男性，40 岁。体重 60kg，右上肢肩关节以下，右下肢膝关节以下烧伤，深度为浅二度至深二度，右足部烧伤深度为三度。

12. 该患者的烧伤总面积为
A. 21%　B. 20%　C. 19%
D. 18%　E. 17%

13. 该患者第一个 24 小时补液量应为
A. 3700ml　B. 3800ml　C. 3900ml
D. 4000ml　E. 4100ml

答 案

1. D　2. D　3. E　4. C　5. B　6. B　7. C　8. C　9. A　10. A
11. C　12. C　13. A

第十一章　颅内压增高

颅内压增高是神经外科常见的临床病理综合征，是颅脑损伤、脑肿瘤、脑出血、脑积水和颅内炎症等的共同表现。

颅腔内脑组织、脑脊液和血液是颅内主要的三种内容物，其中颅内压的生理调节主要依靠脑脊液量的增减。颅腔内容物体积增大、颅内占位性病变和颅腔容积缩小是颅内压增高的三大原因。正常颅内压成人为 0.7～2.0kPa（70～200mmH_2O），儿童为 0.5～1.0kPa（50～100mmH_2O）。一般认为成人颅内压持续在 200mmH_2O 以上并引起相应综合征称为颅内压增高。

1. 根据颅内压增高范围不同可分为弥漫性和局灶性颅内压增高；根据病变速度分为急性、亚急性和慢性颅内压增高。

2. 年龄、病变扩张的速度、病变部位、伴发脑水肿的程度以及患者的全身系统疾病是影响颅内压增高的因素。

3. 颅内压的增高后果包括脑血流量降低、脑移位与脑疝、脑水肿、库欣反应、胃肠功能紊乱、消化道出血和神经源性肺水肿。

4. 颅内压增高的三主征：头痛、呕吐（喷射性）、视乳头水肿（重要客观体征之一）。

5. CT 是诊断颅内病变的首选，对绝大多数颅内占位性病变可以作出定位、定性诊断。脑血管造影主要用于脑血管疾病或富于血运的颅脑肿瘤。X 线主要用于颅骨骨折的辨别。腰椎穿刺对于颅内压增高有诱发脑疝的危险应慎用或禁止。

6. 治疗：一般治疗（监测维持生命体征、明确病因）、病因治疗（无手术禁忌的颅内占位可考虑病变切除）、降低颅内压、给予糖皮质激素（减轻脑水肿）、亚低温冬眠疗法（降低脑组织氧耗、预防水肿）、巴比妥治疗（降低脑代谢）、对症治疗（忌用吗啡、哌替啶以防呼吸中枢抑制）。

难点解析

1. 库欣（Cushing）反应：主要见于急性颅内压增高，主要表现为血压升高、呼吸慢、脉搏慢（又称“两慢一高”）。

2. 治疗：降颅压首选 20%甘露醇。

3. 有颅内压增高禁止腰椎穿刺，有出血、有休克禁止腰椎穿刺。

4. 有便秘禁止高位灌肠（以免颅内压骤升引发脑疝）。

试　题

1. 颅内压增高的常见原因不包括
   A. 硬膜外血肿　　B. 脑水肿　　C. 梗阻性脑积水
   D. 颅骨缺损　　E. 脑肿瘤
2. 急性颅内压增高时患者早期生命体征改变为
   A. 血压升高，脉搏变缓，脉压变小　　B. 血压升高，脉搏增快，脉压增大
   C. 血压降低，脉搏变缓，脉压变小　　D. 血压降低，脉搏增快，脉压变小
   E. 血压升高，脉搏变缓，脉压增大
3. 颅内压增高“三联征”为头痛、呕吐和
   A. 意识障碍　　B. 视乳头水肿
   C. 失语　　D. 偏瘫
   E. 复视
4. 颅内压增高的昏迷患者，出现上呼吸道梗阻应最先采取的措施是
   A. 应用呼吸兴奋剂　　B. 气管插管
   C. 胃肠减压　　D. 吸氧
   E. 加强翻身、拍背、吸痰
5. 男性，35 岁。突发剧烈头痛伴恶心、呕吐、烦躁不安1天。查体：双眼视力重度减退、双颞侧偏盲。急诊 CT 示鞍区椭圆形占位性病变，3cm×2cm×2cm 大小，内呈高密度影，可见液平面，幕上脑室扩大。应采取的有效治疗措施是
   A. 立即给予糖皮质激素治疗　　B. 立即给予神经营养药
   C. 急症手术视神经减压　　D. 迅速给予镇静处理
   E. 保守治疗，病情稳定后采取手术治疗
6. 对颅内压增高的患者，不适宜的处理是
   A. 留院观察
   B. 意识不清者应保持其呼吸道通畅
   C. 必要时行颅内压监测
   D. 频繁呕吐者予以输液，维持水、电解质平衡
   E. 便秘者行灌肠

答　案

1. D　2. E　3. B　4. B　5. C　6. E

第十二章　颅脑损伤

一、头皮损伤

头皮损伤多见于直接外力所致，头皮损伤部位常是外力着力部位。因致伤因素的不同可分为头皮血肿、头皮裂伤、头皮撕脱伤。因头皮血运丰富，故头皮损伤的患者伤后极易失血，有的甚至引起休克，同时头皮的抗感染及愈合能力也较强，但若处理不当同样会引起颅骨骨髓炎和颅内感染可能。

1. 头皮血肿的比较

分类	部位	特点	处理
皮下血肿	皮下层和帽状腱膜层之间	局限，波动不明显，易误诊为凹陷性骨折	无需处理，可自行吸收
帽状腱膜下血肿	帽状腱膜下蜂窝组织	较大，可波及全头，波动感明显，可致休克	①小血肿：加压包扎； ②较大血肿：穿刺抽吸再加压包扎
骨膜下血肿	颅缝之间的骨膜下	血肿以颅缝为界，张力高，可有波动感，应注意是否伴有颅骨骨折	处理同帽状腱膜下血肿，但伴有颅骨骨折不宜加压包扎避免血液经骨折缝进入颅内引起硬脑膜外血肿

2. 头皮裂伤　可由锐器或钝器引起。裂伤处应及早行清创缝合，并着重检查有无合并颅骨和脑损伤，若有脑脊液或脑组织外溢需按开放性脑损伤处理。

3. 头皮撕脱伤　是最严重的头皮损伤，易发生休克。治疗时应在止血、抗休克、抗感染、清创的前提下行头皮原位吻合或植皮术。骨膜有撕脱者需在颅骨外板上多处钻孔至板障，待肉芽组织长出后再植皮。

难点解析

1. 凡是有头皮损伤应考虑是否合并有颅骨骨折。

2. 帽状腱膜下由于组织较疏松，因此血肿的范围常较大，不易有明显波动感，幼儿巨大帽状腱膜下血肿可致休克。

3. 头皮裂伤，只要无明显感染征象仍可在伤后24小时内行彻底清创一期缝合术。

二、颅骨骨折

颅骨骨折在闭合性脑损伤中占 15%～20%。不仅应对骨折进行处理，更应注意可能伴随的脑膜、脑、颅内血管和脑神经的损伤。

1. 颅骨骨折分类　①按骨折部位分有颅盖骨折、颅底骨折；②按骨折形态分为线形骨折、凹陷骨折、粉碎骨折、洞形（传入）骨折；③按创伤性质分为闭合性骨折、开放性骨折。

2. 颅盖骨折　多有头部外伤史及头皮损伤，好发于额骨和顶骨，需经 X 线或 CT 骨窗相诊断。按形态分为线形骨折、凹陷骨折，后者包括粉碎骨折。一般线形骨折本身不需特殊处理，但骨折线通过脑膜血管沟或静脉窦时，应警惕硬脑膜外血肿发生可能。凹陷性骨折则应根据部位、是否伴发临床症状确定是否手术。

3. 颅底骨折　分为颅前窝、颅中窝、颅后窝骨折。大多由颅盖骨折延伸而来，以线形骨折居多。颅底骨折的诊断主要依靠临床表现，头颅 X 线平片的诊断价值不大。颅底骨折若伴有脑脊液漏视为开放性颅脑损伤。

三种颅底骨折的表现

	颅前窝骨折	颅中窝骨折	颅后窝骨折
临床表现	熊猫眼征脑脊液鼻漏	脑脊液鼻漏脑脊液耳漏	伤后 1～2 天在乳突和枕下部出现皮下瘀斑（Battle 征）
损伤神经	Ⅰ、Ⅱ	Ⅱ～Ⅷ	Ⅺ、Ⅻ

难点解析

1. 颅盖骨折诊断首选 X 线，颅底骨折诊断主要依靠临床表现。

2. 颅盖骨折：①线形骨折一般不需特殊处理；②凹陷骨折好发于额骨、顶骨。手术指征：凹陷深度＞1cm；位于重要功能区；骨折片刺入脑内；骨折引起瘫痪、失语等功能障碍或局限性癫痫。手术禁忌：非功能区的轻度凹陷，无脑受压症状的静脉窦处凹陷骨折。

3. 颅底骨折伴有视力减退、压迫视神经，应争取在 12 小时内行视神经探查减压术。

4. 脑脊液漏的处理：①应视为开放性颅脑损伤，应预防颅内感染。②不可堵塞、冲洗、不做腰椎穿刺，取头高位卧床休息，避免用力咳嗽、打喷嚏、擤鼻涕，给予抗生素。③漏口多在伤后 1～2 周内自行愈合，若超过 1 个月未愈合可行硬脑膜修补。

三、脑损伤

脑损伤分为原发性脑损伤和继发性脑损伤两大类，原发性脑损伤包括脑震荡和脑挫裂伤，继发性脑损伤包括脑水肿、脑肿胀、颅内血肿。原发性脑损伤意识障碍在受伤后当即出现，在不伴有继发性脑损伤出现的情况下，意识障碍将随时间的延长逐渐减轻。继发性脑损伤意识障碍一般在受伤后一段时间才出现，并随着时间的延长逐渐加重。

脑震荡与脑挫裂伤的比较

	程度	临床表现	影像学检查	处理
脑震荡	一过性脑功能障碍	意识障碍＜30 分钟，头昏、头晕，逆行性遗忘，神经系统检查（–），脑脊液检查（–）	CT（–）	无需特殊处理，至少留观 24 小时
脑挫裂伤	原发性脑器质性损伤	意识障碍（最突出）＞30 分钟；头痛、恶心、呕吐（最常见）；生命征改变：轻者不明显，重者可有血压、呼吸、脉搏变化；局灶症状和体征：伤后立即出现与损伤功能区相对应的功能障碍；脑脊液检查：可见少量红细胞	CT 是诊断脑挫裂伤最有价值的检查；典型表现：局部脑组织内有高低密度混杂影	生命体征监测；防脑水肿；对症治疗；必要时手术

难点解析

1. 原发性脑损伤的意识障碍是在伤后立即出现。
2. 脑震荡是最轻的脑损伤。CT、神经系统检查、脑脊液检查都可表现为阴性。
3. 脑挫裂伤根据受伤程度的不同，意识障碍出现的时间也不同，CT、脑脊液、神经系统检查可有阳性表现。

四、颅内血肿

颅内血肿是颅脑损伤中最常见最严重的继发病变。发生率约占闭合性颅脑损伤的 10% 和重型颅脑损伤的 40%～50%，如不及早发现，可引起进行性颅内压增高而致脑疝发生。

颅内血肿按发生部位可分为：硬脑膜外血肿、硬脑膜下血肿和脑内血肿。按症状出现时间分为：急性血肿＜3 天，慢性血肿＞3 周，亚急性血肿在 3 天与 3 周之间。

三种血肿的比较

	硬脑膜外血肿	急性硬脑膜下血肿	脑内血肿
外伤史	颞部、颅盖部外伤史	有头部外伤史	可有外伤史
血肿部位	颅骨与硬脑膜之间	硬脑膜下	脑挫裂上附近，白质深部

续表

	硬脑膜外血肿	急性硬脑膜下血肿	脑内血肿
出血来源	脑膜中动脉	多见脑皮质血管	多见脑皮质血管
临床表现	中间清醒期	伤后持续昏迷，无中间清醒期，伤后意识障碍进行性加重	伤后持续昏迷，无中间清醒期，伤后意识障碍进行性加重
影像学检查	首选 CT，典型表现：双凸镜形密度增高影	首选 CT，新月形，半月形高密度影	首选 CT，脑挫裂区附近类圆形或不规则高密度影
处理	急诊开颅清除血肿	急诊开颅清除血肿	开颅清除血肿或钻孔引流

难点解析

1. 继发性脑损伤，意识障碍在伤后一段时间才出现。

2. 中间清醒期是硬脑膜外血肿的典型表现，但并不是所有的硬脑膜外血肿都有中间清醒期。

3. 硬脑膜外血肿中，幕上血肿量＞40ml 或幕下血肿量＞10ml、颞区血肿量＞20ml 有手术指征。

4. 硬脑膜外血肿多见于着力部位，硬脑膜下血肿既可见于着力部位，也可见于对冲部位。

试　题

1. 头部外伤后，最常扪及头皮下波动的是
   A. 皮下血肿　B. 帽状腱膜下血肿　C. 骨膜下血肿
   D. 皮下积液　E. 皮下积脓
2. 一般头皮裂伤清创的时限不应超过
   A. 24 小时　B. 72 小时　C. 8 小时
   D. 48 小时　E. 12 小时
3. 男性，20 岁。因交通事故头顶部可见直径 10cm 血肿，意识清楚，恶心、呕吐。急救处置时不正确的措施是
   A. 血压、脉搏、呼吸监测　B. 注意意识状态
   C. 穿刺抽吸头皮下血肿　D. 给予镇静剂
   E. 给予脱水剂
4. 颅前窝骨折造成的熊猫眼的特征是
   A. 双眼视网膜出血　B. 双额部皮肤青紫
   C. 乳突部皮下淤血、瘀斑　D. 双侧视乳头水肿
   E. 眶周广泛淤血、瘀斑
5. 诊断颅盖部的线形骨折主要靠

A. CT　　B. MRI　　C. X 线片
D. B 超　　E. 脑血管造影

6. 颅底骨折通常的诊断依据是
A. 脑脊液鼻、耳漏　B. 头痛伴呕吐　C 偏瘫
D. 头皮血肿　　E. 昏迷

7. 女性，35 岁。车祸后昏迷，被送至医院 3 小时后清醒。查体：神志尚清，双侧眶周青紫，右鼻孔有血性液体流出，嗅觉丧失，能遵嘱活动。临床诊断颅底骨折最可靠的依据是
A. 右鼻孔流出血性液体　　B. 同向性偏盲
C. 嗅觉丧失　　D. 眶周青紫
E. 伤后昏迷时间较长

8. 男性，28 岁。头部外伤，当即昏迷约 3 小时，醒后出现头痛、呕吐，右耳道流出血性液体。诊断应为
A. 脑震荡、颅前窝骨折　　B. 脑挫伤、颅中窝骨折
C. 脑震荡、颅后窝骨折　　D. 脑挫伤、颅前窝骨折
E. 脑震荡、颅中窝骨折

9. 脑震荡的临床表现不包括
A. 意识障碍不超过 30 分钟　　B. 意识障碍期肌腱反射消失
C. 醒后常有头晕、头痛、恶心呕吐　　D. 逆行性遗忘
E. 腰穿脑脊液红细胞 1000×10^6/L（1000/mm^3）

10. 男性，48 岁。摔倒后枕部着地，昏迷 30 分钟。急诊头颅 CT 检查示双额颞叶高低密度混杂影，最可能的诊断是
A. 脑干损伤　　B. 脑震荡　　C. 蛛网膜下腔出血
D. 脑挫裂伤　　E. 硬脑膜下血肿

11. 急性硬膜外血肿最常合并的颅脑损伤是
A. 脑积水　　B. 脑挫伤　　C. 颅骨骨折
D. 脑干损伤　　E. 脑水肿

12. 急性硬脑膜外血肿患者出现的中间清醒期的长短主要取决于
A. 出血的来源　　B. 血肿形成的速度
C. 血肿部位　　D. 原发性颅脑损伤的程度
E. 血肿的体积

13. 男性，80 岁。半个月前出现头痛、间断呕吐，并逐渐出现左侧肢体无力。3 个月前有头部外伤史。头颅 CT 示右顶枕新月形低密度影。最可能的诊断是
A. 急性硬脑膜外血肿　　B. 硬脑膜下积脓
C. 慢性硬脑膜下血肿　　D. 慢性硬脑膜外血肿
E. 急性硬脑膜下血肿

（14～16 题共用题干）
男性，30 岁。头部外伤 6 小时，伤后有一过性意识障碍，3 小时后再次出现昏迷。检查左颞部头皮血肿，左瞳孔散大。CT 扫描显示左侧颞叶硬膜外血肿。

14. 颅内出血的来源是
    A. 大脑前动脉　B. 大脑中动脉　C. 脑膜中动脉
    D. 颞浅动脉　E. 枕动脉
15. 颞叶硬膜外血肿已引起
    A. 原发性脑水肿　B. 继发性脑水肿　C. 原发性脑干损伤
    D. 小脑幕切迹疝　E. 枕骨大孔疝
16. 首选治疗方案
    A. 应用止血药　B. 应用脱水药
    C. 钻孔引流术　D. 应用皮质激素类药物
    E. 甘露醇脱水准备开颅

答　案

1. B　2. A　3. C　4. E　5. C　6. A　7. A　8. B　9. E　10. D
11. C　12. B　13. C　14. C　15. D　16. E

第十三章　颈部疾病

甲状腺位于甲状软骨下方、气管两旁，由峡部和左右两个侧叶构成。成人甲状腺重量约为 30g，正常甲状腺看或触摸不到。甲状腺血供丰富，主要由甲状腺上、下动脉供应，偶由甲状腺最下动脉供应。支配甲状腺的神经来自于迷走神经的分支，分别为喉返神经和喉上神经。甲状腺的主要功能是合成、贮存和分泌甲状腺素。

一、单纯性甲状腺肿

单纯性甲状腺肿是指有甲状腺肿大，而甲状腺功能正常，多因环境缺碘引起。

1. 单纯性甲状腺肿按病因可以分为甲状腺素原料（碘）缺乏（如地方性甲状腺肿）、甲状腺素需求增加（青春期、妊娠期）、甲状腺合成和分泌障碍。

2. 女性多见，一般无全身症状，血 T_3、T_4 和基础代谢率正常。主要临床表现为甲状腺不同程度的肿大和肿大结节压迫周围器官引起的症状。

3. 早期甲状腺呈对称性弥漫性肿大，后期可呈结节样变，结节性甲状腺肿可继发甲亢，并有恶变可能。

难点解析

1. 预防：食盐中加入碘化钾或碘化钠（加碘食盐）。

2. 只有肿大的甲状腺引起相应的压迫症状或继发甲亢、怀疑恶变的情况下才考虑手术，多采用甲状腺次全切除术。

试　题

1. 一位患者行甲状腺次全切除术后出现声音嘶哑。喉镜检查显示左侧声带麻痹，分析手术中可能损伤的结构是

A. 舌下神经　　B. 喉上神经　　C. 舌咽神经

D. 左侧喉返神经　　E. 右侧喉返神经

2. 女性，23 岁。因原发性甲状腺功能亢进症在气管内插管，全麻下行甲状腺双侧次全切除术，术后清醒拔出气管插管后患者出现呼吸困难，伴有失音，无手足麻木。查体：37.3℃，P 92 次/分，R 28 次/分，BP 130/70mmHg，面红无发绀，颈部不肿，引流

管通畅，有少许血液流出。引起该患者呼吸困难最可能的原因是

A. 双侧喉返神经损伤　　B. 甲亢危象
C. 喉上神经损伤　　D. 伤口出血
E. 甲状旁腺损伤

3. 青春期甲状腺Ⅱ度肿大、最佳的治疗方法是

A. 多食含碘食物　　B. 甲状腺次全切除术
C. 放射性碘治疗　　D. 口服碘剂
E. 口服小剂量甲状腺素片

4. 单纯性甲状腺肿的特点是甲状腺肿和

A. 抗甲状腺抗体阳性　　B. 核素扫描为“热结节”
C. 摄 ^{131}I 率降低　　D. 甲状腺功能正常
E. TSH 降低

5. 地方性甲状腺肿的主要病因是

A. 自身免疫性甲状腺炎　　B. 碘摄入过多
C. 甲状腺素合成障碍　　D. 碘摄入不足
E. 致甲状腺肿物质损伤

6. 单纯性甲状腺肿发病的主要原因是饮食中缺乏

A. 钾　　B. 碘　　C. 镁
D. 锌　　E. 钙

7. 女性，17 岁。颈部肿大 1 年，无怕热、多食、易激动。查体：脉率、血压正常，甲状腺弥漫性肿大，质地柔软，未触及结节，表面光滑。采用的最佳治疗措施是

A. 多吃含碘丰富的食物　　B. 小剂量甲状腺素治疗
C. 口服甲基硫氧嘧啶治疗　　D. 注射 ^{131}I 治疗
E. 甲状腺大部切除术

8. 男性，46 岁。甲状腺多发结节 10 年，近 1 个月来结节有明显增大，吞咽有异物感。B 超检查见双侧甲状腺多发结节伴囊性变，延伸至胸骨后 4cm。测 T_4 轻度增高。该患者最主要的手术指征是

A. T_4 轻度增高　　B. 病期太长
C. 近期甲状腺肿大　　D. 吞咽有异物感
E. 胸骨后甲状腺肿

答　案

1. D　2. A　3. E　4. D　5. D　6. B　7. B　8. E

二、甲状腺功能亢进

甲状腺功能亢进（甲亢）是由各种原因，导致正常甲状腺素分泌的反馈控制机制丧

失，引起循环中甲状腺素的异常增多，而出现以全身代谢亢进为主要特征的疾病总称，分为原发性甲亢、继发性甲亢、高功能腺瘤三类。

原发性甲亢、继发性甲亢、高功能腺瘤的比较

	原发性甲亢	继发性甲亢	高功能腺瘤
发病率	90%以上	5%	5%以下
发病年龄	20～40岁	40岁以上	无特殊
肿块特点	弥漫性、对称性肿大	多继发于结节性甲状腺肿	结节周围的甲状腺组织呈萎缩改变
特征表现	突眼	常伴心肌损害	无甲状腺肿大，甲状腺素分泌不受调节

1. 原发性甲亢 是一种自身免疫性疾病，主要以腺体肿大并伴有各系统功能亢进及突眼为特征的表现。实验室检查中除基础代谢率的增高、摄 ^{131}I 率的增加或高峰提前外，FT_3 增高、FT_4 增高、TSH 降低是诊断甲亢的主要指标。

2. 甲亢治疗 ①药物治疗；② ^{131}I 治疗；③手术治疗。药物治疗中硫脲类（首选丙基硫氧嘧啶）主要抑制甲状腺素的合成，碘剂只能抑制甲状腺素的释放，因此不手术的患者禁止使用碘剂，以免停用后大量甲状腺素短时间释放入血引起甲状腺危象的发生。药物治疗适用于轻中度甲亢、孕妇、年龄＜20岁、术前准备等；不良反应：粒细胞减少。^{131}I 治疗适用于成人甲状腺Ⅱ度以上肿大、药物治疗过敏或失败者、术后复发、甲亢性心脏病等；不良反应：甲状腺功能低下。

3. 手术治疗 治疗甲亢的主要方法之一。适应证包括：①继发性甲亢或高功能腺瘤；②中度以上原发性甲亢；③有压迫症状甲亢；④药物或 ^{131}I 治疗后复发或难坚持者；⑤妊娠早、中期（孕4～6个月）甲亢。手术需满足以下条件：①基础代谢率（BMR）＜+20%；②脉率＜90次/分；③患者情绪稳定，睡眠好，体重增加。

4. 术后并发症 呼吸困难和窒息（最危急）多发生在术后48小时内；甲状腺危象（最严重）多发生在术后12～36小时，以高热大汗、上吐下泻、谵妄昏迷为主要表现。

难点解析

1. 甲亢中以原发性（突眼性）甲亢多见。
2. 甲状腺功能亢进性心脏病（甲亢心）多见于继发性甲亢，一般甲亢症状控制后心脏症状也消失。
3. TSH 是诊断甲亢最敏感的指标；FT_3、FT_4 是首选指标。
4. 碘剂不能用于治疗甲亢，只用于术前准备和甲状腺危象。
5. 硫脲类药物使用后会使甲状腺腺体充血不利于手术切除，因此需加服碘剂至少2周，待腺体缩小变硬、血管数减少后方可手术。
6. 放射性核素 ^{131}I 禁用于妊娠期妇女及孕妇，可作为术后复发、甲亢心、周期性瘫痪首选治疗。
7. 甲状腺危象时只可物理降温，禁止使用乙酰水杨酸类药物（抑制甲状腺球蛋白与甲状腺素结合，使 FT_3、FT_4 增高，加重症状）。

试　题

1. 最常见的甲状腺功能亢进是

A. 继发于结节性甲状腺肿　　B. 高功能腺瘤
C. 继发于甲状腺癌　　D. 原发性甲亢
E. 继发于甲状腺炎

2. 关于结节性甲状腺肿继发甲状腺功能亢进的描述，错误的是

A. 患者年龄多在 40 岁以上　　B. 双侧甲状腺肿大，多不对称
C. 可发生眼球突出　　D. 容易并发心肌损害
E. 有手术指征

3. 女性，36 岁。颈前包块 10 年，心慌、气短、怕热、多汗半年。查体：P 110 次/分，BP 160/70mmHg，无突眼，甲状腺触及多个结节，中等硬度，表面光滑，随吞咽可上下移动。实验室检查：T_3、T_4 增高，TSH 降低，TPOAb 及 TGAb 均阴性。最可能的诊断是

A. 弥漫性毒性甲状腺肿　　B. 结节性毒性甲状腺肿
C. 慢性淋巴细胞性甲状腺炎　　D. 甲状腺自主高功能腺瘤
E. 单纯性甲状腺肿

4. 轻度甲状腺功能亢进症患者的基础代谢率测定值范围是

A. 30%～40%　　B. 10%～20%　　C. 1%～10%
D. 20%～30%　　E. 40%～50%

5. 女性，25 岁。心悸、甲状腺肿大，并伴有轻度呼吸不畅，压迫感，首次妊娠 2 个月余，诊断为原发性甲亢。最有效的治疗方法是

A. ^{131}I 治疗　　B. 抗甲状腺药物治疗
C. 终止妊娠　　D. 甲状腺大部切除术
E. 普萘洛尔治疗

6. 为抑制甲状腺功能亢进患者甲状腺素的释放，外科手术前选择的常用药物是

A. 甲巯咪唑　　B. 复方碘溶液　　C. 卡比马唑
D. 丙硫氧嘧啶　　E. 普萘洛尔

7. 甲状腺大部切除后 48 小时内，需注意最危急的并发症为

A. 喉上神经内侧支损伤　　B. 喉返神经单侧损伤
C. 手足抽搐　　D. 呼吸困难和窒息
E. 甲状腺危象

8. 女性，26 岁，因甲状腺癌行甲状腺全切除术，术后当晚出现呼吸困难，伤口肿胀有血液渗出。最佳急诊处理方法为

A. 气管切开　　B. 气管插管
C. 面罩吸氧　　D. 静脉注射地塞米松
E. 拆除缝线，敞开手术创腔

（9～11 题共用题干）

女性，35 岁。颈前区肿块 10 年，近年来易出汗、心悸，渐感呼吸困难。体检：晨起心率 104 次/分，BP 120/60mmHg，无突眼，甲状腺肿大，结节状。心电图示：窦性心律不齐。

9. 初步诊断最可能是
   A. 原发性甲亢　B. 单纯性甲状腺肿　C. 继发性甲亢
   D. 桥本甲状腺炎　E. 亚急性甲状腺炎

10. 确诊的主要根据是
   A. 颈部 CT　B. 血 T_3、T_4 值　C. 甲状腺 B 超
   D. 颈部 X 线检查　E. MRI

11. 最佳的治疗方法是
   A. 内科药物治疗　B. 甲状腺大部切除术
   C. 甲状腺全切除术　D. 放射性核素治疗
   E. 外放射治疗

（12～14 题共用题干）

女性，32 岁。颈前肿大饱满 2 个月。性情急躁，易激动，多汗，消瘦。检查：P 106 次/分，BP 140/80mmHg，双手颤动，甲状腺Ⅲ度弥漫性肿大，无结节和包块，周围淋巴结无肿大。FT_3、FT_4 增高。

12. 最有效的治疗方法是
   A. 抗甲状腺药物　B. 增加含碘丰富的食品
   C. 放射性 ^{131}I　D. 甲状腺大部切除术
   E. 中药治疗

13. 如需要手术治疗，术前碘剂准备常规应用时间为
   A. 3 天　B. 5 天　C. 10 天
   D. 14 天　E. 20 天

14. 术后 16 小时若出现呼吸困难、坐立不安，首选处理措施是
   A. 吸氧　B. 应用镇静剂　C. 气管插管
   D. 气管切开　E. 剪开缝线，敞开切口

15. 为预防甲亢术后出现甲状腺危象，最关键的措施是
   A. 术后用冬眠合剂镇静　B. 吸氧
   C. 术后给予氢化可的松　D. 术后补钙
   E. 术前使基础代谢率降至正常范围

答　案

1. D　2. C　3. B　4. D　5. D　6. B　7. D　8. E　9. C　10. B
11. B　12. D　13. D　14. E　15. E

三、甲状腺癌

甲状腺癌是最常见的甲状腺恶性肿瘤。有四种病理类型，分别是乳头状癌（最常见）、滤泡状腺癌、未分化癌、髓样癌。

1. 临床表现：甲状腺包块（质硬、活动度差），伴有周围组织器官侵犯症状（咯血、呼吸困难、吞咽困难、声嘶等），可出现颈部淋巴结肿大（部分患者为首发症状），甚至远处转移。

2. 细针穿刺细胞学检查可确诊，放射性核素检查中多提示冷结节，血清降钙素测定可协助诊断髓样癌。

3. 手术是首选治疗方法。放射外照射主要用于未分化癌治疗。

难点解析

1. 乳头状癌　约占成人甲状腺癌的60%，儿童甲状腺癌100%。好发于30～45岁女性，虽早期有淋巴结转移但预后最好。

2. 未分化型癌　恶性程度最高，预后最差。

3. 髓样癌　来源于滤泡旁分泌细胞，可产生降钙素（CT）等。

4. 滤泡状癌　常见50岁左右人群，容易侵犯血管，致血行转移到肺、肝、骨、中枢神经系统。

试　题

1. 关于甲状腺乳头状腺癌特点的描述，正确的是
   A. 多见于老年人　B. 常见于男性　C. 生长快、恶性程度高
   D. 呈多中心倾向　E. 主要经血行转移

2. 甲状腺恶性肿瘤最常见的病理类型是
   A. 乳头状癌　B. 未分化型癌　C. 滤泡状癌
   D. 髓样癌　E. 鳞状细胞癌

3. 女性，42岁。右颈侧肿块2个月余，如蚕豆大，可活动，无压痛，无发热及咳嗽。鼻咽部无异常。甲状腺峡部可扪及直径0.5cm大小结节。其最可能的诊断是
   A. 慢性淋巴结炎　B. 甲状腺癌转移　C. 淋巴结结核
   D. 肺癌转移　E. 鼻咽癌转移

4. 女性，20岁。甲状腺肿大5年，右侧叶明显，无不适，近年来出现Homer综合征。其诊断最可能是
   A. 甲状腺腺瘤　B. 桥本甲状腺炎　C. 单纯性甲状腺肿
   D. Graves病　E. 甲状腺癌

5. 儿童期出现的甲状腺结节恶性率为

A. 10%　　B. 30%　　C. 50%

D. 70%　　E. 80%

6. 对甲状腺肿瘤性质诊断正确率可达 80%以上的检查方法是

A. B 超　　B. CT　　C. ECT

D. 磁共振　　E. 细针穿刺细胞学

（7～8 题共用选项）

A. 乳头状腺癌　　B. 滤泡状腺癌　　C. 未分化癌

D. 髓样癌　　E. 转移癌

7. 分泌大量降钙素的甲状腺癌是

8. 恶性程度最高的甲状腺癌是

9. 女性，22 岁。颈前肿物 3 个月。查体：右叶甲状腺可触及一质硬结节，直径 2cm。同侧颈淋巴结可及 2 个，质中，活动。B 超示甲状腺右叶有一个低回声实性团块。为明确肿物良恶性，首先应选择的检查是

A. 放射性核素扫描　　B. 血清降钙素测定

C. 针吸细胞学检查　　D. 颈部软组织显像

E. 右侧颈淋巴结活检

答　案

1. D　2. A　3. B　4. E　5. C　6. E　7. D　8. C　9. C

第十四章　乳房疾病

一、急性乳腺炎

急性乳腺炎常好发于产后 3～4 周的哺乳期妇女，以初产妇多见，主要为喂养方式不当造成乳头皲裂，细菌入侵引起的乳房急性化脓性感染。

1. 主要病因：①乳汁淤积；②细菌入侵，致病菌主要为金黄色葡萄球菌。

2. 患者乳房局部主要表现为红、肿、热、痛。严重者可有如寒战、高热、脉快等全身症状，常伴患侧淋巴结肿大。

3. 对于哺乳期妇女出现乳房红、肿、热、痛伴白细胞升高时，可考虑急性乳腺炎。但需与炎性乳癌相鉴别。

4. 处理：排空乳汁，消除感染是主要原则，一旦形成脓肿应及时切开引流。

5. 预防：养成良好哺乳习惯及个人卫生，哺乳时应尽量排空乳汁避免乳汁淤积。

难点解析

1. 形成急性乳腺炎后，患侧应停止哺乳，健侧仍可正常哺乳。感染严重时方才停止哺乳。

2. 切口选择：①乳晕下脓肿、乳房后深部脓肿应选择弧形切口；②乳房浅表或远端脓肿应选择放射状切口；③深部大脓肿应行对口引流，并在引流时打开乳腺间隔膜。

试　题

1. 急性乳腺炎最常发生在产后
   A. 1 个月　　B. 3 个月　　C. 4 个月
   D. 5 个月　　E. 6 个月
2. 发生哺乳期急性乳腺炎的主要病因是
   A. 乳晕皮肤皲裂　　B. 乳汁淤积，细菌入侵
   C. 乳腺组织发育不良　　D. 乳汁分泌障碍
   E. 乳腺囊性增生病

3. 乳房后脓肿切开引流最好采用

A. 乳房表面放射状切口
B. 乳房表面横切口
C. 乳晕下缘弧形切口
D. 乳房下缘弧形切口
E. 乳房外侧斜切口

4. 乳房脓肿切开引流处理错误的是

A. 可以作对口引流
B. 应作放射状切开
C. 切开乳管充分引流
D. 乳晕下脓肿应沿乳晕边缘作弧形切口
E. 深部脓肿可沿乳房下缘作弧形切口

5. 关于初产妇哺乳期预防急性乳腺炎的措施错误的是

A. 养成定时哺乳习惯
B. 抗生素预防感染
C. 防止乳头皮肤损伤
D. 注意婴幼儿口腔卫生
E. 避免乳汁淤积

6. 女性，25 岁。自然分娩后 3 周，母乳喂养。右乳外上红肿、疼痛伴发热 3 天。查体：体温 39.3℃，右乳外上象限 5cm 范围皮肤红肿、触痛，波动感明显。实验室检查：WBC 16.6×10^9/L。应采取的最主要的治疗措施是

A. 应用广谱抗生素
B. 停止哺乳
C. 切开引流
D. 脓液穿刺抽吸
E. 局部热敷

（7～8 题共用题干）

女性，30 岁，哺乳期。左乳房胀痛、发热 2 天。查体：T 39.4℃，P 106 次/分。左乳房外上象限 6cm×4cm 范围红肿，有明显压痛和波动感。急行切开引流术。

7. 错误的手术措施是

A. 脓腔最低处引流
B. 按轮辐方向做切口
C. 行对口引流
D. 切开扩张的乳腺导管充分引流
E. 切开后用手指探入脓腔间隔膜

8. 术后抗感染治疗针对的主要致病菌是

A. 白色葡萄球菌
B. 金黄色葡萄球菌
C. 表皮葡萄球菌
D. 腐生葡萄球菌
E. 溶血性链球菌

（9～10 题共用备选答案）

A. 金黄色葡萄球菌
B. 大肠埃希菌
C. 结核杆菌
D. 白色葡萄球菌
E. 溶血性链球菌

9. 急性梗阻性化脓性胆管炎的主要致病菌是

10. 急性乳腺炎常见致病菌是

答　案

1. A　2. B　3. D　4. C　5. B　6. C　7. D　8. B　9. B　10. A

二、乳腺囊性增生病

乳腺囊性增生病也称乳腺病，是中年妇女的常见病。由雌、孕激素比例失调致乳腺实质增生过度和复旧不全引起。

1. 一侧或双侧乳房胀痛及包块是本病的主要表现。
2. 包块可为单个或多个结节，有触痛，质韧，与周围组织分界不清，可伴乳头溢液。
3. 处理：主要为对症治疗，应有与乳腺癌并存的可能，需 3～6 个月复查一次。

难点解析

乳房胀痛和包块与月经周期有关。

试　题

1. 女性，34 岁。双侧乳房胀痛 5 年余。胀痛症状在月经前出现，自己在乳房触及不规则的“包块”，来月经后症状缓解，“包块”变小，另外与情绪和疲劳有一定关系。对这种疾病的描述错误的是

A. 多在双侧乳房出现不适症状
B. 癌变发生率高，视为癌前病变
C. 腺体可能会发生增生、萎缩等变化
D. 常见于 25～45 岁的女性
E. 一般认为与内分泌紊乱有关

2. 女性，40 岁。双侧乳腺月经前明显胀痛，月经后可自行缓解。乳腺超声提示双侧乳腺多发小结节，大小约 0.4cm，无明显血流信号，双侧腋窝未见肿大淋巴结，最可能的诊断是

A. 乳腺癌　　B. 乳腺纤维腺瘤
C. 乳腺囊性增生病　　D. 乳腺结核
E. 非哺乳期乳腺炎

答　案

1. B　2. C

三、乳房肿瘤

女性乳房肿瘤可分为良性和恶性，其中良性肿瘤以乳腺纤维腺瘤居多，恶性肿瘤中乳腺癌占98%。而男性乳房肿瘤极少，乳腺癌发病率是女性的1%。

1. 乳房肿瘤比较

	发病年龄	好发部位	肿块特点	表现	处理
乳腺纤维腺瘤	20～25岁	外上象限	75%单发，光滑似硬橡皮球，活动好	无痛性肿块，增长缓慢	手术切除
乳腺癌	45～50岁	外上象限	单发，质硬，表面不光滑，不易推动	①早期：无痛，单发肿块；②进展期：乳房外形改变（酒窝征，橘皮样变）；③晚期：肿瘤与胸壁固定或皮肤溃烂甚至远处转移	以手术为主的综合治疗

2. 乳腺癌（TNM）分期　T：肿瘤大小；N：淋巴结；M：远处转移。

T原发瘤	N区域淋巴结	M远处转移
T0：原发癌瘤未查出	N0：同侧腋窝淋巴结不肿大	M0：无远处转移
Tis：原位癌	N1：同侧腋窝淋巴结肿大，可推动	M1：有远处转移
T1：≤2cm	N2：同侧腋窝淋巴结融合，或粘连	
T2：2～5cm	N3：同侧胸骨旁，锁骨上淋巴结转移	
T3：＞5cm		
T4：瘤体大小不计，已侵及皮肤或胸壁		

3. 乳腺癌临床分期及处理

0期	TisN0M0	
Ⅰ期	T1N0M0	改良根治术/保乳术（术后必须辅以放疗）
Ⅱ期	T0～1N1M0、T2N0～1M0、T3N0M0	改良根治术/保乳术（术后必须辅以放疗）
Ⅲ期	T0～2N2M0、T3N1～2M0、T4任何NM0、任何TN3M0	
Ⅳ期	M1	

4. 特殊类型乳腺癌

（1）炎性乳癌：局部皮肤呈炎症样表现，可迅速扩展到大部分皮肤，表现为皮肤发红、水肿、增厚、粗糙、表面皮温升高。特点：发展迅速，预后差。

（2）乳头湿疹样癌：乳头有瘙痒、烧灼感，后可出现乳头、乳晕处皮肤变粗糙、糜烂进而形成溃疡，有时可有黄褐色鳞屑样痂皮覆盖。部分患者可于乳晕区扪及肿块。特点：恶性程度低、发展慢，较晚发生腋淋巴结转移。

难点解析

1. 乳腺癌的表现：肿瘤侵犯淋巴管引起乳房橘皮样变；肿瘤侵犯 Cooper 韧带引起乳房酒窝征；肿瘤侵犯乳管引起乳头内陷。

2. 乳腺癌中淋巴结转移是最常见的转移途径，常最初转移至同侧腋窝淋巴结。

3. 钼靶 X 线摄片是乳腺癌的首选辅助检查。

4. Ⅰ/Ⅱ期乳腺癌采取的治疗措施：乳腺癌改良根治术（国内）或保留乳房的乳腺癌切除术（国外）。

试　题

1. 乳腺癌侵犯乳房悬韧带（Cooper 韧带）后，引起相应的皮肤改变是
A. 橘皮样变　B. 乳头内陷　C. 表面皮肤凹陷
D. 局部水肿　E. 铠甲状胸壁

2. 乳腺癌最早表现为
A. 乳房多发肿块　B. 乳房疼痛
C. 乳房单发小肿块　D. 皮肤呈“橘皮样”改变
E. 乳头内陷

3. 患者行乳腺癌根治术时已发现有转移，应手术后 2～3 周行放疗，其目的是
A. 防止瘤细胞扩散　B. 抑制乳腺癌及其转移物生长
C. 防止局部复发　D. 提高机体免疫力
E. 以上都不是

4. 恶性程度最高的乳腺癌类型是
A. 浸润性导管癌　B. 浸润性小叶癌　C. 湿疹样癌
D. 炎性乳腺癌　E. 髓样癌

5. 乳腺癌患者乳房皮肤出现“酒窝征”的原因
A. 肿瘤侵犯了胸大肌　B. 肿瘤侵犯了 Cooper 韧带
C. 癌细胞阻塞了局部皮下淋巴管　D. 肿瘤侵犯了周围腺体
E. 肿瘤侵犯了局部皮肤

6. 乳房 Paget 病是指
A. 乳头湿疹样乳腺癌　B. 炎性乳腺癌
C. 浆细胞性乳腺炎　D. 乳腺结核病
E. 男性乳房肥大症

7. 乳腺癌 CMF 化疗方案的药物是
A. 长春新碱、甲氨蝶呤、氟尿嘧啶　B. 环磷酰胺、多柔比星、氟尿嘧啶
C. 环磷酰胺、甲氨蝶呤、氟尿嘧啶　D. 长春新碱、多柔比星、氟尿嘧啶
E. 长春新碱、环磷酰胺、氟尿嘧啶

8. 乳腺癌扩大根治术的切除范围包括

A. 乳房及同侧腋窝脂肪、淋巴组织

B. 乳房、胸大肌、胸小肌及其筋膜

C. 乳房、胸大肌、胸小肌及同侧腋窝、脂肪淋巴组织

D. 乳房、胸大肌、胸小肌及同侧腋窝、锁骨上脂肪淋巴组织

E. 乳房、胸大肌、胸小肌及同侧腋窝、胸骨旁脂肪淋巴组织

9. 女性，46 岁，左乳头刺痒，伴乳晕发红、糜烂 3 个月，查体：双侧腋窝无肿大淋巴结，乳头分泌物涂片细胞学检查见癌细胞，该患者癌变的类型是

A. 乳头湿疹样癌　B. 髓样癌　C. 鳞状细胞癌

D. 黏液细胞癌　E. 大汗腺样癌

10. 女性，43 岁。左乳头溢液 10 余天，无不适症状。查体：乳房视诊无异常发现，未扪及肿块，无压痛，按压左乳晕外上方可见黄褐色溢液。门诊首选的检查是

A. 热图像检查　B. 钼靶 X 线摄片　C. B 超检查

D. 溢液涂片细胞学检查　E. 近红外线扫描

11. 女性，38 岁，左乳房无痛性肿物 2 个月余，查体：左乳外上象限有一个 1.5cm×1.0cm×1.0cm 的肿块，表面不光滑，界限不清，活动度尚可。明确性质最确切的检查是

A. CT　B. 乳腺 B 超　C. 钼靶 X 线检查

D. 红外线扫描　E. 肿物完整切除病理检查

12. 女性，右乳房内肿块 4cm×3cm，皮肤略回缩，基底不固定，右腋下有 2.5cm×1.5cm 活动的淋巴结两个，质硬，病理证实为乳癌腋淋巴结转移，按国际标准。应属于

A. $T_2N_1M_0$　B. $T_1N_1M_0$　C. $T_3N_2M_0$

D. $T_3N_3M_0$　E. $T_2N_2M_0$

13. 女性，30 岁。左乳房外上象限肿块 2cm×2cm 大小，质如硬橡皮球，肿块表面光滑，活动。对其诊断可能是

A. 乳腺皮下脂肪瘤　B. 乳房纤维腺瘤

C. 皮脂腺囊肿　D. 叶状囊肉瘤

E. 神经纤维瘤

14. 女性，20 岁。左乳房肿块 2 年，生长缓慢。查体：左乳房外上象限扪及 2.5cm 分叶肿块，质硬，光滑，边界清楚，活动，无压痛，左侧腋窝未扪及肿大淋巴结。最可能的诊断是

A. 乳腺癌　B. 乳房纤维腺瘤　C. 乳房肉瘤

D. 乳腺囊性增生症　E. 乳管内乳头状瘤

（15～17 题共用题干）

女性，40 岁，左乳房外上象限 4cm×3cm 肿块，距乳头距离 5cm，可推动，但是患者双手叉腰时肿块活动度明显受限，左腋窝未扪及肿大淋巴结。

15. 该患者最佳的定性诊断方法是

A. 粗针穿刺活检　B. 钼靶 X 线摄片　C. 切取活检

D. 近红外线扫描　E. 细针穿刺细胞学检查

16. 该患者若确诊为乳腺癌，手术方式应选择

A. 乳腺癌根治术
B. 乳腺癌扩大根治术
C. 保留胸大肌、胸小肌的乳腺癌改良根治术
D. 保留胸大肌、切除胸小肌的乳腺癌改良根治术
E. 保留乳房的乳腺癌切除术

17. 术后选择 CMF 方案辅助化疗，应使用的周期数是
A. 2　B. 6　C. 10
D. 14　E. 18

（18～19 题共用题干）

女性，28 岁。左乳房皮肤水肿、发红 2 个月，口服抗生素未见好转。查体：T 37.0℃，左乳房皮肤发红，水肿，呈“橘皮样”，乳头内陷，乳房质地变硬，无触痛，未扪及肿块，左腋下扪及多个肿大淋巴结、质硬、融合，无触痛。血常规 WBC 8.0×10^9/L，N 0.67。

18. 首先应考虑的诊断是
A. 炎性乳腺癌　B. 急性乳腺炎　C. 乳房后脓肿
D. 乳汁淤积　E. 乳腺囊性增生症

19. 最佳治疗方案是
A. 穿刺活检后行左乳房切除术　B. 静脉应用广谱抗生素
C. 局部按摩　D. 局部热敷、理疗
E. 穿刺活检后化疗

（20～21 题共用题干）

女性，38 岁，已婚，右乳房外上象限可触及一个直径为 3cm 的包块，同侧腋窝触到肿大淋巴结，其他器官系统未见异常。

20. 在询问病史时，对诊断帮助最小的是
A. 家族中有乳腺癌病史　B. EB 病毒感染史
C. 结婚年龄　D. 生育史
E. 月经史

21. 若体检结果为 $T_2N_1M_0$，按 TNM 分期法应属于
A. 0 期　B. Ⅰ期　C. Ⅱ期
D. Ⅲ期　E. Ⅳ期

（22～23 题共用备选答案）
A. 乳腺癌　B. 乳房内纤维瘤
C. 乳房囊性增生病　D. 乳管内乳头状瘤
E. 乳房肉瘤

22. 女性，32 岁，主诉右乳房肿痛，与月经周期有关，检查乳房有多个结节状肿块，边界不清，可推动，诊断首先考虑

23. 女性，25 岁，右乳房外上象限有一肿块，3cm×3cm，质韧、光滑、边界清楚，易推动，诊断首先考虑

答　案

1. C　2. C　3. C　4. D　5. B　6. A　7. C　8. E　9. A　10. D
11. E　12. A　13. B　14. B　15. E　16. C　17. B　18. A　19. E　20. B
21. C　22. C　23. B

第十五章　胸部损伤

胸部损伤中，根据暴力的性质及胸膜腔是否与外界相通分为钝性伤和穿透伤，前者大多不需要开胸治疗，但常合并心肺脏器的损伤。后者伤情进展可伴进行性出血，多数患者需行开胸手术。在胸部损伤中应当注意是否有胸腔负压的改变以及纵隔的摆动或移位，一旦发生将会影响健侧肺脏功能甚至循环障碍。

一、肋骨骨折

在胸部损伤中，肋骨骨折最常见，可分为单根或多根肋骨骨折，同一肋骨又可在一处或多处骨折。

1. 连枷胸　多根多处肋骨骨折使局部胸壁失去完整肋骨支撑，形成软化区域。是反常呼吸运动的病理基础。

2. 反常呼吸运动　呼吸时胸壁运动与正常相反，即吸气时软化区内陷，呼气时外突。

3. 纵隔扑动　连枷胸的反常呼吸运动可使伤侧肺受到塌陷胸壁的压迫，呼吸时两侧胸腔压力不均衡造成纵隔随呼吸来回摆动。纵隔扑动将会严重影响心脏及大血管而致循环功能障碍。

4. 临床表现　症状：疼痛→呼吸浅、咳嗽无力→呼吸道分泌物增多→肺不张或肺部感染；体征：胸廓挤压征阳性、骨折表现、多根多处骨折可见连枷胸、反常呼吸运动。

5. 治疗　①闭合性单根单处肋骨骨折：止痛、固定、防止并发症；②闭合性多根多处肋骨骨折：小范围时加压包扎；大范围时进行牵引。

难点解析

1. 肋骨骨折中第4～7肋最易发生骨折。
2. 首选检查方法：X线。
3. 多根多处肋骨骨折→胸壁软化→连枷胸→反常呼吸运动→纵隔扑动。

试　题

1. 胸外伤中，最易发生骨折的肋骨是

A. 第1肋骨　　B. 第2、3肋骨　　C. 第4～7肋骨

D. 第8～10肋骨　E. 第11、12肋骨

2. 单侧多根多处肋骨骨折最严重的生理改变是

A. 疼痛，呼吸运动减弱　B. 胸壁软化，反常呼吸

C. 咳嗽，咳血痰　D. 严重皮下气肿

E. 出血，休克

（3～4题共用题干）

男性，28岁。左胸外伤后1小时，胸痛、呼吸困难。查体：BP 120/80mmHg，心率100次/分。左前外侧胸壁皮下淤血，局部约6cm×6cm的区域反常呼吸运动。

3. 目前明确的诊断是

A. 气胸　B. 血胸　C. 肋骨骨折

D. 支气管断裂　E. 胸膜联合伤

4. 胸部X线片发现左侧胸腔2cm气液平面，最可能合并的是

A. 气胸　B. 血气胸　C. 脓胸

D. 肺水肿　E. 支气管断裂

5. 男性，50岁。从1.5m高处摔下，右胸着地。体格检查：神清，呼吸34次/分，心率100次/分，血压130/75mmHg，右胸壁畸形，无伤口，出现反常呼吸，双肺呼吸音粗，无干、湿性啰音。身体其余部分无损伤。现场急救的最重要处理方式是

A. 静脉输液治疗　B. 给氧、镇静、镇痛治疗

C. 加压包扎，迅速消除反常呼吸　D. 行气管插管、人工控制呼吸

E. 行气管切开术

答　案

1. C　2. B　3. C　4. B　5. C

二、气　胸

胸膜腔内积气称为气胸。当气体进入胸膜腔后可使其内的负压改变甚至接近正压，致使静脉血回心受阻、伤肺萎陷而产生不同程度的心肺功能障碍。气胸可分为闭合性气胸（最轻）、开放性气胸、张力性气胸（最重）。

三种气胸比较

	闭合性气胸	开放性气胸	张力性气胸
气体进入特点	气体进入一定程度后，不再继续	气体经胸壁伤口，自由进出	气体只进不出，压力逐渐增大
胸腔内压	＜大气压	接近大气压	＞大气压
纵隔扑动	无	有	无
纵隔移位	向健侧移位	向健侧移位，有纵隔摆动	向健侧显著移位

续表

	闭合性气胸	开放性气胸	张力性气胸
肺部检查	伤侧鼓音并呼吸音渐低	伤侧鼓音并呼吸音消失	伤侧鼓音并呼吸音消失
急救处理	肺萎陷＜20%先观察； 肺萎陷＞20%穿刺抽气，重者闭式引流	立即压迫伤口，变开放为闭合	立即穿刺排气

难点解析

1. 三种气胸，只有开放性气胸可出现纵隔扑动。
2. 开放性气胸首选闭式胸腔引流。
3. 张力性气胸可出现皮下气肿、颈静脉怒张。
4. 气胸引流一般在前胸壁锁骨中线第 2 肋间隙。

试　题

1. 可致纵隔扑动的疾病是
   A. 闭合性气胸　B. 张力性气胸　C. 开放性气胸
   D. 血气胸　E. 脓胸
2. 开放性气胸是指
   A. 肺裂伤　B. 支气管破裂
   C. 胸部存在伤口　D. 胸部伤口深达肌层
   E. 胸部伤口与胸膜腔相通
3. 不符合张力性气胸病理生理改变的是
   A. 严重皮下及纵隔气肿　B. 血压下降、脉速
   C. 肺破口形成活瓣　D. 纵隔摆动
   E. 患侧肺萎陷，纵隔向健侧移位
4. 张力性气胸造成呼吸、循环障碍的机制是
   A. 胸壁软化，反常呼吸　B. 肺组织挫伤，通气受阻
   C. 肺泡间质水肿，换气受阻　D. 患侧肺萎陷，纵隔向健侧移位
   E. 严重皮下气肿，肺内气体流失

5. 男性，73 岁。右上肺癌根治术后第 5 天突发高热，胸腔闭式引流管内持续大量气体溢出。胸部 X 线片示：右侧液气胸。最可能的原因是
   A. 食管破裂　B. 支气管胸膜瘘　C. 肺边缘漏气
   D. 自发性气胸　E. 肺大疱破裂

6. 男性，74 岁。反复咳嗽、咳痰 40 年，再发加重伴气短 2 天。查体：口唇发绀，桶状胸。双肺叩诊呈过清音，左上肺呼吸音消失，双下肺散在干湿音，心率 124 次/分，

心律不齐。目前除 COPD 急性加重外，最可能存在的诊断是

A. 肺血栓栓塞　B. ARDS　C. 左心衰竭

D. 阻塞性肺不张　E. 自发性气胸

7. 男性，62 岁，左胸痛 4 天，胸闷、气促 2 天。查体：左下肺呼吸音消失，心率 100 次/分，律齐。为明确诊断，首选的检查是

A. 超声心动图　B. 血心肌坏死标志物

C. 胸部 X 线片　D. 血 D-二聚体

E. 胸部 B 超

8. 男性，20 岁。闭合性胸外伤 5 小时。查体：口唇发绀，端坐呼吸，左侧胸壁触及皮下气肿，气管右偏，左侧呼吸音消失。正确的急救措施是

A. 加压吸氧　B. 左胸腔穿刺排气

C. 心包穿刺　D. 急诊开胸探查

E. 气管插管

9. 男性，56 岁。咳嗽、胸闷、憋气 2 天，持续不缓解。查体：左侧呼吸运动减低，叩诊呈鼓音，呼吸音明显减低。胸部 X 线片示左肺萎陷，压缩约 90%。对该患者最有效的治疗措施是

A. 胸腔穿刺排气　B. 解痉平喘

C. 低流量吸氧　D. 呼吸机辅助呼吸

E. 胸腔闭式引流

10. 下列病变中，可表现为一侧胸廓膨隆且呼吸音消失的是

A. 胸廓畸形　B. 肺炎　C. 气胸

D. 肺气肿　E. 胸膜肥厚

11. 25 岁，男性，左胸刀刺伤 1 小时来院，呼吸困难、发绀，胸部广泛皮下气肿，脉细速，左胸叩诊鼓音，呼吸音消失，气管右偏，应立即

A. 吸氧输血输液　B. 用宽胶布固定胸壁

C. 行左侧肋间神经封闭　D. 用粗针头穿刺左胸腔减压

E. 气管插管接呼吸机

12. 男性，18 岁。胸痛伴呼吸困难 1 天。查体：瘦高体型。胸部 X 线片示右侧气胸，纵隔明显左移。患者既往有类似症状，但程度较轻。此时应采取的诊治措施不包括

A. 右侧胸腔闭式引流　B. 胸腔镜手术

C. 右侧胸腔穿刺抽气　D. 面罩吸氧

E. 无创通气

13. 男性，20 岁，被刀刺伤，患者神志清楚，血压脉搏在正常范围，刀口在右肩胛下第七肋间，可听见气体进出刀口的声音，应立即采取的措施是

A. 吸氧　B. 输液

C. 用无菌敷料包扎伤口　D. 立即行胸腔闭式引流

E. 胸腔穿刺

14. 男性，20 岁，右胸撞伤后疼痛，呼吸 20 次/分，脉搏 85 次/分，胸廓挤压征阳性，胸片右肺压缩 5%，最适当的处理是

A. 胸膜腔穿刺抽气　　B. 胸腔闭式引流
C. 镇痛观察　　D. 输液
E. 吸氧

15. 男性，18 岁。自觉胸闷、气促 10 天，活动后加重。查体：左侧呼吸音明显减弱。胸部 X 线片示左侧气胸，左肺压缩 40%，肋膈角可见小液平面。既往无类似病史。首选处理方法是

A. 吸氧观察　　B. 胸腔闭式引流　　C. 胸腔镜检查
D. 腹腔镜检查　　E. 开胸探查

（16～18 题共用题干）

患者，男性，30 岁。既往体健。半小时前从 4m 高处摔下，左胸疼痛，呼吸困难，急诊。神清合作，轻度发绀，左前胸壁 10cm×10cm 皮下瘀斑，胸壁浮动，可触及骨擦感，两肺未闻及湿啰音。胸片见左 4、5、6 肋各有两处骨折，肋膈角稍钝。

16. 此时引起患者呼吸困难的主要原因不是

A. 胸壁软化　　B. 纵隔扑动　　C. 静脉血回心障碍
D. 精神过度紧张　　E. 缺氧、二氧化碳潴留

17. 此时应采取的急诊处理是

A. 吸痰　　B. 气管切开　　C. 胸壁包扎固定、止痛
D. 气管内插管　　E. 呼吸机辅助呼吸

18. 2 小时后呼吸困难加重，咳嗽，颈、胸部出现皮下气肿，左侧呼吸音消失。再次胸片显示左肺被压缩约 85%，未见液平面，此时应

A. 立即开胸探查　　B. 行胸腔闭式引流
C. 气管内插管　　D. 呼吸机辅助呼吸
E. 气管切开

（19～21 题共用题干）

30 岁，男性。30 分钟前被刀刺伤右前胸部，咳血痰，呼吸困难。体检：血压 107/78mmHg，脉搏 96 次/分，右前胸有轻度皮下气肿，右锁骨中线 4 肋间可见 3cm 长创口，随呼吸有气体进出伤口响声。

19. 该患者纵隔的位置是

A. 右偏　　B. 左偏
C. 正中位　　D. 在右侧与正中间摆动
E. 在左侧与正中间摆动

20. 此时应采取的急救措施是

A. 吸氧　　B. 静脉穿刺输液　　C. 摄胸部 X 线片
D. 立即闭合胸部创口　　E. 立即剖胸探查

21. 该患者半小时后收入病房，患者呼吸困难，轻度发绀，右胸部皮下气肿明显加重。X 线胸片示右肺完全萎陷，纵隔向左侧偏移，右侧平膈肌水平可见液平面。正确的处理措施是

A. 立即输血　　B. 准备行手术探查
C. 伤口清创并行胸腔闭式引流　　D. 用注射器穿刺排气

E. 继续观察

答 案

1. C　2. E　3. D　4. D　5. B　6. E　7. C　8. B　9. E　10. C
11. D　12. B　13. C　14. C　15. B　16. D　17. C　18. B　19. E　20. D
21. C

三、血 胸

胸膜腔内积血称为血胸，若同时存在气体则称为血气胸。大量血液进入胸腔，不但并发失血性休克和肺通气换气障碍，还可发展成血胸凝固、机化甚至感染。根据血胸形成因素不同可分为凝固性血胸、感染性血胸、脓血胸、进行性血胸。

1. 血胸分类　成人血胸量≤0.5L 为少量血胸；0.5～1.0L 为中量血胸；＞1.0L 为大量血胸。

2. 血胸主要表现　包括胸腔积液表现、失血表现。

3. 辅助检查　X 线、胸膜腔穿刺抽出不凝血（可明确诊断）。

4. 处理

（1）进行性血胸：一旦发现，立即开胸探查。

（2）非进行性血胸：根据出血量多少选择胸穿或闭式引流，同时预防感染。

（3）感染性血胸：改进胸腔引流，排尽积血积脓，效果不佳及早手术清除。

（4）凝固性血胸：伤情稳定后，及早手术（伤后 2～3 天）。

难点解析

1. 进行性血胸的判断：胸腔闭式引流量每小时＞200ml，持续 3 小时。

2. 血胸抽出不凝血，是因为胸膜、心脏的去纤维蛋白作用，但出血量超出去纤维蛋白作用将会出现凝固性血胸。

3. 血胸中纵隔将被推挤向健侧移位。

4. 血胸在腋中线与腋后线间第 6 或 7 肋间隙行穿刺抽吸。

试 题

1. 男性，20 岁。1 小时前被刀刺伤来诊。血压 60/50mmHg，面色苍白，呼吸困难，颈静脉怒张，呼吸音尚好，心音遥远，创口在左锁骨中线第 4 肋间。最可能的诊断为

A. 肺损伤　　B. 开放气胸　　C. 心包积血

D. 血胸　　　　　　E. 张力性气胸

2. 进行性血胸的诊断依据不包括

A. 脉快、血压持续下降

B. 胸腔引流连续 3 个小时，总量 300ml

C. Hb、RBC 反复测定呈持续下降

D. 胸膜腔穿刺不出血，但 X 线示胸内阴影增大

E. 经输血补液后血压不回升，且逐渐下降

（3～4 题共用题干）

男性，20 岁。右胸刀刺伤 2 小时就诊。既往体健。查体：T 36.5℃，P 120 次/分，R 24 次/分，BP 80/50mmHg，面色苍白，皮肤潮湿，右胸腋前线第 5 肋间 2cm 伤口，有血液流出，胸部叩诊实音，呼吸音减弱。急行胸腔闭式引流，引流出血性液体约 600ml，1 小时内又引流出血性液体 300ml。

3. 此时首先考虑的诊断是

A. 进行性血胸　　B. 创伤性湿肺　　C. 心脏压塞

D. 迟发性血胸　　E. 凝固性血胸

4. 最有效的处置措施是

A. 输液、输血　　B. 开胸探查　　C. 调整引流管位置

D. 镇静、吸氧　　E. 气管插管，呼吸机辅助呼吸

5. 血气胸开胸手术处理的指征不包括

A. 大咯血不止　　B. 胸腔活动性出血，血压下降

C. 大的开放性胸壁伤的闭合修补　　D. 支气管断裂

E. 胸腔闭式引流后呼吸系统症状缓解，血压稳定者

6. 血胸欲行胸腔闭式引流术的最佳引流位置是

A. 腋前线第 6～8 肋间　　B. 腋前线与腋中线第 6～8 肋间

C. 腋中线第 6～8 肋间　　D. 腋后线第 6～8 肋间

E. 腋中线与腋后线之间第 6～8 肋间

7. 关于胸腔闭式引流的描述，正确的是

A. 拔管时在患者深呼气屏气时拔除引流管

B. 气胸插管部位在腋中线与腋后线之间第 6 或 7 肋间隙

C. 引流管深入胸腔 3～5cm

D. 闭式引流要保证胸腔内气体、液体克服 5～6cmH_2O 压力

E. 每日要观察导管是否通畅与引流的质和量

答　案

1. C　2. B　3. A　4. B　5. E　6. E　7. E

第十六章　脓　胸

脓胸：是指脓性渗出物积聚于胸膜腔内的化脓性感染。按病理发展过程分为：急性脓胸，病程＜6 周；慢性脓胸，病程＞6 周。

1. 脓胸致病菌多来自肺内感染，以肺炎球菌、链球菌多见。由于抗生素的应用，葡萄球菌，特别是耐药性金黄色葡萄球菌大大增加。

2. 急性脓胸临床表现为：寒战、高热＋胸腔积脓表现＋纵隔移位（脓量多引起）；慢性脓胸表现为：长期低热、消瘦、全身中毒症状＋气促、咳嗽咳痰＋纵隔移位（纤维板牵拉引起）。

3. 胸腔穿刺抽出脓液即可确诊。

4. 治疗：①急性脓胸，彻底排脓，抗感染；②慢性脓胸，消除病因和脓腔。

难点解析

1. 纵隔移位　①急性脓胸，因纵隔受到大量脓液挤压偏向健侧；②慢性脓胸，因脓肿机化形成纤维板收缩牵拉，致纵隔偏向患侧。

2. 慢性脓胸治疗

名称	适应对象
改善引流	针对引流不畅，如引流管过细、位置不当等
胸膜纤维板剥除	病情轻、病程短、粘连轻者（首选）
胸廓成形术	病程长、粘连重者（首选）
胸膜肺切除术	慢性脓胸合并肺内严重病变，如支气管扩张、胸膜支气管瘘、严重肺纤维变等

试　题

1. 急性脓胸最常继发于
   A. 肺部感染　B. 胸部开放性损伤
   C. 膈下脓肿　D. 脓毒血症
   E. 胸外科手术后
2. 引起脓胸最常见的病原菌是
   A. 肠球菌　B. 肺炎链球菌　C. 溶血性链球菌
   D. 流感嗜血杆菌　E. 金黄色葡萄球菌

3. 可致纵隔向患侧移位的疾病是

A. 闭合性气胸　B. 开放性气胸　C. 张力性气胸

D. 慢性脓胸　E. 急性脓胸

4. 女性，45 岁。2 周前发热、咳嗽、咳黄痰、胸闷、胸痛，经抗炎治疗好转。现再次高热，咳嗽无痰，感胸闷。查体：T 38.5℃，P 115 次/分，R 25 次/分，气管明显左移，右肺语颤减弱，叩诊呈实音，呼吸音消失。血 WBC 22×10^9/L，N 0.89。该患者首先考虑的诊断是

A. 脓胸　B. 肺不张　C. 肺炎链球菌肺炎

D. 肺脓肿　E. 阻塞性肺炎

5. 男性，35 岁。2 周前发热、咳嗽、咳黄痰，经抗炎治疗后好转。现再次高热、咳嗽、胸闷。查体：T 39.5℃，P 115 次/分，R 24 次/分，气管右移，左侧语颤减弱，叩诊实音，呼吸音消失。血常规 WBC 22×10^9/L。最有效的治疗措施是

A. 胸廓成形术　B. 胸腔闭式引流　C. 静脉滴注广谱抗生素

D. 胸膜剥脱术　E. 胸腔内注入抗生素

6. 不适用于治疗慢性脓胸的术式是

A. 胸腔闭式引流术　B. 胸膜纤维板剥除术

C. 胸廓成形术　D. 肺叶切除术

E. 胸膜肺切除术

7. 患者，男性，40 岁，因肺大疱 3 个月前行右肺上、中叶切除，近 3 天发热 T 39℃，白细胞 19×10^9/L。胸片右上肺野可见液平面，胸腔穿刺抽出黄白色黏稠液体，伴臭味。当前治疗应首先选择

A. 胸膜纤维板剥脱术　B. 余肺全部切除术

C. 胸膜腔闭式引流术　D. 胸廓成形术

E. 胸膜全肺切除术

8. 男性，18 岁。2 个月前因急性脓胸经多次胸腔穿刺抽脓及抗菌治疗后，仍有低热、消瘦。胸部 X 线片示右胸仍可见包裹性脓腔。入院后行胸腔闭式引流术，每日引流脓液 30～50ml，胸片及胸部 CT 显示右下胸部有一个 10cm×6cm 残腔，壁厚约 2mm，未见钙化，肺内未见病变。进一步治疗应选择

A. 继续改进胸腔引流　B. 将闭式引流改为开放引流

C. 胸膜纤维板剥除术　D. 胸膜肺切除术

E. 改善全身情况，消除中毒症状和营养不良

9. 男性，40 岁。左侧慢性脓胸伴左下肺支气管扩张，左下肺不张，左下肺支气管胸膜瘘。最适宜的手术方式是

A. 支气管瘘缝合术　B. 胸膜纤维板剥除术

C. 胸廓改形术　D. 左下肺叶切除术

E. 病肺切除加胸膜纤维板剥除术

答 案

1. A　2. E　3. D　4. A　5. B　6. D　7. C　8. C　9. E

第十七章 肺 癌

肺癌又称原发性支气管肺癌，指起源于支气管黏膜上皮的恶性肿瘤，好发于 40 岁以上的男性。

1. 肺癌 ①按解剖部位可分为中心型（靠近肺门、段支气管以上）、周围型（段支气管以下）。②按病理组织学分类可分小细胞肺癌和非小细胞肺癌两大类。③按细胞类型可分为 9 种，分别是鳞癌、腺癌、小细胞癌、大细胞癌、腺鳞癌、肉瘤样癌、类癌、唾液腺型癌、未分化癌，其中以前 4 种多见。

2. 转移 ①淋巴转移：是肺癌常见的转移途径；②血行转移：小细胞癌和腺癌早期可出现血行转移；③直接扩散：肿瘤逐渐生长阻塞气管腔，侵入邻近肺叶甚至突破脏胸膜侵及胸腔或纵隔等组织。

3. 临床表现 阵发性干咳，刺激性咳嗽。痰中带血常见于中心型肺癌。周围型肺癌早期往往无症状，多大在行 X 线或 CT 检查时才发现。

4. 检查方法

（1）胸部 X 线：是肺癌常用的筛查法。

（2）胸部 CT：是发现早期肺癌的最有效手段。

（3）PET：是肺癌定性和分期最准确的无创检查。

（4）纤维支气管镜检查：纤维支气管镜+活检可确诊中心型肺癌。

（5）纵隔镜检查：可直视下取活检，可明确纵隔淋巴结有无转移。

（6）经皮穿刺活检：用于周围型肺癌的检查。

（7）痰细胞学检查：用于中心型肺癌的检查，找到癌细胞可确诊。

5. 鉴别诊断 肺癌多见于 40 岁以上男性，但目前女性发病率明显增加，长期大量吸烟是导致肺癌的重要风险因素。可从病因、年龄、肺部阴影表现、全身表现、影像学表现等与肺结核、肺部炎症、肺部其他肿瘤进行鉴别。

6. 治疗 肺癌的治疗主要包括手术治疗、放射治疗、化疗、靶向治疗等。小细胞肺癌除早期（$T_{1\sim2}N_0M_0$）外，以非手术治疗为主。非小细胞肺癌依 TNM 分期制定治疗方案。

7. 预防 不吸烟（戒烟）、避免污染气体吸入是预防肺癌发生发展的关键，早期诊断可以提高肺癌治愈率。

难点解析

病理组织学特点

鳞状细胞癌	常见，老年男性，与吸烟有关，中心型多见，生长慢，转移晚
腺癌	最常见类型，女性多见，周围型多见，生长较缓慢，转移晚
大细胞癌	较少见，老年男性，与吸烟有关，周围型多见，分化低、生长迅速、预后不良
小细胞癌	少见，老年男性，与吸烟关系密切，中心型多见，生长快，转移早，预后差

试 题

1. 预后最差的肺癌是
   A. 鳞状细胞癌　B. 小细胞癌　C. 腺癌
   D. 大细胞癌　E. 细支气管肺泡癌
2. 早期中心型肺癌的常见症状是
   A. 高热、胸痛　B. 声嘶　C. 上肢及颜面部肿胀
   D. 咳嗽、咳血痰　E. 胸闷、呼吸困难
3. 下列临床表现中，不属于副癌综合征的是
   A. 抗利尿激素分泌失调综合征　B. 神经肌肉综合征
   C. Horner 综合征　D. 类癌综合征
   E. 肥大性肺性骨关节病
4. 最有可能引起副肿瘤综合征的肺癌类型是
   A. 小细胞癌　B. 鳞状细胞癌　C. 腺鳞癌
   D. 肉瘤样癌　E. 乳头状腺癌
5. 肺癌患者出现声音嘶哑提示肿瘤侵犯
   A. 上腔静脉　B. 喉返神经　C. 颈交感神经节
   D. 腋神经　E. 隆突
6. 鉴别中心型肺癌和周围型肺癌最有价值的检查是
   A. 血肿瘤标志物　B. 胸部正侧位 X 线片
   C. 胸部 CT　D. 胸部核磁共振
   E. 痰细胞学
7. 肺癌普查首选的检查方法是
   A. 胸部 B 超　B. 胸部 CT　C. 支气管镜
   D. 胸部 X 线片　E. 肿瘤标志物检测
8. 周围型肺癌的典型 X 线影像特点不包括
   A. 团块有毛刺　B. 薄壁空洞，内见液平
   C. 胸膜凹陷征　D. 孤立性团块影
   E. 团块呈分叶状

9. 健康体检时，胸部 X 线片发现肺内靠近胸膜的孤立性小结节，此时应首先进行的检查是

A. 定期复查胸部 X 线片　　B. 支气管镜
C. 痰细胞学检查　　D. 胸部 CT
E. 经皮穿刺活检

10. 男性，62 岁。胸痛 2 个月。胸部 X 线片检查发现右上肺外周 3.0cm×2.5cm 阴影。下述检查对确定诊断最有价值的是

A. 肿瘤标志物检测　　B. 胸部 MRI
C. 支气管动脉造影　　D. 胸部 CT
E. CT 或超声引导下经胸壁活检

11. 男性，62 岁。慢性咳嗽 10 年，近半月出现阵发性干咳，持续痰中带血。X 线胸片显示左肺下叶不张。为明确诊断最有意义的检查方法为

A. 纤维支气管镜检查　　B. 痰细菌培养
C. 结核菌素试验　　D. 肺功能测定
E. 血清癌胚抗原测定

12. 易引起肺癌肺外表现的是

A. 鳞状细胞癌　　B. 小细胞未分化癌
C. 大细胞未分化癌　　D. 腺癌
E. 细支气管–肺泡细胞癌

13. 肺癌最常见的转移部位是

A. 肠　　B. 胃　　C. 肾
D. 脾　　E. 脑

14. 男性，57 岁。干咳 1 个月，胸部 CT 示左肺门肿块，左主支气管狭窄，纵隔及左肺门淋巴结肿大，支气管镜活检病理示“小细胞肺癌”。该患者应首选的治疗措施是

A. 放射治疗　　B. 靶向治疗　　C. 生物治疗
D. 手术　　E. 化疗

15. 男性，56 岁。咳嗽伴痰中带血 2 周。胸部 X 线片及 CT 检查发现右肺上叶周围型结节。痰细胞学检查示：鳞癌可能性大。该患者首选的治疗是

A. 免疫治疗　　B. 手术治疗　　C. 化学药物治疗
D. 介入治疗　　E. 放射治疗

16. 男性，50 岁。干咳 2 周，既往吸烟史 20 年，20 支/天。胸部 X 线片检查示右上肺近胸膜处可见直径 1.5cm 的类圆形结节。为协助诊断，应首先采取的检查是

A. 支气管镜　　B. 血清肿瘤标志物
C. 胸部 CT　　D. 痰细胞学检查
E. 胸部 MRI

（17～18 题共用题干）

男性，63 岁。咳嗽、痰中带血丝半年余，吸烟 40 余年。胸部 X 线片示右上肺近肺门处肿块影。

17. 为明确病理诊断，首选的检查是
A. 开胸活检
B. 胸腔镜活检
C. 纵隔镜活检
D. 经胸壁肺穿刺活检
E. 支气管镜活检

18. 如拟手术治疗，下列不属于手术禁忌证的是
A. 对侧肺门淋巴结转移
B. 肝转移
C. 锁骨上淋巴结转移
D. 同侧肺门淋巴结转移
E. 脑转移

（19～21 题共用题干）

64 岁，男性患者。反复咳嗽、咳痰，痰中带血 2 周。体温 38.3℃。WBC 12×10^9/L。胸片示右肺门肿块影，伴远端大片状阴影，抗炎治疗阴影不吸收。

19. 有助于尽快明确诊断的检查首选
A. CT
B. 磁共振
C. 胸腔镜
D. 纤维支气管镜
E. 核素扫描

20. 最有可能的诊断是
A. 肺炎
B. 肺化脓症
C. 肺癌
D. 肺结核
E. 支气管扩张

21. 首先考虑的治疗方案是
A. 抗炎治疗
B. 抗炎止血治疗
C. 手术治疗
D. 抗结核治疗
E. 门诊随访

（22～24 题共用题干）

男性，70 岁。痰中带血 1 个月余。吸烟 10 年，40 支/天。胸部 X 线片示：右肺门大块影伴右上肺不张。支气管镜见右上叶开口内新生物。

22. 初步诊断首先考虑的肺癌类型是
A. 周围型
B. 弥漫型
C. 结节型
D. 中心型
E. 混合型

23. 该患者肺癌的病理类型是
A. 鳞癌
B. 腺癌
C. 小细胞癌
D. 大细胞癌
E. 腺鳞癌

24. 该患者首选的下一步检查是
A. 头颅 CT
B. 全身骨扫描
C. 腹部 CT
D. 胸部 CT
E. 肝、肾、肾上腺 B 超

（25～26 共用选项）

A. 腺鳞癌
B. 大细胞肺癌
C. 小细胞肺癌
D. 鳞癌
E. 腺癌

25. 早期出现纵隔淋巴结广泛转移的肺癌类型是

26. 最常出现癌性空洞的肺癌类型是

答　案

1. B	2. D	3. C	4. A	5. B	6. C	7. D	8. B	9. E	10. E
11. A	12. B	13. E	14. E	15. B	16. C	17. E	18. D	19. D	20. C
21. C	22. D	23. A	24. D	25. C	26. D				

第十八章 食管癌

【病理】

1. 分段标准

（1）颈段：自食管入口（环状软骨水平）至胸廓入口处（胸骨上切迹下缘）。

（2）胸上段：自胸廓入口至气管分叉平面。

（3）胸中段：自气管分叉平面至胃食管交界处全长的上 1/2。

（4）胸下段：自气管分叉平面至胃食管交界处全长的下 1/2。

（5）腹段：为食管裂孔至贲门。

2. 病理形态 可分为四型。

（1）髓质型：管壁明显增厚向腔内外扩展，使癌瘤的上下缘呈坡状隆起。

（2）蕈伞型：瘤体呈卵圆形、扁平肿块状，向腔内呈蘑菇样突起。

（3）溃疡型：瘤体的黏膜面呈深陷而边缘清楚的溃疡，溃疡大小不一，可深入肌层，阻塞程度较轻。

（4）缩窄型：即硬化型，瘤体形成明显的环形狭窄，累及食管全部周径，较早出现阻塞症状。

3. 转移 淋巴转移是食管癌的主要转移途径。

【临床表现】早期食管癌，症状不明显主要表现为吞咽食物有哽噎感、异物感。X 线表现：黏膜皱襞紊乱、粗糙、局限性管壁僵硬。中晚期食管癌，进行性吞咽困难为典型症状。X 线表现：充盈缺损、梗阻、狭窄、龛影、管壁僵硬。

【诊断】

筛查普查	食管拉网脱落细胞学检查
确诊	纤维食管镜+组织活检
术前评估	超声内镜（EUS）
可疑病例	食管吞钡双重对比造影

【鉴别诊断】

贲门失弛缓症	女性多见，20～50 岁，间断性吞咽困难；X 线：鸟嘴样表现
食管静脉曲张	门脉高压症病史；X 线：串珠样、蚯蚓样表现
食管平滑肌瘤	瘤体较大可有吞咽困难；X 线："半月状"压迹。禁止黏膜活检

【治疗】食管癌的治疗包括手术、放射治疗、化学治疗。手术治疗仍是食管癌的首选治疗。若患者一般情况和心肺功能良好，且无明显的远处转移征象者可考虑手术治疗。原则是肿瘤完全性切除（切除的长度应在距癌瘤上、下缘 5～8cm 及以上）和淋巴清扫（包括肿瘤周围的纤维组织及颈部、胸顶上纵隔、食管气管旁和隆凸周围、腹内胃小弯、胃左动脉及腹主动脉周围等处的淋巴结）。

难点解析

1. 食管癌好发于胸中段（自气管分叉平面至胃食管交界处全长的上 1/2）。
2. 病理分型：我国以鳞癌多见，占 80%以上。
3. 典型临床表现：进行性吞咽困难。
4. 食管癌确诊：纤维食管镜+组织活检。
5. 食管癌治疗首选方法：手术。

试　　题

1. 食管癌分型不包括
   A. 髓质型　B. 缩窄、硬化型　C. 蕈伞型
   D. 溃疡型　E. 梗阻型
2. 食管癌最常见的发生部位是
   A. 胸上段　B. 胸中段　C. 胸下段
   D. 腹段　E. 颈段
3. 早期食管癌的症状是
   A. 持续胸背痛　B. 声嘶　C. 进食呛咳
   D. 吞咽困难　E. 进食哽噎
4. 食管癌的早期临床表现不包括
   A. 食管内异物感　B. 胸骨后针刺样疼痛
   C. 咽下食物时哽噎感　D. 进行性吞咽困难
   E. 上腹部烧灼感
5. 典型的食管癌症状特点是
   A. 胸痛　B. 持续性胸骨后异物感
   C. 反酸、烧心伴吞咽困难　D. 渐进性加重的吞咽困难
   E. 间断吞咽困难伴呕吐
6. 男性，59 岁。进食哽噎 1 个月余，症状逐渐加重。近半年来左胸痛，服用“救心丸”无改善。为明确诊断，首选的检查是
   A. 超声心动图　B. 胸部 CT　C. 胸部 MRI
   D. 心电图　E. 胃镜

7. 食管癌的 X 线表现不包括

A. 食管僵硬　　B. 黏膜皱襞增粗

C. 黏膜呈串珠样改变　　D. 黏膜皱襞撕裂

E. 充盈缺损或龛影

8. 男性，60 岁，吞咽时有哽噎感 2 个月。食管 X 线钡剂造影检查示：食管偏心型充盈缺损，中心可见“龛影”，黏膜皱襞破坏，管壁僵硬。最可能的临床诊断是

A. 食管静脉曲张　B. 食管平滑肌瘤　C. 食管癌

D. 食管憩室　E. 贲门失弛缓症

9. 男性，55 岁。2 个月前出现吃干硬食物时有哽噎感，喜软食，且哽噎感越来越明显。体检无阳性体征。钡餐造影见局限性食管管壁僵硬。化验检查无明显异常。首先应考虑的是

A. 食管憩室　B. 食管炎　C. 食管静脉曲张

D. 食管癌　E. 贲门失弛缓症

10. 男性，62 岁。进食哽噎数月余。胃镜检查：距门齿 30～32cm 处食管后壁肿物，黏膜表面破溃，距门齿 38～40cm 处黏膜粗糙、隆起，两处活检均为高分化鳞癌。心、肺及肝功能正常。未见其他部位转移征象。最佳治疗方案是

A. 二线药物化疗　B. 静脉营养支持　C. 食管癌放射治疗

D. 食管癌根治术　E. 胃造瘘肠内营养

11. 男性，75 岁。进行性吞咽困难 3 个月余，目前能进半流质饮食。胃镜检查：食管距门齿 20cm 处发现一长约 6cm 菜花样肿物，病理报告为鳞状细胞癌。其最佳治疗方法为

A. 放疗　　B. 胃造瘘术

C. 食管癌根治术　　D. 姑息性食管癌切除术

E. 化疗

12. 女性，23 岁。间歇性吞咽困难 3 年，X 线钡餐检查显示食管下端呈鸟嘴样狭窄。可能性最大的是

A. 食管下段癌　　B. 贲门失弛缓症

C. 食管炎　　D. 食管瘢痕性狭窄

E. 食管平滑肌瘤

（13～15 题共用题干）

男性，55 岁。进行性吞咽困难 3 个月，体重下降 5kg。查体无阳性所见。

13. 对该患者最可能的诊断是

A. 食管灼伤狭窄　　B. 食管癌

C. 食管平滑肌瘤　　D. 贲门失弛缓症

E. 食管憩室

14. 首选检查方法是

A. 胸部 CT　　B. 食管超声波检查

C. 食管拉网　　D. 食管镜检查活检

E. 胸部 MRI

15. 食管吞钡X线片描述错误的是
A. 食管呈鸟嘴样改变
B. 食管充盈缺损
C. 食管管壁僵硬
D. 龛影
E. 食管黏膜断裂

（16～18题共用题干）

男性，62岁。近2个月来常有吞咽困难，伴隐痛，但可进半流质饮食，自感体力不支，逐渐消瘦。

16. 该患者首先考虑的诊断是
A. 食管炎
B. 食管憩室
C. 食管癌
D. 食管平滑肌瘤
E. 贲门失弛缓症

17. 对诊断最有价值的检查是
A. 胸部X线片
B. 食管吞钡
C. 食管拉网
D. 纤维食管镜+活检
E. 纵隔CT

18. 经检查见食管病变位于主动脉弓至肺下静脉平面，该部位是食管解剖分段的
A. 颈段
B. 胸上段
C. 胸中段
D. 胸下段
E. 腹段

（19～21题共用题干）

男性，49岁。既往体健，因头晕半天，黑便3次，急诊入院。血压80/50mmHg，心率124次/分，面色苍白，冷汗。

19. 首先考虑
A. 急性肠炎
B. 急性胃穿孔
C. 心绞痛
D. 心肌梗死
E. 食管下段癌出血

20. 急救措施首选
A. 抗炎补液治疗
B. 开腹探查
C. 含服硝酸甘油
D. 溶栓治疗
E. 输血、补液，纠正休克

21. 最能尽快明确诊断的检查是
A. 超声心动图
B. CT
C. 血生化、心肌酶
D. 胸片
E. 胃镜

答案

1. E　2. B　3. E　4. D　5. D　6. E　7. C　8. C　9. D　10. D
11. A　12. B　13. B　14. D　15. A　16. C　17. D　18. C　19. E　20. E
21. E

第十九章 腹外疝

一、概 述

病因
- 1. 腹壁强度降低
  - ①某些组织穿过腹壁的部位，如精索或者子宫圆韧带穿过腹股沟管、股动静脉穿过股管，脐血管穿过脐环处
  - ②腹白线发育不全，成为薄弱点
  - ③手术切口愈合不良、外伤、感染、老年、肥胖所致肌肉萎缩等
- 2. 腹内压力增高
  - 慢性咳嗽、慢性便秘、排尿困难（良性前列腺增生）、举重、腹水、妊娠、婴儿经常啼哭等

【病理解剖】腹外疝组成：疝环、疝囊、疝内容物和疝外被盖。海氏（直疝）三角：腹股沟韧带、腹直肌外缘、腹壁下动脉。

【临床类型】①易复性疝；②难复性疝（内容物大多为大网膜）；③滑动性疝（盲肠包括阑尾，乙状结肠或膀胱随之下移而成为疝囊壁的一部分）也属难复性疝；④嵌顿性疝（引起急性机械性肠梗阻）；三种特殊类型的嵌顿性疝分别是 Richter 疝，部分肠管壁被嵌顿，系膜侧肠壁及其系膜并未进入疝囊，未发生完全性肠梗阻；Littre 疝，小肠憩室（常为 Meckel 憩室）被嵌顿；Maydl 疝，又称逆行性嵌顿疝，肠袢形如“W”，手术时要注意腹腔内有无坏死的肠袢；⑤绞窄性疝：嵌顿疝不及时解除引起动脉血流减少，最后完全阻断。注：儿童疝环组织柔软，嵌顿后很少发生绞窄。

【治疗】手术：最有效。

原则：关闭内环，加强或修补腹股沟管管壁及腹壁薄弱部分。

1 岁以下婴幼儿：可暂不手术，因婴幼儿的腹肌可随生长而变强壮，疝有自行消失的可能。

试 题

1. 疝囊壁的一部分为腹内容物时称

A. 嵌顿性疝　　B. Littre 疝　　C. Richter 疝

D. 滑动性疝　　E. 绞窄性疝

2. 男性，59 岁。因右腹股沟斜疝行手术治疗。术中发现疝囊壁的一部分由盲肠组

成，此时的诊断为

A. Richter 疝　B. Littre 疝　C. 滑动性疝
D. 难复性疝　E. 易复性疝

3. 嵌顿性疝内容物是小肠憩室称为

A 闭孔疝　B. Richter 疝　C. Littre 疝
D. 腹股沟滑动性疝　E. 股疝

4. 最容易发生疝内容物坏死的临床类型是

A. 难复性疝　B. 易复性疝　C. 滑动性疝
D. 嵌顿性疝　E. 绞窄性疝

5. 嵌顿疝与绞窄疝的鉴别要点是

A. 深（内）环口的大小　B. 有无休克
C. 不能还纳的时间　D. 有无肠梗阻
E. 有无血循环障碍

6. 腹股沟深环位于

A. 腹股沟中点上方 1cm　B. 腹股沟中点上方 2cm
C. 腹股沟中点　D. 腹股沟中点下方 1cm
E. 腹股沟中点下方 2cm

（7～10 题共用选项）

A. 疝内容物易回纳入腹腔　B. 疝内容物不能完全回纳入腹腔
C. 疝内容物有动脉性血循环障碍　D. 疝内容物为部分肠壁
E. 疝内容物被疝环卡住不能还纳，但无动脉性循环障碍

7. 绞窄性疝为
8. 易复性疝为
9. 嵌顿性疝为
10. 难复性疝为

（11～12 题共用选项）

A. 乙状结肠　B. 大网膜　C. 小肠
D. 膀胱　E. 横结肠

11. 难复疝不易回纳的内容物最多见的是
12. 腹外疝最多见的疝内容物是

答　案

1. D　2. C　3. C　4. E　5. E　6. B　7. C　8. A　9. E　10. B
11. B　12. C

二、腹股沟疝

斜疝是最多见的腹外疝，占腹股沟疝的 85%～95%。

【病因】

1. 腹股沟斜疝

（1）先天性：鞘突不闭锁，或闭锁不完全（右侧多见）。

（2）后天性：①腹横筋膜和腹横肌发育不全；②腹股沟区解剖缺陷，腹壁薄弱；③腹内压增高：慢性咳嗽，便秘等。

2. 腹股沟直疝 多发生于年老体弱者，由于腹壁松弛，腹压增高所致。

腹股沟斜疝、腹股沟直疝及股疝的区别

	斜疝	直疝	股疝
发病年龄	多见于儿童及青壮年	多见于老年	女性
突出途径	经腹股沟管突出，可进阴囊	由直疝三角突出，不进阴囊	经股管突出不进入阴囊
疝块外形	椭圆或梨形，上部呈蒂柄状	半球形，基底较宽	半球形，位于卵圆窝
回纳疝块后压住深环	疝块不再突出	疝块仍可突出	仍可突出
精索与疝囊的关系	精索在疝囊后方	精索在疝囊前外方	—
疝囊颈与腹壁下动脉关系	疝囊颈在腹壁下动脉外侧	疝囊颈在腹壁下动脉内侧	—
嵌顿机会	较多	极少	最容易（60%）

【治疗原则】

1. 腹股沟疝治疗方式及适应证

非手术治疗：适用于：①1 岁以下婴幼儿；②老年体弱者；③伴严重疾病禁忌者。

疝囊高位结扎：适用于所有腹外疝的传统手术方法。单纯疝囊高位结扎适用于：①婴幼儿疝；②绞窄性疝并感染者。

传统疝修补术：原则是疝囊高位结扎、加强或修补腹股沟管管壁。

无张力疝修补术：不行疝囊高位结扎，而将疝囊回纳腹腔，以疝补片填塞疝环处。

手法复位：适用于嵌顿 3～4 小时，年老体弱不宜手术且嵌顿肠管无坏死者。

嵌顿疝处理：原则上行紧急手术，以防肠管坏死并解除肠梗阻症状。

绞窄疝处理：切除坏死肠管，一期肠吻合。仅作疝囊高位结扎，一般不做一期疝修补。

2. 腹股沟疝手术治疗方式及适应证

Ferguson 法：前壁。在精索前方将腹内斜肌下缘和联合肌腱缝至腹股沟韧带上。适应证：腹横筋膜无明显缺损，后壁健全的斜疝、一般直疝。

Bassini 法：后壁。提起精索，在其后方将腹内斜肌下缘和联合肌腱缝至腹股沟韧带上，置精索于腹内斜肌与腹外斜肌腱膜之间。适应证：腹横筋膜松弛、腹股沟管薄弱者，临床应用广泛。

Halsted 法：后壁。提起精索，在其后方将腹内斜肌下缘和联合肌腱缝至腹股沟韧带上，并将腹外斜肌腱膜也在精索后方缝合。适应证：腹横筋膜松弛、腹股沟管薄弱者。

McVay 法：后壁。在精索后方把腹内斜肌下缘和联合肌腱缝至耻骨梳韧带上。适应证：较大的成人腹股沟斜疝、直疝。

Shouldice 法：后壁。将修补重点放在内环和腹横筋膜。适应证：后壁严重薄弱者：大斜疝、复发疝、直疝、股疝、老年患者。

无张力疝修补术：①平片无张力疝修补术（Lichtenstein 手术）；②疝环充填式无张力疝修补术（Rutkow 手术）；③巨大补片加强内脏囊手术（Stoppa 手术）。

嵌顿性和绞窄性疝的处理原则：①手法复位：嵌顿时间在 3～4 小时以内，局部压痛不明显，也无腹部压痛或腹肌紧张等腹膜刺激征者。年老体弱或伴有其他较严重疾病而估计肠袢尚未绞窄坏死者。②手术治疗：不具有手法复位指征者。嵌顿性疝原则上需要紧急手术治疗，以防止疝内容物坏死并解除伴发的肠梗阻。绞窄性疝的内容物已坏死，更需手术。手术的关键在于正确判断疝内容物的活力，然后根据病情确定处理方法。

【复发疝】

复发疝的分类及定义

真性复发疝	遗留疝	新发疝
在疝手术的部位再次发生的疝	初次疝手术时，除手术处理的疝外，还有另外的疝	手术后再发生的疝，疝的类型与初次手术时相同或不同，但解剖部位不同

难点解析

1. 嵌顿疝——绞窄性疝、逆行性嵌顿疝(Maydl 疝)、箝闭性疝(嵌顿疝)、Richter 疝、Littre 疝；易嵌顿疝——股疝、儿童腹股沟斜疝；最易嵌顿的疝——股疝；不容易嵌顿的疝——直疝、切口疝、脐疝；难复性疝——滑动疝。

1. 深环位于腹股沟中点上方 2cm 处，浅环位于耻骨结节外上方。

2. 直疝绝不进入阴囊，女性（大腿根）卵圆窝、腹股沟下方有一个隆起肿块即是股疝，是最容易发生嵌顿的疝，其次是斜疝。

试　题

1. 先天性腹股沟斜疝发生的最主要原因是
   A. 腹外斜肌发育不全　　B. 腹横筋膜发育不全
   C. 腹膜鞘突不闭锁　　D. 腹横肌发育不全
   E. 腹内斜肌发育不全

2. 男性，74 岁。腹股沟疝修补术后 2 年，复发 3 个月，要求再次手术治疗。考虑患者年老、腹壁薄弱，最适宜的术式是
   A. Bassini 法　　B. McVay 法　　C. Halsted 法
   D. Ferguson 法　　E. Lichtenstein 法

3. 多发生于年老体弱者的腹外疝是
   A. 股疝　　B. 白线疝　　C. 腹股沟直疝
   D. 腹股沟斜疝　　E. 脐疝

4. 腹股沟直疝最有诊断意义的临床表现是

A. 按压深环疝仍复出
B. 容易发生嵌顿
C. 疝囊颈位于腹壁下动脉外侧
D. 疝包块呈梨形
E. 最常见于中年人

5. 腹股沟斜疝与直疝最有意义的鉴别点是
A. 发病年龄
B. 突出途径
C. 疝块外形
D. 疝内容物是否进入阴囊
E. 还纳疝内容物后，压迫深环疝内容物是否再突出

6. 男性，70 岁，经腹股沟三角突出，半球形包块，易还纳，未进入阴囊，不透光，主要考虑为
A. 鞘膜积液 B. 隐睾 C. 股疝
D. 直疝 E. 斜疝

7. 男性，6 个月大。哭闹时，右侧腹股沟隆起肿块，平静时肿块可自行消失。最佳处理方法
A. 绷带压住腹股沟深环，观察
B. 尽早施行疝囊高位结扎术
C. 施行加强前壁的疝修补术
D. 施行加强后壁的疝修补术
E. 施行无张力疝修补术

8. 女性，62 岁。右侧股疝嵌顿 10 小时。查体：腹胀明显，右下腹局限性压痛（+），肌紧张，肠鸣音亢进。右侧腹股沟韧带下方隆起肿块，有压痛。手术时发现小肠坏死，行坏死小肠切除后，下一步正确的手术措施是
A. 单纯疝囊高位结扎术
B. McVay 法疝修补术
C. Bassini 法疝修补术
D. Halsted 法疝修补术
E. Ferguson 法疝修补术

9. 女性，52 岁，肥胖。右腹股沟韧带下方卵圆窝处可见 3cm×3cm 半球状突起，局部有胀痛感。平卧时突起可变小、变软，但有时不完全消失。查体：卵圆窝处咳嗽冲击感不明显。最常用的手术方式是
A. McVay 法 B. Halsted 法 C. Bassini 法
D. Ferguson 法 E. Shouldice 法

10. 加强腹股沟管前壁的疝修补方法是
A. Bassini 法 B. Halsted 法 C. Ferguson 法
D. McVay 法 E. Shouldice 法

（11～12 题共用选项）
A. Ferguson 法 B. Bassini 法 C. Halsted 法
D. Shouldice 法 E. McVay 法

11. 在精索前方将腹内斜肌下缘、联合肌腱与腹股沟韧带缝合的疝修补方法是

12. 重点放在腹横筋膜重叠缝合加强的疝修补方法是

（13～14 题共用选项）
A. Halsted 法 B. Shouldice 法 C. McVay 法

D. Ferguson 法　　E. Bassini 法

13. 重点行腹横筋膜加强缝合的方法是

14. 加强腹股沟管前壁的疝修补术是

答　案

1. C　2. E　3. C　4. A　5. E　6. D　7. A　8. A　9. A　10. C
11. A　12. D　13. B　14. D

第二十章　腹部损伤

一、概　述

腹部创伤是指因各种致伤因素作用于腹部，导致腹壁、腹腔内脏器和组织的损伤。

【临床表现】

腹部创伤的临床表现

	主要表现	具体表现
腹壁损伤	较轻	受伤部位疼痛，局限性腹壁肿胀，压痛，或皮下瘀斑。其程度和范围不随时间推移加重或者扩大
实质性脏器的破裂	内出血	①面色苍白、脉率加快、严重时脉搏微弱、血压不稳，甚至休克； ②腹痛呈持续性，体征最明显处即是损伤所在； ③肝内胆管、胰腺损伤也可有严重的腹膜刺激征和腹痛
空腔脏器破裂	腹膜刺激征	伴胃肠道症状，如恶心、呕吐、便血、呕血等，可有气腹征，随即可出现全身感染的表现

注：①单纯性实质性脏器破裂——内出血为主，但肝脏和胰腺会有消化液分泌，故会合并腹膜炎表现。②空腔脏器破裂——腹膜炎为主。下消化道破裂，腹膜炎体征通常出现较迟，有时肠壁破口很小，可因黏膜外翻或肠内容残渣堵塞暂时闭合而不发展为弥漫性的腹膜炎，但局限性压痛和反跳痛明显。

【诊断】①诊断性腹腔穿刺术和腹腔灌洗术；②X 线；③B 超；④CT；⑤其他：选择性血管造影、MRI、腹腔镜检查。

注意：观察期间三不：不吃不动不止痛。

【急救和治疗】

1. 急救处理　首先处理对生命威胁最大的损伤。

（1）保持呼吸道通畅，清除呼吸道的分泌物和异物，心跳、呼吸骤停者，应行心脏复苏。

（2）积极预防休克：力争在收缩压回升 90mmHg 以上后进行手术，对严重出血性休克应在抗休克同时进行手术。使用抗生素。

2. 手术　选择全麻，正中切口，探查和处理腹腔的顺序如下。

（1）探查顺序：肝脾—膈肌—胆囊—胃—十二指肠—空回肠—大肠及其系膜。

（2）处理顺序：出血性损伤、穿孔性损伤的处理原则是先处理污染重的损伤再处理污染轻的损伤。

二、肝 破 裂

【临床特点】

1. 中央型破裂 破在肝实质深部。

2. 被膜下破裂 破在肝实质周边部。

3. 真性破裂 破损累及被膜。

【临床表现】

1. 肝破裂后可能有胆汁进入腹腔时，则腹痛与腹膜刺激征较明显。
2. 肝破裂后血液可通过胆管进入十二指肠，会有黑粪或呕血。
3. 中央型破裂更易发展为细菌性肝脓肿。

【治疗】边术前准备，边紧急手术。

1. 彻底清创、确切止血、消除胆漏、通畅引流。
2. 如果入肝血流被完全阻断后仍大量出血，说明肝静脉或腔静脉损伤。

三、脾 破 裂

【临床特点】①中央型破裂（破在脾实质深部）；②被膜下破裂（破在脾实质周边部）；③真性破裂（破损累及被膜）。

【临床表现】①被膜完整，出血量受限，无明显内出血征象；②多位于脾上极和膈面，85%合并包膜、实质破裂，出血量大，患者可迅速出现休克。如脾蒂撕裂，未及时抢救即可死亡。

【治疗】原则："抢救生命第一，保留脾第二"，尽量保留脾脏。

边术前准备，边紧急手术：脾切除、脾破裂修补、脾片移植。

难点解析

1. 腹部闭合性损伤：实质性脏器损伤最常见的是脾，空腔脏器损伤最常见的是小肠。

2. 实质性脏器损伤最简单、最可靠的检查方法是诊断性腹腔穿刺和腹腔灌洗术，空腔脏器破裂最简单、最有意义的检查方法是立位腹部平片。

3. 通常胃液、胆汁、胰液刺激最强，肠液次之，血液最轻。

4. 诊断性腹腔灌洗符合下列之一者为阳性：①灌洗液含有肉眼可见的血液、胆汁、胃肠内容物或尿液；②显微镜下红细胞＞100×10^9/L 或白细胞＞0.5×10^9/L；③淀粉酶＞100Somogyi 单位；④灌洗液中发现细菌。

5. 胰腺损伤的主要并发症是假性囊肿（伤后 3～4 周形成）、胰腺囊肿和胰瘘。

试　题

1. 对腹膜刺激最轻的是
A. 血液　B. 肠液　C. 胰液
D. 胆汁　E. 胃液

2. 腹部空腔脏器破裂最主要的临床表现是
A. 胃肠道症状　B. 腹膜刺激征　C. 全身感染症状
D. 气腹征　E. 肠麻痹

3. 腹部闭合性损伤时，不支持腹腔内脏损伤诊断的是
A. 早期出现休克　B. 腹膜刺激征　C. 有气腹征
D. 移动性浊音（+）　E. 肠鸣音活跃

4. 男性，20 岁。创伤 10 分钟来院，神志清楚，面色苍白，右股外侧可见 3cm 长创口，无出血，肢体无反常活动，血压 90/60mmHg，脉搏 122 次/分，呼吸 28 次/分，患者自觉腹胀，排气 1 次。不正确的急诊处置是
A. 生命体征监护　B. 右股 X 线摄片检查
C. 腹部超声检查　D. 建立静脉输液通道
E. 立位胸腹部透视检查

5. 对疑有腹腔内空腔脏器破裂的腹部闭合性损伤患者，在观察期内采取的处理措施错误的是
A. 使用广谱抗生素　B. 注射止痛剂
C. 禁饮食　D. 胃肠减压
E. 补充血容量

6. 破裂后液体进入腹腔引起腹膜刺激征最严重的腹部实质脏器是
A. 肾上腺　B. 肾脏　C. 肝脏
D. 胰腺　E. 脾脏

7. 下列哪项不是腹部损伤后手术探查的可靠指征
A. 腹痛　B. 肠鸣音消失　C. 膈下有游离气体
D. 血压有下降趋势　E. 脉搏增快，体温升高

8. 腹部损伤时作诊断性腹腔穿刺，抽出不凝固血液，最可能的诊断为
A. 空腔脏器破裂　B. 误穿入腹腔血管　C. 前腹壁血肿
D. 实质性器官破裂　E. 后腹膜间隙血肿

9. 腹部闭合伤，确诊有无内脏伤最简便、最可靠的诊断方法为
A. X 线片　B. CT　C. 白细胞计数
D. B 超　E. 腹腔穿刺

10. 腹部闭合损伤时，最常受到损伤的空腔脏器是
A. 胃　B. 十二指肠　C. 小肠
D. 升结肠　E. 乙状结肠

11. 腹部闭合性损伤中最易损伤的实质性器官是

A. 肝脏　　B. 脾脏　　C. 胰腺
D. 肾脏　　E. 肾上腺

12. 肝脾损伤后可能发生的主要危险是
A. 腹腔内出血　　B. 腹膜炎　　C. 全身感染
D. 肠麻痹　　E. 胃肠道出血

13. 男性，30 岁。由 6m 高处跌下 2 小时。腹痛，腹肌紧张，有压痛和反跳痛，肠鸣音弱。血压 104/70mmHg，脉率 120 次/分，血红蛋白 80g/L。X 线检查：右侧第 9、10 肋骨骨折，右侧膈肌升高。最可能的诊断是
A. 肝破裂　　B. 胃破裂　　C. 脾破裂
D. 横结肠破裂　　E. 胰腺断裂

14. 诊断脾破裂最有价值的是
A. 左上腹部有外伤史　　B. 有休克表现
C. 有进行性贫血　　D. 腹部有压痛和反跳痛
E. 腹腔穿刺抽出不凝血液

15. 女性，30 岁。被汽车撞伤左季肋部 1 小时来诊。查体：体温 37.5℃，脉搏 110 次/分，血压 90/50mmHg。腹平坦，左上腹肌略紧张，局部压痛，全腹有反跳痛，有移动性浊音（+），听诊未闻及肠鸣音。首选的检查是
A. 平卧位 X 线腹部平片　　B. 胸部 X 线检查
C. 腹部 CT　　D. 上消化道钡餐透视
E. 诊断性腹腔穿刺

（16～17 题共用选项）
A. X 线检查示膈下有游离气体　　B. 移动性浊音阳性
C. 白细胞计数增高　　D. 腹腔穿刺抽出不凝血液
E. 立位 X 线腹部平片可见气液平面

16. 诊断脾破裂最有意义的检查结果是
17. 诊断胃穿孔最有价值的检查结果是

答　案

1. A　2. B　3. E　4. B　5. B　6. D　7. A　8. D　9. E　10. C
11. B　12. A　13. A　14. E　15. E　16. D　17. A

第二十一章　急性化脓性腹膜炎

【病因】

1. 继发性腹膜炎

（1）腹内脏器穿孔、破裂，如消化性溃疡急性穿孔。

（2）腹内脏器缺血及炎症扩散，如急性阑尾炎。

（3）其他：腹部手术时污染腹腔、胃肠道吻合口瘘。

（4）致病菌：大肠埃希菌最常见，其次为厌氧菌、链球菌，一般都是混合感染，毒性较强。

2. 原发性腹膜炎（自发性腹膜炎） 进入腹腔的途径如下。

（1）血行播散：肺部感染或泌尿系感染通过血行播散，如溶血性链球菌、肺炎双球菌感染。

（2）上行性感染：来自女性生殖道的细菌通过输卵管向上扩散，如淋球菌。

（3）直接扩散：泌尿系感染时可通过腹膜层直接扩散。

（4）透壁性感染：肠腔内细菌通过肠壁进入腹膜腔。

【临床表现】早期为腹膜刺激症状，如腹痛（腹膜炎最主要的症状）、压痛、腹肌紧张和反跳痛、腹胀（病情加重的重要标志）等。后期由于感染和毒素吸收，主要表现为全身感染中毒症状，如有发热、大汗、口干、脉快、呼吸浅促等表现。

【诊断】病史+临床表现+实验室（白细胞及中性粒分类升高）+腹部 X 线，B 超或 CT+诊断性腹腔穿刺或腹腔灌洗（明确病因）。

【治疗】原则上是积极消除原发病因，改善全身状况，促进腹腔炎症局限、吸收或通过引流使炎症消除。

1. 非手术治疗 适用于病情较轻，或病程较长超过 24 小时，且腹部体征已有减轻趋势者，或伴有严重心肺等脏器疾病不能耐受手术者，包括半卧位、禁食、持续胃肠减压、营养支持、应用抗生素、镇静、给氧等。

2. 手术治疗 适用于：①腹腔内原发病灶严重者，如腹腔内脏器损伤破裂、绞窄性肠梗阻、炎症引起肠坏死、肠穿孔、胆囊坏疽穿孔、术后胃肠吻合口瘘所致腹膜炎。②弥漫性腹膜炎较重而无局限趋势者。③患者一般情况差，腹腔积液多，肠麻痹重，或中毒症状明显，尤其是有休克者。④经非手术治疗 6～8 小时（一般不超过 12 小时）。⑤原发病必须手术解决的，如阑尾炎穿孔、胃十二指肠穿孔等。包括处理原发病因、清理腹腔、充分引流。

难点解析

1. 继发性腹膜炎最常见的病因是空腔脏器穿孔及外伤，原发性腹膜炎最常见的病因是血行感染。

2. 继发性腹膜炎的致病菌以大肠杆菌为最多见，一般为混合性感染，原发性腹膜炎以肺炎链球菌、溶血性链球菌为最多见，好发于儿童。

3. 临床表现中腹胀是判断病情变化的一项重要标志，腹胀加重是病情恶化的重要标志。

4. 急性腹膜炎诊断中，最重要的是病因判断。

5. 神经支配：壁层腹膜是由体神经支配，对痛觉敏感；脏层腹膜是由交感神经，迷走神经支配，对牵拉敏感。

试　题

1. 引起继发性腹膜炎的病因不包括
   A. 急性阑尾炎　B. 溃疡穿孔　C. 胆囊穿孔
   D. 肝硬化腹水感染　E. 手术污染

2. 急性化脓性腹膜炎的常见原因应除外
   A. 腹腔内脏器穿孔　B. 损伤引起的腹壁或内脏破裂
   C. 血源性感染　D. 手术污染
   E. 吻合口瘘

3. 继发性腹膜炎最突出的腹痛特点是
   A. 疼痛程度随时间变化　B. 腹痛范围有大小变化
   C. 原发病灶处疼痛最显著　D. 疼痛呈阵发性加剧
   E. 肛门排气、排便后腹痛可缓解

4. 男性，30 岁。十二指肠溃疡 3 年。8 小时前突发上腹部疼痛。查体：全腹肌紧张，压痛、反跳痛（+），立位腹部 X 线平片示右侧膈下游离气体。继发感染的常见细菌是
   A. 金黄色葡萄球菌　B. 变形杆菌　C. 肺炎克雷伯杆菌
   D. 大肠埃希菌　E. 铜绿假单胞菌

5. 原发性腹膜炎常见致病菌应是
   A. 大肠埃希菌和变形杆菌　B. 溶血链球菌和肺炎链球菌
   C. 厌氧菌和链球菌　D. 大肠埃希菌和厌氧菌
   E. 铜绿假单胞菌和葡萄球菌

6. 腹膜炎的主要标志是
   A. 明显的腹胀　B. 剧烈的腹绞痛
   C. 腹部移动性浊音　D. 肠鸣音减弱或消失
   E. 腹膜刺激征

7. 腹膜炎典型的三联征是

A. 腹痛、腹泻、肌紧张　　B. 压痛、反跳痛、腹肌紧张
C. 腹痛、腹泻与压痛　　D. 压痛、反跳痛、腹部包块
E. 腹痛、腹泻、腹部包块

8. 判断急性化脓性腹膜炎病情变化的标志性体征是

A. 腹式呼吸减弱或消失　　B. 腹部压痛、腹肌紧张和反跳痛
C. 移动性浊音阳性　　D. 腹胀
E. 肠鸣音减弱或消失

9. 女性，27 岁，已婚，急性腹膜炎后 7 天，体温升至 38.9℃，自觉全身不适，食欲差，大便次数增多并有里急后重感，当天出现膀胱刺激征，最简便的检查手段是

A. 腹部 B 超检查　B. 肛门镜检查　C. 腹腔穿刺
E. 后穹隆穿刺　E. 直肠前壁穿刺

（10～11 题共用选项）

A. 变形杆菌　B. 大肠埃希菌　C. 肺炎链球菌
D. 铜绿假单胞菌　E. 拟杆菌

10. 引起继发性腹膜炎的细菌主要是

11. 通过血行播散引起原发性腹膜炎的致病菌主要是

答　案

1. D　2. C　3. C　4. D　5. B　6. E　7. B　8. D　9. D　10. B
11. C

第二十二章　消化性溃疡

（一）胃的解剖

1. 胃分四部：贲门部、胃底、胃体、幽门部。主细胞、壁细胞、黏液细胞主要分布于胃底和胃体。黏液细胞、G 细胞主要分布于胃窦。

壁细胞：分泌胃酸、抗贫血因子（内因子）。

G 细胞：分泌胃泌素（刺激壁细胞分泌胃酸）。

主细胞：分泌胃蛋白酶原、凝乳酶原。

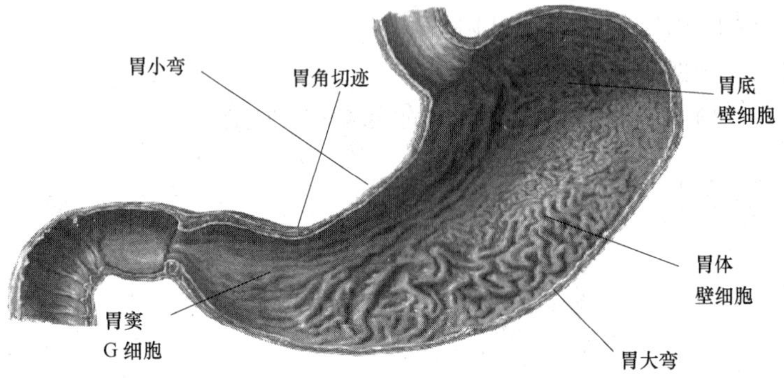

2. 支配胃的神经为内脏神经，其运动神经是交感神经和副交感神经。

交感神经：来自腹腔神经丛节后纤维，对胃壁平滑肌有抑制作用（减少蠕动及张力），而对括约肌是兴奋作用（收缩），减少腺体分泌。

副交感神经：来自左、右迷走神经，使胃壁平滑肌收缩、加强蠕动（但括约肌松弛），增加腺体分泌。

（二）消化性溃疡

【病因】因溃疡的形成与胃酸–蛋白酶的消化作用有关，也称胃和十二指肠溃疡，胃溃疡多发生于胃小弯，常见于胃角处，十二指肠溃疡多见于球部。

【并发症】

1. 消化性溃疡急性穿孔

穿孔的部位：球部前壁（90%），胃小弯 60%。

病史：多有溃疡病史。

症状：饱餐后突发上腹部刀割样剧痛，迅速波及全腹。

体征：严重腹膜刺激征，板状腹，肝浊音界消失，可有移动性浊音。

立位 X 线：80%患者可见膈下游离气体（确诊价值）。

治疗：①保守治疗，症状体征比较轻的空腹穿孔；②单纯穿孔修补，>8 小时，腹腔内感染明显（穿孔缝合术）；③彻底溃疡手术，一般情况好，穿孔<8 小时（胃大部切除术）。

2. 消化性溃疡大出血

部位：十二指肠溃疡发生于球部后壁；胃溃疡发生于胃小弯。

临床表现：上消化道大出血的表现是呕血黑便；休克征象；腹部无阳性体征。

诊断：首选急诊胃镜；大出血时不宜行上消化道钡餐；选择性动脉造影适用于病情稳定的活动性出血。

治疗：补充血容量、留置胃管、胃镜止血、抑酸、使用生长抑素、急诊手术止血（手术方式：①出血部位的贯穿缝扎术；②胃大部切除术）。

3. 消化性溃疡瘢痕性幽门梗阻

分类：痉挛性、水肿性、瘢痕性。

部位：十二指肠球部；Ⅱ、Ⅲ型胃溃疡。

临床表现：腹痛、反复发作的呕吐，呕吐量大（1000～2000ml），为宿食，不含胆汁，胃型、蠕动波、振水音。

诊断：怀疑幽门梗阻，先行盐水负荷试验，空腹下置入胃管，注入盐水 700ml，30 分钟回吸，>350ml 提示幽门梗阻。

治疗：痉挛性——保守治疗；水肿性——保守治疗；瘢痕性——手术治疗（首选胃大部切除术）。

【治疗原则】溃疡病的治疗为综合治疗，主要采用内科治疗；外科治疗主要针对消化性溃疡严重并发症及胃溃疡癌变进行治疗。消化性溃疡的手术指征：①内科治疗无效的；②合并 4 种并发症——梗阻、出血、穿孔、癌变；③特殊溃疡——应激性溃疡、胰源性溃疡、胼胝性溃疡、复合性溃疡、球后溃疡、幽门管溃疡。

1. 胃大部切除术　胃体大部切除，壁细胞大部丧失，胃酸分泌减少。胃大部切除术的范围：胃远端的 2/3～3/4，包括胃体大部、胃窦、幽门、球部的部分。

（1）方式
- Billroth Ⅰ式（毕Ⅰ式）：胃大部切除胃十二指肠吻合术，胃溃疡首选。
- Billroth Ⅱ式（毕Ⅱ式）：胃空肠吻合术，十二指肠溃疡首选。

（2）胃大部切除术治疗溃疡的机制

1）切除了胃窦，消除了胃泌素引起的胃酸分泌，则体液性胃酸分泌减少。

2）切除了胃体大部，使壁细胞数量减少，引起胃酸分泌减少。

3）切除了溃疡的好发部位（3 和 4 仅为次要的作用机制）。

4）切除了溃疡本身。

（3）胃大部切除术后并发症

1）胃大部切除术后早期并发症

术后出血：术后 24 小时内，术中止血不彻底；术后 4～6 日，吻合口黏膜坏死脱落；术后 10～12 日，吻合口缝线处感染。

胃排空障碍（术后胃瘫）：多发生在术后 2～3 天，呕吐物多为绿色，保守治疗。

十二指肠溃疡残端破裂：多是残端处理不当或是毕Ⅱ式输入袢梗阻引起，确诊立即手术。

术后肠梗阻：①慢性不完全性输入段梗阻→呕吐胆汁，不含食物；②急性完全性输入段梗阻→少量食物，不含胆汁；③输出段梗阻→含食物和胆汁；④吻合口梗阻→只有食物。

吻合口破裂或瘘：多是血供不足引起的肠壁缺血坏死，保守治疗，出现腹膜炎立即手术探查。

2）胃大部切除术后晚期并发症

碱性反流性胃炎："三联征"，即痛、吐、轻（上腹或胸骨后烧灼痛，进食加重，制酸剂无效；胆汁性呕吐，呕吐后仍痛；体重下降），预防：R–Y 吻合术。

倾倒综合征：早期：进食 30 分钟内，原因：低血容量不足；晚期：进食 2～4 小时内，原因：胰岛素过多，致低血糖。

残胃癌：因良性疾病行胃大部切除术后 5 年以上，残余胃发生的原发癌。

2. 胃迷走神经切断术 迷走神经切断后引起胃酸分泌减少。

（1）迷走神经切断术治疗溃疡的机制

1）消除了神经性胃酸分泌。

2）消除了迷走神经兴奋引起的胃泌素释放所致的体液性胃酸分泌。

3）降低了分泌胃酸的腺体对胃泌素的敏感性。

4）降低了胃的张力和蠕动。

（2）迷走神经切断术的类型

迷走神经干切断术：可降低胃酸，但有严重并发症而弃用。

选择性迷走神经切断术：避免了功能紊乱，但复发率高，丧失幽门括约肌功能，易致胃潴留。

高选择性迷走神经切断术：不会引起胃潴留，胃容积不变，手术简单安全，但复发率更高，胃溃疡效果不如胃大部切除术。

难点解析

胃前静脉为术中区分胃幽门与十二指肠的标志，十二指肠悬韧带是十二指肠和空肠分界的标志，迷走神经分布至胃的终末支"鸦爪支"为高选择性迷走神经切断术的术中标志。

胃大部切除术胃切断线的解剖学标志是胃小弯侧胃左动脉第一降支至胃大弯侧胃网膜左动脉的最下第一垂直分支的连线，按此连线可以切除 60%的远端胃组织，但低胃酸型胃溃疡切除胃体的 50%即可，高胃酸型胃溃疡切除胃体的 2/3～3/4。

胃空肠吻合口大小以 3～4cm 为宜，过大易发生倾倒综合征，过小影响胃排空。

十二指肠溃疡的发病是由于高胃酸所致，手术时切胃较多，故首选高选择性迷走神经切断或选择性迷走神经切断+引流手术，但毕Ⅱ式胃大部切除术仍被广泛应用。

胃溃疡好发部位是胃小弯，胃溃疡出血好发部位是胃小弯，胃溃疡急性穿孔好发部位是胃小弯，十二指肠溃疡好发部位是十二指肠球部，十二指肠溃疡出血好发部位是球部后壁，十二指肠溃疡急性穿孔好发部位是球部前壁。

试　题

1. 胃黏膜分泌盐酸的壁细胞主要分布于

A. 胃底和贲门　B. 胃底和胃体　C. 胃体和胃窦

D. 胃窦和幽门　E. 胃底和胃窦

2. 区分胃幽门与十二指肠的解剖标志是

A. 胃网膜右动脉　B. 胃短静脉　C. 幽门前静脉

D. 胃冠状静脉　E. 胃十二指肠动脉

3. 男性，40 岁。呕血 2 小时急诊就诊。面色苍白，口渴，脉搏快但有力。既往十二指肠溃疡病史 10 年。在急诊室抢救时，胃镜止血未成功，24 小时输血量达到 1600ml 仍未改善症状。应采取的进一步治疗措施是

A. 急症剖腹探查

B. 冰盐水 200ml 加去甲肾上腺素 8ml 洗胃

C. 加用成分输血

D. 双静脉通道晶体、胶体同时输注

E. 静脉应用止血药

4. 以下不属于消化性溃疡手术治疗指征的是

A. 内科治疗无效　B. 常于夜间发作腹痛

C. 胃巨大溃疡　D. 饱餐后胃溃疡穿孔

E. 十二指肠溃疡合并幽门梗阻

5. 对十二指肠溃疡急性穿孔的描述，错误的是

A. 部分患者既往无溃疡病症状　B. 男性发病率高于女性

C. 穿孔部位最多见于十二指肠前壁　D. 明确诊断后，均应行急症手术治疗

E. 大部分立位腹部 X 线平片可见膈下游离气体

6. 消化性溃疡穿孔的早期临床表现中不包括

A. 寒战高热　B. 恶心呕吐　C. 有局限性压痛和反跳痛

D. 腹肌紧张　E. 肠鸣音减弱或消失

7. 男性，30 岁，突发上腹剧痛 2 小时，怀疑消化道穿孔，无休克表现。针对该患者下一步处理错误的是

A. 行胃镜检查　B. 立位腹部 X 线平片

C. 胃肠减压　D. 抗感染治疗

E. 维持水、电解质平衡

8. 对幽门梗阻患者，下列术前准备最重要的是

A. 纠正碱中毒　B. 生理盐水洗胃　C. 低渗盐水洗胃

D. 高渗盐水洗胃　E. 口服抗菌药物

9. 男性，32 岁，周期性空腹及夜间上腹痛 3 年，口服抑酸剂可以缓解。饱餐后突发上腹剧烈疼痛 2 小时，不能忍耐。查体：全腹压痛、反跳痛（+）。该患者最可能出现的其他体征是

A. 肋脊点压痛阳性　B. 肠鸣音亢进
C. 肝浊音界消失　D. 振水音阳性
E. 莫菲（Murphy）征阳性

10. 男性，50 岁，胃溃疡病史 25 年，饭后突发上腹剧痛 1 小时，为进一步明确诊断，首选的检查方法是

A. 腹腔诊断性穿刺　B. 立位腹部 X 线平片
C. CT 检查　D. B 超检查
E. X 线胃肠钡餐检查

11. 胃大部切除术后早期并发症是

A. 吻合口溃疡　B. 胃排空延迟
C. 贫血　D. 碱性反流性胃炎
E. 残胃癌

12. 胃大部切除术后 24 小时以内的胃出血，最常见的原因是

A. 凝血障碍　B. 吻合口张力过高　C. 术中止血不确切
D. 吻合口感染　E. 吻合口黏膜脱落坏死

13. 男性，25 岁。因十二指肠溃疡急性穿孔行胃大部切除术，术后顺利恢复进食。第 8 天，在进半流质鸡蛋时，突然出现频繁呕吐。治疗错误的是

A. 禁食、胃肠减压　B. 输液
C. 应用糖皮质激素　D. 肌内注射新斯的明
E. 紧急手术治疗

14. 男性，68 岁。因胃溃疡出血行毕Ⅰ式胃大部切除术。术后第 6 天，有肛门排气后开始进流质饮食，进食后腹胀并呕吐，呕吐物中含胆汁。腹部可见胃型，无蠕动波。X 线平片示残胃内大量胃液潴留。产生此症状最可能的原理是

A. 近端空肠梗阻　B. 远端空肠梗阻　C. 残胃蠕动功能障碍
D. 吻合口水肿　E. 吻合口不全梗阻

15. 胃大部切除术后患者，发生早期倾倒综合征的最晚时间是餐后

A. 20 分钟　B. 50 分钟　C. 40 分钟
D. 30 分钟　E. 10 分钟

16. 男性，38 岁。胃大部切除、毕Ⅱ式吻合术后 20 天，进食后 30 分钟上腹突然胀痛，喷射性呕吐大量不含食物的胆汁，吐后腹痛消失。最可能的原因是

A. 吻合口梗阻　B. 急性完全性输入段梗阻
C. 慢性不完全性输入段梗阻　D. 输出段梗阻
E. 倾倒综合征

17. 胃切除术后呕吐的原因不包括

A. 胃排空延迟　B. 输入段梗阻　C. 吻合口梗阻
D. 输出段梗阻　E. 倾倒综合征

（18～20 题共用题干）

男性，60 岁。因胃溃疡合并多次大出血，行胃大部切除术。

18. 该患者术后 5 天出现黑便，最可能的原因是

A. 小弯侧关闭止血不确切　　B. 吻合口出血
C. 吻合口部分黏膜坏死脱落　　D. 应激性溃疡
E. 术后胃内残余血

19. 术后 10 天，已进流质饮食，突然出现呕吐，禁食后症状好转。钡餐检查见输出段有较长狭窄，形似漏斗。该患者可选择的治疗措施不包括

A. 胃肠减压　　B. 输血　　C. 应用皮质激素
D. 肌内注射新斯的明　　E. 即刻手术

20. 该患者术后可能出现的营养性并发症不包括

A. 体重减轻　　B. 溶血性贫血　　C. 腹泻
D. 脂肪泻　　E. 骨病

（21～22 题共用选项）

A. 急性输入段梗阻　　B. 慢性输入段梗阻
C. 输出段梗阻　　D. 吻合口狭窄
E. 急性胃扩张

21. 胃大部切除术毕Ⅱ式吻合后，呕吐物为大量胆汁，不含食物，属于
22. 胃大部切除术毕Ⅱ式吻合后，呕吐物量少不含胆汁，属于

答　案

1. B　2. C　3. A　4. B　5. D　6. A　7. A　8. D　9. C　10. B
11. B　12. C　13. E　14. C　15. D　16. C　17. E　18. C　19. E　20. B
21. B　22. A

第二十三章　胃　癌

胃癌是起源于胃壁内表层的黏膜上皮细胞的恶性肿瘤，可发生于胃的各个部位。

早期胃癌：癌灶局限在黏膜内或黏膜下层。

进展期胃癌：侵犯肌层以上或有转移到胃以外区域。

胃癌的转移包括如下几种：

淋巴转移：是胃癌最常见的转移方式，可转移至左锁骨上淋巴结。

直接浸润：直接侵及邻近组织、器官。

血行转移：多发生于胃癌晚期，常见受累器官为肝、肺、胰、骨骼。

腹腔种植：胃癌侵及浆膜可脱落在腹腔内引起种植，属于疾病的晚期。

【病因】尚未明确，但显然与多种因素有关。

1. 幽门螺杆菌感染　Hp 相关性胃窦炎→萎缩性胃炎→肠化生→癌变。

2. 慢性疾患（癌前病变）　①慢性萎缩性胃炎：肠上皮化生，不典型性增生者。②胃息肉：腺瘤性息肉恶变率 10%～20%，＞2cm。③胃溃疡。④黏膜上皮异型性增生。⑤手术后残胃：＞5 年。

【病理】

早期胃癌：癌组织限于黏膜层和黏膜下层，无论有否淋巴结转移。

微小胃癌：直径 0.5cm 以下的胃癌。

小胃癌：0.6～1.0cm 的胃癌。

进展期胃癌：癌组织浸润达肌层或浆膜层称为进展期胃癌，也称为中、晚期胃癌。

皮革胃：是指弥漫浸润型胃癌累及全胃时，整个胃壁僵硬成皮囊状。

大体分型：早期胃癌分三型，即Ⅰ型（隆起型）、Ⅱ型（浅表型）、Ⅲ型（凹陷型）；进展期胃癌分四型，即Ⅰ型（结节或息肉型）、Ⅱ型（局限溃疡型）、Ⅲ型（浸润溃疡型）、Ⅳ型（弥漫浸润型）。

【临床表现】

1. 症状　早期缺乏特异性，可有上腹部隐痛、腹胀、食欲不振、恶心呕吐、呕血与黑便、贫血、体重下降等。

2. 体征　上腹部深压痛、肿块，左锁骨上淋巴结肿大，直肠指诊触及肠壁外肿块，腹水。

【辅助检查】

胃镜检查+病理活检：确诊首选。

B 超：主要用于观察胃的邻近脏器（特别是肝、胰）受浸润及淋巴结转移的情况。

CT 或 PET：有助于胃癌的诊断和术前临床分期。

胃液检查：胃液减少，胃酸度降低，胃液中可能查到癌细胞。

大便隐血试验：60%～80%呈持续阳性。

【治疗原则】

1. 早期胃癌 尽早手术或行内镜手术。手术切除应离癌肿边缘 6～8cm。

2. 进展期胃癌 尽量根治切除肿瘤，采取化疗或综合治疗等。

难点解析

1. 残胃癌多在胃大部切除术后残胃黏膜发生慢性炎症改变，多在 15～25 年发生。

2. 胃癌好发于胃窦小弯侧胃角处（50%）。

3. 胃癌组织类型以腺癌多见，以淋巴转移为最常见，转移至左锁骨上淋巴结即是 Virchow 淋巴结，血行转移以肝转移最常见，胃癌细胞经腹膜种植或血行转移，形成卵巢转移性肿瘤，称 Krukenberg（库肯勃）瘤。

4. 早期胃癌多无明显症状，进展期胃癌以疼痛和体重减轻为最常见，

5. 常用化疗方案：FAM 方案（氟尿嘧啶+多柔比星+丝裂霉素），MF 方案（丝裂霉素+氟尿嘧啶），ELP 方案（叶酸钙+氟尿嘧啶+依托泊苷）。

6. 外科手术是治疗胃癌的主要手段，根治性手术要求胃切断线距肿瘤边缘 5cm 以上，姑息性手术是指原发灶无法切除，针对胃癌导致的梗阻、穿孔、出血等并发症采取的手术，如胃空肠吻合术、空肠造口术、穿孔修补术、姑息性胃大部切除术等。

7. 中老年人上腹痛伴贫血或体重减轻时，考虑胃癌。临床诊断胃癌三大关键检查：钡餐+内镜+细胞学检查。

试 题

1. 胃癌的发生部位，最多见于

A. 胃贲门部　B. 胃大弯　C. 胃小弯

D. 胃窦部　E. 胃底部

2. 女性，65 岁。上腹痛 1 年。胃镜检查见胃窦 2cm 大小溃疡，边缘不规则，胃壁僵硬，基底部白苔，质脆，应采取的最佳手术方法是

A. 胃窦切除术　B. 全胃切除术　C. 根治性胃大部切除术

D. 胃空肠吻合术　E. 单纯胃大部切除术

3. 男性，68 岁，胃体癌，侵及浆膜层。探查肝脏、盆腔无转移，根治性手术关腹前应用温热蒸馏水反复冲洗腹腔，其主要目的是防止

A. 肿瘤血行转移　B. 肿瘤腹膜种植转移

C. 肿瘤淋巴转移　D. 术后肠粘连

E. 肿瘤直接蔓延

4. 确定早期胃癌最重要的指标是

A. 肿瘤生长部位　B. 肿瘤直径　C. 肿瘤浸润范围

D. 肿瘤浸润深度　E. 是否淋巴转移

5. 下列属于特殊型胃癌的是
A. 类癌　B. 未分化癌　C. 腺鳞癌
D. 乳头状腺癌　E. 印戒细胞癌

6. 男性，58 岁。上腹胀、隐痛 2 个月，伴食欲减退、乏力、消瘦、大便发黑。查体：消瘦，浅表淋巴结无肿大。上消化道钡剂造影见胃窦部小弯黏膜紊乱，可见直径 3.5cm 不规则充盈缺损，胃壁僵直。其最常见的转移途径是
A. 胃肠道内转移　B. 淋巴转移　C. 直接浸润
D. 血行转移　E. 腹腔内种植

7. 女性，50 岁。胃癌根治术后半年出现肛门下坠、里急后重。肛诊直肠前窝有一 3cm× 2cm 实性包块，提示转移癌。其转移方式是
A. 种植转移　B. 跳跃式转移　C. 血行转移
D. 淋巴转移　E. 直接蔓延

8. 胃体部癌肿发生淋巴转移，一般首先受累的淋巴结群位于
A. 腹主动脉旁　B. 腹腔动脉旁　C. 胃大弯
D. 肝十二指肠韧带　E. 结肠中动脉旁

9. 男性，78 岁。间断餐后上腹痛伴嗳气 40 年，无反酸，曾行胃镜及病理检查提示重度萎缩性胃炎，近期出现乏力及消瘦。胃镜发现胃角巨大溃疡，周边不规则隆起，中心有较大血凝块附着，其余部位无出血病变。行手术治疗，术后病理最可能为
A. 胃淋巴瘤　B. 胃间质瘤　C. 胃癌
D. 胃溃疡　E. 胃结核

10. 男性，65 岁。间断上腹痛、腹胀 25 年，10 年前经胃镜检查诊断为“慢性萎缩性胃炎伴肠化生”，3 个月来上腹痛加重，影响睡眠，并有间断呕吐、黑便，体重下降 8kg，最可能的诊断是
A. 慢性胃炎急性发作　B. 胃息肉
C. 胃淋巴瘤　D. 胃癌
E. 十二指肠溃疡并幽门梗阻

11. 提示存在消化道肿瘤的报警症状中不包括
A. 黑便　B. 贫血　C. 消瘦
D. 吞咽困难　E. 嗳气

12. 男性，41 岁。胃部不适、食欲减退 3 个月。胃镜检查发现胃窦前壁直径 0.5cm 的浅溃疡，幽门螺杆菌阳性。超声胃镜示病变侵及浅肌层，病理可见印戒细胞。最适当的治疗是
A. 根除幽门螺杆菌治疗　B. 应用质子泵抑制剂
C. 经胃镜病变黏膜切除术　D. 手术治疗
E. 应用胃黏膜保护剂

13. 不能行胃癌根治手术的是
A. 子宫直肠窝转移　B. 肝十二指肠韧带内淋巴结转移
C. 脾门部淋巴结转移　D. 癌组织浸润胰尾部时
E. 癌组织浸润横结肠时

（14～16 题共用题干）

男性，50 岁。“胃痛”史 15 年。近年来消瘦、乏力，持续性呕吐宿食，胃痛规律改变，伴腰背痛。

14. 最可能的诊断是
    A. 胃窦癌　B. 多发性溃疡　C. 瘢痕性幽门梗阻
    D. 萎缩性胃炎　E. 胃后壁溃疡浸润至胰腺

15. 对诊断最有价值的检查方法是
    A. 胃液测定酸度　B. 查胃液脱落细胞
    C. 纤维胃镜检查　D. 四环素荧光试验
    E. CT 检查

16. 最可能出现的电解质酸碱失衡是
    A. 高氯高钾酸中毒　B. 高氯高钾碱中毒
    C. 低氯低钾酸中毒　D. 低氯低钾碱中毒
    E. 高氯低钾碱中毒

答　案

1. D　2. C　3. B　4. D　5. C　6. B　7. A　8. C　9. C　10. D
11. E　12. D　13. A　14. A　15. C　16. D

第二十四章 肠梗阻

【病因和分类】

1. 按梗阻原因分类

（1）机械性肠梗阻（最多见）：①肠外因素包括肠粘连、肠扭转（小肠见于青壮年，乙状结肠见于老年男性）、嵌顿性疝、腹腔内肿瘤压迫、索带压迫。②肠壁因素包括先天性肠道闭锁、狭窄、肿瘤、肠套叠（多见2岁内儿童）、炎症等。

（2）动力性肠梗阻：由于神经抑制或毒素刺激导致肠壁肌肉运动紊乱，致使肠内容物不能运行，分麻痹性和痉挛性。

（3）血运性肠梗阻：肠系膜血管发生血栓或栓塞，引起肠管血液循环障碍，导致肠麻痹，失去蠕动功能，肠内容物不能运行，可迅速发展为肠坏死。

（4）假性肠梗阻：无明显诱因，属慢性疾病，可能是一种遗传疾病，一般采取非手术治疗，穿孔、坏死时才采取手术处理。

2. 按有无血运障碍分类

（1）单纯性肠梗阻：肠壁血运正常，仅内容物不能通过。

（2）绞窄性肠梗阻：伴有肠壁血运障碍的肠梗阻，如肠扭转、肠套叠等常常合并肠系膜血管受压。如不及时解除、将迅速导致肠壁坏死、穿孔，进而造成严重的腹腔感染、全身中毒，可发生中毒性休克，死亡率相当高。

3. 按梗阻部位分类 分高位梗阻、中位梗阻、低位梗阻。

4. 按梗阻程度分类 分完全性梗阻和不完全性梗阻。

5. 按发病缓急分类 分急性梗阻和慢性梗阻。

【病理生理】

1. 肠管局部

（1）单纯性肠梗阻：肠梗阻以上的肠蠕动增强，以克服肠内容物通过障碍。

（2）绞窄性肠梗阻：肠梗阻近端内容物积滞，肠管内压力增高，肠管血运障碍，肠管缺血、坏死、穿孔。体液丢失：产生的大量消化液积滞在胃肠腔里不能再吸收，呕吐大量消化液，导致水、电解质、酸碱紊乱。

2. 全身变化 感染和中毒，以及休克、呼吸循环衰竭。

【临床表现】痛、胀、吐、闭。

痛：单纯性肠梗阻，阵发性痛，可缓解；绞窄性肠梗阻，持续性剧痛，手术才能缓解。

胀：高位，不明显，可有胃型，较早出现；低位，明显，越到后期越明显；麻痹性，整个腹部明显，比低位早。

吐：早期是反射性；高位，早而频，为胃及十二指肠内容物；绞窄性，带棕褐色或血色；麻痹性，溢出性呕吐。

闭：指肛门停止排便排气。注意早期肠梗阻可有少量气、便排出，如有血性黏液便应警惕绞窄性肠梗阻。

【诊断】

1. 腹部检查 可有肠型和蠕动波，有时可见嵌顿疝，扪及腹块，压痛，机械性肠梗阻时肠鸣音亢进，有气过水声、金属音，而麻痹性肠梗阻时肠鸣音减弱或消失。

2. 影像学检查 立位 X 线平片或腹部透视，可见多数液气平面；空肠有“鱼肋骨刺征”，回肠有“阶梯式气液平面”，大肠梗阻在腹部四周可见结肠袋形。

【治疗】

1. 支持疗法 胃肠减压；纠正水、电解质及酸碱失衡；防治感染。

2. 手术疗法

适应证：非手术治疗无效者；各种类型的绞窄性肠梗阻、肿瘤、先天性肠道畸形。

原则：最短时间内解除梗阻，恢复肠腔通畅。

难点解析

1. 绞窄性肠梗阻：伴有肠壁血运障碍的肠梗阻，腹痛持续剧烈，不对称腹胀，出现呕吐带血是判断重点。

2. 高位肠梗阻丢失大量胃酸及氯离子，导致代谢性碱中毒，低位肠梗阻丢失大量碱性消化液，导致代谢性酸中毒。

3. 空肠梗阻示“鱼肋（鱼刺骨样）征”，回肠梗阻示“阶梯状液平面”，结肠梗阻示“结肠袋形”，钡剂灌肠主要用于诊断肠套叠、乙状结肠扭转。

4. 结肠梗阻、肠扭转是典型的闭袢性肠梗阻，肠套叠及蛔虫性肠梗阻，不是闭袢性肠梗阻。

乙状结肠扭转：钡剂灌肠呈鸟嘴征，X 线示马蹄状巨大的双腔充气肠袢，年轻人小肠扭转，多是由饱餐后剧烈运动导致，老年人乙状结肠扭转，多有便秘史；肠套叠：钡剂灌肠呈杯口状阴影（结肠套叠）或弹簧状阴影（小肠套叠），好发于小儿，果酱样大便，常表现绞窄性，高位梗阻——空肠梗阻——低钾低氯性碱中毒，低位梗阻——回肠梗阻——代谢性酸中毒。

试 题

1. 引起单纯性机械性肠梗阻最常见的原因是
   A. 腹膜后巨大血肿　　B. 肠壁肿瘤
   C. 肠蛔虫症　　D. 先天性肠道闭锁
   E. 腹内手术或炎症后形成的粘连
2. 阑尾残株炎所致的肠梗阻是
   A. 动力性肠梗阻　B. 粘连性肠梗阻　C. 单纯性肠梗阻

D. 肠扭转　　E. 粪石梗阻

3. 男性，50 岁。胃大部切除术后 3 天出现阵发性腹痛、腹胀，无肛门排气，生命体征平稳。最可能的原因是

A. 吻合口炎　　B. 腹腔内血肿形成

C. 肠系膜血管缺血性疾病　　D. 肠扭转

E. 手术后肠蠕动功能失调

4. 属于绞窄性肠梗阻的是

A. 粘连性肠梗阻　　B. 肠蛔虫堵塞　　C. 腹腔肿块压迫致肠梗阻

D. 肠扭转　　E. 炎症性狭窄

5. 绞窄性肠梗阻是指肠梗阻并伴有

A. 肠袢两端均完全阻塞　　B. 肠壁血运障碍

C. 肠壁穿孔、坏死　　D. 肠系膜扭转

E. 肠腔高度扩张

6. 急性机械性肠梗阻引起的首要病理生理改变是

A. 呼吸衰竭　　B. 感染　　C. 体液丧失

D. 毒素中毒　　E. 休克

7. 肠梗阻的四大典型临床表现是

A. 腹痛、腹胀、呕吐、停止排便排气　　B. 腹痛、腹胀、呕吐、肠鸣音亢进

C. 腹痛、肠型、呕吐、停止排便排气　　D. 腹痛、肠型、腹胀、停止排便排气

E. 腹痛、呕吐、停止排便排气、肠鸣音减弱

8. 单纯机械性肠梗阻腹痛最主要的特点是

A. 持续性绞痛　　B. 持续性胀痛　　C. 持续性隐痛

D. 间歇性隐痛　　E. 阵发性绞痛

9. 在鉴别单纯性肠梗阻与绞窄性肠梗阻时，最有意义的化验检查项目是

A. 血气分析　　B. 血红蛋白测定　　C. 血白细胞计数

D. 尿常规检查　　E. 呕吐物隐血试验

10. 机械性肠梗阻与动力性肠梗阻的主要区别在于早期

A. 有无酸碱失衡、电解质紊乱　　B. 有无绞痛、腹胀和肠鸣音变化

C. 呕吐是否剧烈且频繁　　D. 有无休克

E. 有无腹痛、腹胀及肛门停止排便排气

11. 老年人初发机械性肠梗阻最常见的病因是

A. 蛔虫团块阻塞　　B. 乙状结肠扭转　　C. 腹股沟疝嵌顿

D. 小肠扭转　　E. 肿瘤

12. 肠梗阻患者保守治疗期间，病情进展需手术的最主要指征是

A. 肠鸣音减弱或消失　　B. 腹痛加重

C. 呕吐频繁和量大　　D. 腹膜刺激征加重

E. 腹胀程度加重

（13～14 题共用选项）

A. 乙状结肠扭转　　B. 粘连性肠梗阻　　C. 结肠癌致肠梗阻

D. 肠套叠 E. 小肠扭转

13. 小儿肠梗阻最常见的原因是

14. 成人机械性肠梗阻最常见的原因是

答 案

1. E 2. B 3. E 4. D 5. B 6. C 7. A 8. E 9. E 10. B
11. E 12. E 13. D 14. B

第二十五章　急性阑尾炎

【病因】

1. 阑尾管腔阻塞

（1）淋巴滤泡增生。

（2）粪石。

（3）其他：食物残渣、蛔虫、肿瘤。

2. 细菌入侵　致病菌多为肠道内 G^-杆菌和厌氧菌。

3. 胃肠道功能障碍　腹泻、便秘等。

【病理类型】

急性单纯性阑尾炎	病变多只限于黏膜和黏膜下层；阑尾肿胀，内腔狭窄，镜下黏膜糜烂或溃疡出血
急性化脓性阑尾炎	炎症累及阑尾壁全层，多数有小脓肿形成；阑尾肿大明显，表面脓苔；周围有脓性渗出物，形成局限性腹膜炎
急性坏疽性阑尾炎	阑尾显著肿胀，有脓苔；其间有坏死部分，伴或不伴有穿孔
阑尾周围脓肿	在化脓或坏疽基础上，阑尾被大网膜和肠管所包裹，形成局部炎性包块

【临床表现】

症状			体征		
腹痛	胃肠道症状	全身中毒症状	右下腹固定压痛	腹膜刺激征	其他
转移性右下腹痛	恶心、呕吐、腹胀、便秘、腹泻	发热，可达38℃左右，穿孔使体温可更高，达39～40℃，心率变快	是阑尾炎最重要的体征，常位于麦氏点	腹肌紧张、反跳痛、肠鸣音减弱或消失，炎症扩散到腹膜壁层	结肠充气试验（+），腰大肌试验（+），闭孔内肌试验（+）

【治疗】

1. 非手术治疗　早期单纯性（不愿手术者），诊断不明确，患者情况或条件不允许，形成炎性肿块。

2. 手术治疗　一旦确诊，应早期手术切除。

特殊类型阑尾炎

	小儿阑尾炎	老年阑尾炎	妊娠阑尾炎	慢性阑尾炎
主诉	无	不强烈	不强烈	经常性右下腹痛
临床症状	不典型	不典型	不明显	可轻可重
穿孔率	高	高	穿孔后不易包裹局限	不高

续表

	小儿阑尾炎	老年阑尾炎	妊娠阑尾炎	慢性阑尾炎
体征	不明显	不明显	不明显	阑尾部位局限性固定压痛
死亡率	高	高	可造成母子危险	不高
并发症	多	多	较多	不多
感染扩散	易扩散	易扩散	易扩散	不易扩散
治疗原则	早期手术	及时手术	早期手术	手术切除阑尾

难点解析

1. 阑尾的炎症可经阑尾静脉→回结肠静脉→肠系膜上静脉→门静脉→肝脏，既可出现黄疸引起门静脉炎，也可引起肝脓肿。

2. 阑尾是消化道类癌最常见的部位，其根部有嗜银细胞。

3. 阑尾的神经由脊髓节段 T_{10}、T_{11} 的交感神经纤维经腹腔丛和内脏小神经传入，故开始发病时常表现为脐周牵涉痛（属内脏性疼痛），6～8 小时后炎症刺激壁层腹膜，引起右下腹痛，这就是典型的腹痛表现——转移性右下腹痛。

4. 急性阑尾炎并发症：①腹腔脓肿；②内、外瘘形成；③化脓性门静脉炎。

5. 阑尾切除术后并发症：腹腔内出血（最严重）；切口感染（最常见）；粘连性肠梗阻；阑尾残株炎；粪瘘。

试　题

1. 右下腹麦氏点压痛、反跳痛、肌紧张是急性阑尾炎的典型体征，其发生的主要机制是

A. 炎症致盲肠痉挛　　B. 内脏神经反射

C. 炎症致阑尾痉挛　　D. 阑尾腔压力增高

E. 炎症刺激壁层腹膜

2. 女性，28 岁。腹痛 10 小时。起初上腹痛伴恶心、呕吐，之后局限在右下腹，持续性痛伴阵发性加剧。1 小时前腹痛从右下腹扩散到全腹，发热。查体：39.1℃，急性病容，全腹肌紧张，压痛和反跳痛(+)，右下腹最明显。血常规：WBC 19.1×10^9/L，N 0.91。考虑病情变化的主要解剖学基础是

A. 阑尾动脉为终末血管，出现梗塞缺血坏死

B. 阑尾黏膜内有丰富淋巴系统，出现肿胀梗阻

C. 阑尾在盲肠的开口狭小，出现阻塞

D. 阑尾蠕动慢而弱，进入的残渣和粪便嵌顿引起坏死

E. 阑尾长，阑尾系膜短，出现扭转坏死

3. 转移性腹痛最常见的疾病是
A. 急性肠穿孔　B. 急性阑尾炎　C. 急性胃炎
D. 急性胰腺炎　E. 急性胆囊炎

4. 阑尾解剖位置的体表投影应当是
A. 通过脐横线与右锁骨中线的交点　B. 右髂前上棘至脐连线中内 1/3 处
C. 右腹股沟中点与脐连线的中外 1/3 处　D. 右髂前上棘至脐连线的中外 1/3 处
E. 位置不定，经常变异

5. 导致阑尾穿孔最主要的因素是
A. 阑尾腔阻塞　B. 阑尾壁受粪石压迫缺血
C. 细菌毒力　D. 淋巴管阻塞
E. 免疫力低下

6. 女性，30 岁。转移性右下腹痛 5 天，加重伴晨寒、发热 2 天。查体：全腹肌紧张，有明显压痛和反跳痛，麦氏点压痛明显，肠鸣音消失。腹腔穿刺抽出脓性液体，细菌培养结果最有可能是
A. 粪链球菌　B. 铜绿假单胞菌　C. 变形杆菌
D. 金黄色葡萄球菌　E. 大肠埃希菌

7. 急性阑尾炎患者，当腹痛尚未转移至右下腹时，在诊断上具有重要意义的是
A. 已出现发热　B. 有白细胞显著升高
C. 已有脐周压痛、反跳痛　D. 压痛已固定于右下腹
E. 脐区及右下腹具有压痛、反跳痛

8. 不符合急性单纯性阑尾炎表现的是
A. 白细胞计数轻度升高　B. 右下腹局限性轻度反跳痛
C. 均有局部腹肌紧张　D. 有低热表现
E. 右下腹局限性压痛

9. 急性阑尾炎的体征中最有诊断意义的是
A. 右腹肌紧张　B. 转移性腹痛和右下腹部压痛
C. 右腹 Murphy 征阳性　D. 腰大肌试验阳性
E. 闭孔内肌试验阳性

10. 阑尾切除术后最常见的并发症是
A. 出血　B. 粪瘘　C. 腹腔脓肿
D. 切口感染　E. 粘连性肠梗阻

11. 关于小儿急性阑尾炎，叙述错误的是
A. 病情发展快且重　B. 右下腹体征明显
C. 穿孔率达 30%　D. 并发症及死亡率较高
E. 宜早期手术

12. 老年急性阑尾炎的临床特点是
A. 阑尾容易缺血、坏死　B. 腹痛、恶心明显
C. 常有寒战、高热　D. 右下腹压痛明显
E. 显著腹肌紧张

13. 女性，25 岁。妊娠 5 个月，因转移性右下腹痛 2 小时就诊。经检查诊断为急性阑尾炎。其治疗措施错误的是

A. 行阑尾切除术　　B. 围手术期加用黄体酮
C. 手术切口应偏低　　D. 尽量不用腹腔引流
E. 可应用广谱抗生素

（14～16 题共用题干）

女性，43 岁。右下腹持续性疼痛 5 天，伴恶心、呕吐，呕出物为胃内容物。体温 38.5℃。体检发现右下腹 5cm×5cm 大小肿块，触痛明显。

14. 最可能的诊断是

A. 粪块所致肠梗阻　　B. 盲肠肿瘤
C. 急性化脓性阑尾炎　　D. 阑尾周围脓肿
E. 盲肠扭转

15. 此时较合适的处理是

A. 急诊行阑尾切除术　　B. 急诊手术脓肿引流
C. 暂不手术，保守治疗　　D. X 线钡剂灌肠
E. 肠道准备后行右半结肠切除术

16. 如果急诊手术，最合适的手术方式是

A. 脓肿引流　　B. 切除肿块　　C. 常规切除阑尾
D. 右半结肠切除　　E. 一期肠吻合

答　案

1. E　2. A　3. B　4. D　5. A　6. E　7. D　8. C　9. B　10. D
11. B　12. A　13. C　14. D　15. C　16. A

第二十六章　结 肠 癌

【病因】一般病因不明。多与饮食、遗传和癌前病变有关。

【病理和分期】

1. 大体分型

（1）肿块型：肿瘤向肠腔内生长，好发于右半结肠。

（2）浸润型：沿肠壁浸润生长，容易引起肠腔狭窄和肠梗阻，好发于左半结肠。

（3）溃疡型：向肠壁深层生长并向周围浸润。

2. 组织学分型

（1）腺癌：占结肠癌的大多数。

（2）黏液癌：预后较腺癌差。

（3）未分化癌：易侵入小血管和淋巴管，预后最差。

【临床表现】早期常不明显，后期主要有下列症状：排便习惯与粪便性状的改变，腹痛，腹部肿块，肠梗阻症状，全身症状。

右侧和左侧结肠癌的鉴别

	右侧结肠癌	左侧结肠癌
肿块性质	肿块型多见	溃疡、浸润型多见
转移	晚	早
腹部肿块	可有	较少扪及，肛诊可及
全身情况	重	轻
贫血	可有	少见
大便潜血	多无	多有
肠梗阻	无	常有
手术方法	一期或二期手术	二期手术

【诊断】

1. 40 岁以上，有家族病史。
2. 近期出现排便习惯改变，持续腹部不适、隐痛或腹胀。
3. 粪便隐血试验持续阳性。
4. 原因不明的贫血、乏力或体重减轻等高危人群。

【辅助检查】

1. 高危人群首选纤维结肠镜或 X 线钡剂灌肠技术。

2. B超和CT检查。

3. 血清癌胚抗原（CEA）可用于术后判断预后和复发。

【治疗】手术治疗为主，化疗、放疗为辅。

难点解析

1. 癌前病变中，癌变的：家族性肠息肉病（100%癌变）、绒毛状腺瘤（50%）、管状腺瘤、混合性腺瘤，不会癌变的：增生性息肉、炎性息肉、幼年性息肉，

2. 结肠癌最早出现的症状是排便习惯与粪便性状改变，出现腹泻、便秘交替，右侧结肠癌以全身症状、贫血、腹部肿块为主要表现，左侧结肠癌以肠梗阻、便秘、腹泻、便血为主要表现。

3. 结肠癌检查首选纤维结肠镜，血清癌胚抗原（CEA）用于术后判断预后和复发。

4. 发生肠梗阻时，先结肠造口，再择期手术。

试　　题

1. 直肠长度为

A. 5～10cm　　B. 12～15cm　　C. 16～20cm

D. 21～25cm　　E. 26～30cm

2. 有关齿状线解剖意义的描述中，错误的是

A. 齿状线以上是黏膜，以下是皮肤

B. 齿状线以上发生的痔是内痔，以下的痔是外痔

C. 齿状线以上由直肠上、下动脉供血，以下由肛管动脉供应

D. 齿状线以上淋巴引流入髂外淋巴结，以下引流腹股沟淋巴结

E. 齿状线以上受自主神经支配，以下属阴部内神经支配

3. 齿状线是直肠肛管的重要分界线，许多解剖结构中，不以齿状线为分界的是

A. 直肠上动脉与直肠下动脉　　B. 直肠上静脉丛与直肠下静脉丛

C. 直肠与肛管的淋巴引流　　D. 局部的交感、副交感神经与阴部神经

E. 直肠上静脉与直肠下静脉、肛管静脉

4. 直肠癌行保肛手术时，应重视保护直肠下段，此措施最主要的意义在于

A. 保留葡萄糖吸收功能　　B. 保留黏液分泌功能

C. 保持正常排便反射　　D. 保留电解质吸收功能

E. 保留水吸收功能

5. 男性，55岁。因低位直肠癌行Dixon术，术后吻合口位于齿状线上1cm。患者术后最可能出现的情况是

A. 性功能障碍　　B. 排尿功能障碍

C. 排便功能完全正常　　D. 排便前有便意，但不能控制排便

E. 排便前无明显便意，排便控制不理想

6. 直肠肛管检查的常用体位不包括

A. 左侧卧位　B. 右侧卧位　C. 膝胸位

D. 截石位　E. 蹲位

7. 直肠息肉中癌变倾向最大的是

A. 管状腺瘤　B. 绒毛状腺瘤　C. 增生性息肉

D. 炎性息肉　E. 幼年性息肉

8. 下列疾病中，与大肠癌关系不密切的是

A. 家族性腺瘤样息肉病　B. 绒毛状腺瘤

C. 息肉状腺瘤　D. 混合性腺瘤

E. 增生性息肉

9. 女性，60 岁，直肠癌手术后病理报告：中分化腺癌，5.8cm×4.2cm×3cm，侵及阴道后壁，肠系膜淋巴结 3/7，查见转移癌，该患者 Dukes 分期应为

A. B1 期　B. B2 期　C. C1 期

D. C2 期　E. D 期

10. 诊断结肠癌最可靠的依据是

A. X 线钡剂灌肠　B. 血 CEA 检查　C. B 超检查

D. CT 检查　E. 结肠镜，并病理检查

11. 男性，64 岁。乏力、消瘦、大便次数增多 4 个月。查体：面色苍白，腹平软，右侧腹部可触及直径约 5cm 包块。实验室检查：Hb80g/L，粪隐血（+）。最可能的诊断是

A. 十二指肠癌　B. 胆囊癌　C. 阑尾类癌

D. 升结肠癌　E. 胰头癌

12. 提示结直肠癌诊断的最重要的报警症状是

A. 腹胀　B. 腹痛　C. 腹泻

D. 便秘　E. 便血

13. 对明确直肠癌局部浸润状况最有意义的检查是

A. 结肠镜　B. 全消化道 X 线钡剂造影

C. 结肠 X 线钡剂造影　D. 腹部 B 超

E. 盆腹部增强 CT

14. 结肠癌患者中血清 CEA 水平高于正常的约占

A. 30%　B. 40%　C. 45%

D. 50%　E. 60%

15. 右侧结肠癌最多见的大体形态是

A. 浸润型　B. 溃疡型　C. 肿块型

D. 浸润溃疡型　E. 弥漫型

16. 女性，60 岁。全腹胀痛 3 个月，伴渐进性排便困难，从每日 1 次到 2～3 天排便 1 次，粪便有黏液或带血。体检：贫血貌，腹膨隆，未见肠型，肠鸣音亢进，未及肿块，其诊断最可能是

A. 回盲部结核　　B. 粘连性肠梗阻　　C. 溃疡性结肠炎
D. 降结肠癌　　E. 家族性息肉病

17. 女性，54 岁。腹痛、腹胀、乏力 3 个月。腹部隐痛阵发性发作。查体：贫血貌，浅表淋巴结无肿大，巩膜无黄染，腹软，未见肠型，右下腹可触及一活动性包块。实验室检查：Hb 90g/L，WBC 9.5×10^9/L，肝功能正常，CEA 20μg/L。粪隐血试验阳性。最可能的诊断是

A. 回盲部套叠　　B. 回盲部结核　　C. 溃疡性结肠炎
D. 回盲部肿瘤　　E. 克罗恩病

18. 降结肠癌最早出现的表现中，较常见的是

A. 排便习惯与粪便性状改变　　B. 腹部肿块
C. 腹痛　　D. 腹胀
E. 面色苍白、乏力

19. 升结肠癌主要临床表现是

A. 肠梗阻　　B. 便秘　　C. 便血
D. 腹痛　　E. 贫血

（20～21 题共用选项）

A. Dukes AI 期　　B. Dukes Az 期　　C. Dukes B 期
D. Dukes C 期　　E. Dukea D 期

20. 结肠癌病灶穿透肠壁，无淋巴结转移的是

21. 结肠癌病灶侵犯肌层，但未穿透浆膜层的是

（22～23 题共用题干）

男性，68 岁。半年来每天排便 4～5 次，便中带血及黏液。突发腹胀、停止肛门排气排便 2 天。查体：T 37.2℃。全腹轻微压痛，左侧腹部平脐可触及包块，腹部叩诊鼓音，肠鸣音 6～7 次/分，直肠指诊未触及肿物。实验室检查：Hb 90g/L，WBC 6.7×10^9/L，Plt 135×10^9/L。X 线透视全腹多个气液平。

22. 最可能的诊断是

A. 结肠肝曲癌　　B. 结肠脾曲癌　　C. 横结肠癌
D. 降结肠癌　　E. 升结肠癌

23. 为明确诊断最合适的检查是

A. 结肠镜　　B. 胃镜　　C. 腹部 CT
D. 腹部 B 超　　E. 全消化道钡剂造影

答　案

1. B　2. D　3. A　4. C　5. C　6. B　7. B　8. E　9. E　10. E
11. D　12. E　13. E　14. C　15. C　16. D　17. D　18. A　19. E　20. C
21. B　22. D　23. A

第二十七章　直 肠 癌

乙状结肠直肠交界处至齿状线之间发生的癌性病变（管状腺瘤），是消化道常见的恶性肿瘤。

【病因】原因不明，与下列因素有关。

1. 饮食及致癌因素　高脂、高蛋白及低纤维素饮食。

2. 直肠的慢性炎症　溃疡型结肠炎和血吸虫病性肠炎。

3. 癌前病变　直肠腺瘤，尤其是绒毛状腺瘤。

4. 遗传因素以及遗传易感性

【病理】

1. 大体分型

（1）溃疡型：约占 50%，此型分化程度较低，转移较早。

（2）肿块型：该型预后较好。

（3）浸润型：转移早而预后差。

2. 组织学分型

（1）腺癌：占 75%～85%，可分为乳头状和管状腺癌（最常见）。

（2）黏液腺癌：占 10%～20%，恶性程度较高。

（3）未分化癌：癌细胞不形成腺管状结构，预后最差。

（4）其他：较少见。

【临床表现】肠癌早期缺乏特异性的表现，癌肿破溃或感染后才出现症状。

1. 直肠刺激症状　排便习惯改变，便前有肛门下坠感，伴里急后重。

2. 肠腔狭窄的症状　大便变形、变细。

3. 癌肿破溃症状　血便、黏液便，脓血便。

4. 晚期转移症状　最常见是淋巴转移，上段直肠癌沿直肠上动脉向上转移，下段直肠癌向上方的侧方转移，血行转移至肝、肺，直接浸润子宫、膀胱。

【诊断】

1. 大便潜血试验检查（OB）　作为普查或大肠癌的筛查。

2. 直肠指检　直肠指检可以发现约 75%的直肠癌（首选检查）。

3. CEA　对于直肠癌的早期诊断缺乏价值，但是对于预测直肠癌的预后和监测复发有重要意义。

4. 内镜检查　包括直肠镜、乙状结肠镜和结肠镜检查，同时可以取活检进行病检（明确诊断）。

5. 影像学检查　B 超、CT、MRI 等。

【治疗】

原则：以手术为主的综合治疗。术前应作肠道准备。

手术切除的范围：包括癌肿、两端足够的肠段、全直肠系膜和所属肠段对应淋巴结。直肠癌远端切除 3cm 以上即可。

1. 局部切除术 适用于早期瘤体小、局限于黏膜或黏膜下、分化程度高的直肠癌。

2. 直肠癌手术方式 根据癌肿所在位置，距齿状线的距离而定，＜5cm，选 Miles 手术（腹会阴联合直肠癌根治术）；＞5cm，选 Dixon 手术（经腹直肠癌切除术）。手术时要求切缘距肿块下缘 2cm 以上，对于腹腔返折以上用 Dixon 手术方式，以下用 Miles 手术方式切肛，年老体弱、有完全性肠梗阻，经腹直肠癌切除，行人工肛门封闭 Hartmann 手术。

难点解析

1. 直肠癌的症状出现的频率依次是便血、便频、便细、黏液便、肛门痛、里急后重、便秘。

侵犯前列腺、膀胱，可引起尿频、尿急、血尿，侵犯骶前神经引起骶尾部剧烈持续性疼痛，肝转移引起腹水、肝大、黄疸、贫血、消瘦、水肿。

2. 大便潜血检查是普查或是高危人群的初筛方法，直肠指检是诊断直肠癌最重要的首选方法，内镜检查可明确诊断，但应注意结、直肠多发癌的可能。

3. 癌胚抗原（CEA）不能用于早期诊断，与 Dukes 分期正相关，A、B、C、D 期患者血清 CEA 阳性率分别为 25%、45%、75%、85%，故 CEA 主要用于预测直肠癌的预后和监测复发。

试 题

1. 分析直肠癌延误诊断的原因，最常见的是

A. 未查大便隐血试验　B. 未作直肠指检

C. 未仔细询问病史　D. 未作直肠镜检查

E. 未查肿瘤标志物

2. 怀疑肛管直肠肿瘤，最简单而重要的检查是

A. 直肠指诊　B. 乙状结肠镜检查　C. 直肠镜检查

D. X 线气钡灌肠　E. B 超检查

3. 直肠指检能够发现的直肠癌占总数的

A. 40%～49%　B. 50%～59%　C. 60%～69%

D. 70%～79%　E. 80%～89%

4. 女性，60 岁，排便习惯改变半年，大便次数增多，有时带脓性黏液，偶尔混有血液，便后不适，最可能的诊断是

A. 直肠癌　B. 直肠息肉　C. 肛瘘

D. 内痔　　　　E. 肛裂

5. 有关直肠癌的描述，错误的是

A. 多有里急后重、肛门下坠感

B. 常以完全性肠梗阻就诊

C. 组织学类型主要为腺癌

D. 多有带黏液的血便

E. 早期可表现为大便习惯改变

6. 男性，50 岁。大便变细、次数增多 3 个月，伴肛门下坠感、里急后重，常有黏液血便，进行性加重。首先应进行的检查是

A. 腹部 B 超　　　　B. 直肠镜　　　　C. 大便隐血

D. 直肠指诊　　　　E. 下消化道 X 线钡剂造影

7. 腹膜返折以上直肠癌早期淋巴转移的主要途径是

A. 向腹股沟淋巴结转移　　　　B. 向直肠上动脉旁淋巴结转移

C. 向髂内淋巴结转移　　　　D. 向侧方淋巴结转移

E. 向直肠下动脉旁淋巴结转移

8. 女性，30 岁。里急后重伴排便不尽感 2 个月，大便带血近 1 个月。肛门见可复性肿物，直肠指诊于直肠侧壁触及柔软光滑有蒂包块。对于诊断最有意义的检查是

A. 经阴道 B 超　　　　B. 结肠镜　　　　C. 结肠 X 线钡剂灌肠检查

D. 盆腔 CT　　　　E. 经直肠 B 超

9. 检测血液肿瘤标志物癌胚抗原（CEA）对直肠癌患者的意义是

A. 早期诊断　　　　B. 确定是否有转移

C. 分期的依据　　　　D. 决定手术方式

E. 预测预后和监测复发

10. 男性，68 岁。排便习惯改变 3 个月，便中带血 1 周。查体：浅表淋巴结未触及肿大，腹平软，未触及包块，移动性浊音（–），肠鸣音正常。直肠指诊：直肠前壁距肛缘 4cm 菜花型肿物，侵及直肠 1/4 周径，肿物直径 2cm，指套染血。为明确诊断及选择治疗方式，最佳的辅助检查是

A. 腹部 MRI　　　　B. 腹部 CT　　　　C. 腹部 B 超

D. 直肠镜　　　　E. 结肠镜

11. 对伴有完全性梗阻的高位直肠癌，最常应用的手术方式是

A. 经腹直肠癌切除术（Dixon 术）

B. 经腹直肠癌切除、近端造口、远端封闭术（Hartmann 术）

C. 升结肠造瘘术

D. 姑息性病灶切除吻合术

E. 腹会阴直肠癌根治术（Miles 术）

12. 女性，50 岁。因便血 2 个月来诊。直肠镜检查发现距肛缘 4cm 直肠前壁有 2cm×2cm 肿块，取活检病理检查为直肠乳头状腺癌。最佳的手术方式是

A. 经肛局部切除术　　　　B. 骶后径路局部切除术

C. 腹会阴联合直肠癌根治术　　　　D. 经腹直肠癌切除、骶前吻合术

E. 经腹直肠癌切除、近端造口、远端封闭

（13～14 题共用选项）

A. 血 CEA 测定　B. 直肠镜　C. 直肠指检
D. B 超　E. 粪隐血试验

13. 用于大规模筛查直肠癌的检查方法是

14. 直肠癌首先采用的检查方法是

（15～16 题共用题干）

男性，31 岁，排便不适、下坠感 1 个月。偶有腹泻和便血，无腹痛，有癌症家族史。

15. 若怀疑直肠癌，有效的检查措施，首先选择

A. 大便隐血试验　B. 直肠指检　C. 直肠镜
D. 钡剂灌肠　E. CEA

16. 若诊断为直肠癌，首选治疗是

A. 化疗　B. 放疗　C. 热疗
D. 手术　E. 中药

答　案

1. B　2. A　3. D　4. A　5. B　6. D　7. B　8. B　9. E　10. E
11. B　12. C　13. E　14. C　15. B　16. D

第二十八章　痔

痔是直肠末端黏膜下和肛管皮肤下的静脉丛发生扩大、曲张所形成的静脉团。

【临床表现】

1. 内痔　肛垫的支持结构、静脉丛及动静脉吻合支发生病理性改变或移位。便时出血、便时脱垂、间歇性便后出鲜血是内痔的常见症状。内痔好发部位：截石位 3、7、11 点。

内痔的分期：

Ⅰ度：不脱出，以便血为主。

Ⅱ度：便时痔核脱出，可自行回纳，便血或多或少。

Ⅲ度：便时、久站、负重等痔核脱出，不能自行回纳，偶有便血。

Ⅳ度：偶有便血，痔脱出不能还纳或还纳后又脱出。

2. 外痔　齿状线远侧皮下静脉丛的病理性扩张或血栓形成。有肛门不适，潮湿不洁，有时有瘙痒，结缔组织外痔（皮垂）和炎性外痔常见，如血栓形成及皮下血肿则有剧痛，最常见于血栓性外痔（肛门突然剧痛，肛缘隆起暗紫色圆形硬结，表面皮肤水肿、质硬，压痛明显）。

3. 混合痔　内痔与外痔相互融合。

内痔、外痔的症状同时存在。内痔发展到Ⅲ度以上时多形成混合痔，逐渐加重，呈环状脱出肛门外——环状痔。脱出痔块被痉挛的括约肌嵌顿，则导致水肿、淤血甚至坏死——嵌顿性痔、绞窄性痔。

【诊断】主要靠肛门直肠检查，肛门视诊，有脱出者可取蹲位检查，直肠指检可了解直肠的其他病变，肛门镜检查可观察痔的情况，也可观察直肠情况。

【治疗】

原则：无症状痔不需治疗，有症状痔治疗的目的在于减轻或消除症状。

治疗方法：

（1）一般疗法：调整饮食、坐浴。

（2）硬化剂注射、冷冻。

（3）手术：结扎法、胶圈套扎疗法、痔切除术、吻合器痔上黏膜环形切除和血栓外痔剥离术。

试　题

1. 女性，30 岁。便秘 2 年，近半月来排便时肛门疼痛，粪便表面及便纸上附有鲜血，其诊断最可能是

A. 内痔　B. 外痔　C. 直肠癌
D. 肛瘘　E. 肛裂

2. 内痔早期的典型症状是

A. 痔块脱出　B. 无痛性、间歇性便后出血
C. 疼痛伴血便　D. 肛门常有黏液分泌物
E. 肛门瘙痒感

3. 血栓性外痔的典型表现是

A. 肛周紫色不规则肿块、无压痛　B. 肛周白色圆形肿块、无压痛
C. 肛周紫色不规则肿块、有压痛　D. 肛周暗紫色圆形肿块、有压痛
E. 肛周白色圆形肿块、有压痛

4. 男性，36 岁。便血 2 年。初为排便后有少量鲜血滴出，无痛，便后出血自行停止。近半年来偶有块状物自肛门脱出，便后自行回缩。最可能的诊断是

A. 直肠癌　B. 混合痔　C. 外痔
D. 内痔　E. 直肠脱垂

5. 女性，25 岁。肛门疼痛 2 天，无便血。检查：体温 36.7℃，肛门口有直径 1cm 暗紫色肿物，表面光滑，边界清楚，质硬，触痛明显。最可能的诊断是

A. 血栓性外痔　B. 肛门黑素瘤　C. 内痔脱出坏死
D. 直肠息肉脱出　E. 肛裂所致前哨痔

（6～7 题共用选项）

A. 混合痔　B. 环形痔　C. 直肠脱垂
D. 内痔　E. 外痔

6. 排便时脱出肛门，需手推才能还纳的圆形肿物是

7. 肿物呈梅花瓣样脱出肛门，同时肛门括约肌不松弛的是

答　案

1. E　2. B　3. D　4. D　5. A　6. C　7. B

第二十九章　肛　裂

肛裂是齿状线以下肛管皮肤破裂形成梭形裂口或溃疡，多见于 20～40 岁青壮年，肛裂常发生于肛门后、前正中，以肛门后正中居多，裂口的创面即成圆形或椭圆形，早期及时治疗可以痊愈。

1. 典型症状是周期性疼痛、便秘、出血，局部体检：发现肛裂三联征=肛乳头肥大+肛裂+前哨痔。

2. 周期性疼痛=便时痛+便完间歇性缓解+括约肌收缩痛。

3. 治疗：①非手术治疗：原则是解除括约肌痉挛，止痛，帮助排便，中断恶性循环，促使局部愈合，包括：便后坐浴（1:5000 高锰酸钾温水坐浴）、口服缓泻剂、局部麻醉后扩肛。②手术治疗：肛裂切除术、肛管内括约肌切断术等。

难点解析

禁止直肠指检，首选肛门视诊。

试　题

1. 不宜行直肠指诊的疾病是
   A. 肛裂　　B. 肛窦炎　　C. 内痔
   D. 肛瘘　　E. 肛周脓肿
2. 肛裂“三联征”是指
   A. 肛裂、前哨痔、肛乳头肥大　　B. 肛裂、疼痛、前哨痔
   C. 肛裂、出血、肛乳头肥大　　D. 疼痛、出血、前哨痔
   E. 疼痛、便秘、出血
3. 肛裂的主要特点是
   A. 无痛性血便　　B. 肛门部位下坠感
   C. 肛门疼痛伴血便　　D. 肛门口有分泌物
   E. 粪便上附有新鲜血液
4. 有关肛裂患者肛门疼痛的特点正确的是
   A. 疼痛为隐痛
   B. 排便后出现肛门隐痛可延续到数小时
   C. 疼痛无规律

D. 排便前出现括约肌挛缩痛

E. 排便时与排便后疼痛之间有间歇期

5. 男性，29 岁。排便时肛门剧痛 1 周。有鲜血滴入便池，排便后肛门疼痛加重。造成便后肛门疼痛加重的机制是

A. 肛门括约肌痉挛　　B. 截石位的 12 点处神经敏感

C. 粪便干燥，排便用力过度　　D. 继发肛窦炎

E. 肛管皮肤全层裂开并形成慢性溃疡

6. 肛裂最常见于膝胸位

A. 12 点　　B. 3 点　　C. 6 点

D. 9 点　　E. 3 点和 6 点

答　案

1. A　2. A　3. C　4. E　5. A　6. A

第三十章 肛 瘘

肛瘘指肛门周围的肉芽肿性管道，由内口、瘘道、外口三部分组成。

【诊断】瘘外口有少量脓性、血性、黏液性分泌物流出的临床表现及反复发作的特点。重要的是要确定内口的位置。

【治疗】不能自愈，必须手术，原则是将瘘管切开，形成敞开的创面，促进愈合。注意：手术要尽量减少肛管括约肌的损伤，防止肛门失禁，避免复发。

【手术方式】①瘘管切开：适于低位肛瘘；②挂线疗法：距肛门 3～5cm 内的肛瘘，最大优点是不会造成肛门失禁；③肛瘘切除：适于低位单纯性肛瘘。

试 题

1. 男性，32 岁。反复发作肛门胀痛伴畏寒、发热 2 个月。症状逐渐加重，排尿不适，肛门旁出现局部红肿疼痛，继之破溃出脓液。确保疗效的关键步骤是

A. 瘘管切开，形成敞开的创面　　B. 抗感染治疗后手术

C. 首先充分扩肛　　D. 明确破溃外口和内口的位置

E. 1:5000 高锰酸钾溶液坐浴

2. 临床上最常见的肛瘘类型是

A. 经肛管括约肌型　　B. 肛管括约肌间型

C. 肛管括约肌上型　　D. 肛管括约肌外型

E. 骨盆直肠瘘

（3～4 题共用选项）

A. 肛裂　　B. 直肠癌　　C. 肛瘘

D. 内痔　　E. 直肠息肉

3. 肛诊检查触及不规则肿物，质硬，固定，最可能是

4. 肛诊检查触及黏膜外条索状肿物，质地稍硬，固定，最可能是

（5～6 题共用选项）

A. 瘘管切开　　B. 挂线疗法　　C. 肛瘘切除

D. 切开联合挂线　　E. 激光治疗

5. 高位单纯性肛瘘的治疗方法是

6. 低位单纯性肛瘘的治疗方法是

答 案

1. D　2. B　3. B　4. E　5. B　6. C

第三十一章　直肠肛管周围脓肿

直肠肛管周围脓肿是指直肠肛管周围软组织内或其周围间隙发生的急性化脓性感染，并形成脓肿。男性多见，多为 20～40 岁的青壮年。起病急、疼痛剧烈，急性期表现：脓肿，慢性病程：肛瘘。

直肠肛管周围有 7 个间隙。直肠肛管周围脓肿分类：①肛门周围脓肿；②坐骨直肠窝脓肿；③骨盆直肠窝脓肿；④其他肛周脓肿：肛门括约肌间隙脓肿、直肠后间隙脓肿、高位肌间脓肿、直肠黏膜下脓肿。

【病因和病理】

1. 绝大部分直肠肛管周围脓肿由肛腺（肛腺开口于肛窦，位于内外括约肌之间）感染引起，也可继发于肛周感染，致病菌多是革兰阴性杆菌（大肠杆菌）。

2. 克罗恩病、溃疡性结肠炎及血液病（如白血病、淋巴瘤等）、艾滋病等患者易并发直肠肛管周围脓肿。

3. 直肠肛管周围间隙为疏松的脂肪结缔组织，感染极易蔓延、扩散。

【临床表现】

1. 位置表浅可有肛周的局部症状：红、肿、热、痛，早期有硬结和压痛；脓肿形成后可有波动感，穿刺可抽出脓液。

2. 位置较深则局部症状不明显，可出现全身中毒症状。

【诊断】肛周表现、全身感染症状，直肠指诊、穿刺、直肠超声、MRI。诊断应明确两点：①脓肿与肛门括约肌的关系；②有无感染内口及内口至脓肿的通道。

【治疗】

1. 非手术治疗：①抗生素治疗；②温水坐浴；③局部理疗；④口服缓泻剂或石蜡油以减轻排便时疼痛。

2. 手术治疗：①脓肿切开引流；②脓肿切开并行挂线手术。

试　题

1. 患者做肛管直肠周围脓肿切开引流术后，最有可能出现
   A. 痔　B. 肛瘘　C. 大便失禁
   D. 脱肛　E. 肛裂
2. 直肠肛管周围脓肿最常见的发病部位是
   A. 骨盆直肠间隙　B. 肛门周围皮下　C. 肛管括约肌间隙
   D. 坐骨肛管间隙　E. 直肠壁内

3. 女性，30 岁。肛门周围胀痛，伴畏寒、发热 3 天。检查：肛门周围皮肤发红，压痛明显。最可能的诊断是

A. 肛门旁皮下脓肿　B. 肛窦炎　C. 混合痔

D. 内痔　E. 肛瘘

4. 女性，35 岁。肛门胀痛伴发热 3 天。查体：T 38.5℃，肛门旁右侧皮肤红肿，有明显压痛和波动感。血 WBC 17.1×10^{9}/L，N0.89。最有效的治疗措施是

A. 应用抗生素　B. 理疗　C. 温水坐浴

D. 切开引流　E. 外涂消炎止痛药膏

答　案

1. B　2. B　3. A　4. D

第三十二章　细菌性肝脓肿

常见的肝脓肿有：①细菌性肝脓肿（临床多见）：大肠肝菌（最多见），金黄色葡萄球菌，链球菌，类杆菌；②阿米巴性肝脓肿：阿米巴原虫；③真菌性肝脓肿：真菌感染少见。共同表现：发热、肝区疼痛、肝肿大。

【病因与病理】

1. 胆囊炎，各种原因导致的胆管炎通过胆道逆行引起，最主要感染途径。

2. 腹腔感染、肠道感染、痔核感染、脐部感染等通过门静脉引起。

3. 全身性感染，如亚急性细菌性心内膜炎、肺炎和痈等通过肝动脉引起。

4. 肝邻近器官感染，如胃、十二指肠穿孔，膈下脓肿等通过淋巴系统引起。

【诊断】根据病史以及查体及辅助检查即可诊断，诊断困难时 B 超引导下施行穿刺，抽出脓汁即可确诊。首选检查方法是 B 超，可在 B 超引导下行脓肿诊断性穿刺和治疗。

【鉴别诊断】

1. 细菌性肝脓肿与阿米巴肝脓肿的鉴别

	细菌性肝脓肿	阿米巴肝脓肿
病原菌	大肠杆菌、金黄色葡萄球菌	阿米巴原虫
病史	继发于胆道感染或其他化脓性疾病	继发于阿米巴痢疾
症状	急骤严重，全身中毒症状明显	起病缓慢，病程长，中毒症状轻
血液化验	白细胞和中性粒细胞升高，细菌培养可阳性	白细胞升高，如无感染，细菌培养阴性，血清阿米巴抗体阳性
粪便检查	无特殊发现	阿米巴滋养体可阳性
脓液	黄白色脓液，涂片或培养可发现细菌	大多为棕褐色脓液，无臭味，可发现滋养体，无混合感染，细菌培养阴性
试验治疗	抗阿米巴治疗无效	抗阿米巴治疗有效
脓肿	较小，常多发	较大，常单发，多见于肝右叶

2. 右膈下脓肿　多继发于化脓性腹膜炎或上腹部大手术。

3. 肝癌　巨块型肝癌中心性液化坏死，继发感染也可有寒战、高热，B 超发现可有液性暗区，但其病程长，肝质地硬、凹凸不平、AFP 阳性，B 超或 CT 有助于鉴别。

4. 胆道感染　多有右上腹绞痛及黄疸，压痛主要在胆囊区，肝肿大及肝区压痛不明显。X 线检查无膈肌升高，运动受限。B 超和 CT 检查有助于鉴别诊断。

【治疗】

1. 非手术治疗　给予抗生素，营养支持，行经皮穿刺脓肿置管引流术。

2. 手术治疗 脓肿切开引流术，肝切除术。

试 题

1. 以下哪项解剖标志将肝脏分为大致相等的两半

A. 镰状韧带　B. 右叶间裂　C. 正中裂

D. 冠状韧带　E. 左右三角韧带连线

2. 肝蒂内包含的结构不包括

A. 肝动脉　B. 肝静脉　C. 门静脉

D. 淋巴管　E. 神经

3. 肝脏 Glisson 纤维鞘内包裹的管道有

A. 门静脉、肝静脉、肝胆管　B. 门静脉、肝动脉、胆总管

C. 门静脉、肝动脉、肝静脉　D. 门静脉、肝动脉、肝胆管

E. 肝静脉、肝胆管、肝动脉

4. 肝脏的血液供应来自门静脉的占

A. 30%～35%　B. 40%～45%　C. 50%～55%

D. 60%～65%　E. 70%～75%

5. 下列静脉血管中，属于门静脉系统的是

A. 髂内静脉　B. 肾静脉　C. 脾静脉

D. 肝静脉　E. 直肠下静脉

6. 细菌性肝脓肿最主要的原因是

A. 膈下脓肿蔓延　B. 开放性肝脏损伤　C. 化脓性门静脉炎

D. 脓毒症　E. 胆管结石并感染

7. 男性，44 岁。右上腹疼痛 3 天。伴寒战、高热（39.2℃），食欲不振，乏力。右上腹皮肤有凹陷性水肿，肝肋下 5cm，有压痛。血 WBC 19×10^9/L，N0.92，B 超示右肝内多个 2～3cm 大小的液性暗区。X 线片示右膈肌升高，肝阴影增大。抗感染治疗主要针对的细菌是

A. 产气荚膜梭菌　B. 无芽胞厌氧菌　C. 溶血性链球菌

D. 肉毒梭菌　E. 志贺菌

8. 男性，45 岁。持续性右上腹痛伴寒战高热、恶心呕吐 10 天。查体：皮肤、巩膜无黄染，右季肋部饱满，肝肋下 4cm，边缘钝，有压痛，无结节，右侧第 7、8 肋间腋中线皮肤水肿和压痛。血 WBC18.5×10^9/L，N0.91。腹部 B 超示肝右叶内 8cm×6cm 液性暗区。X 线示右膈肌升高，运动受限。最可能的诊断是

A. 细菌性肝脓肿　B. 胆囊结石伴感染

C. 肝癌伴感染　D. 右膈下脓肿

E. 肝囊肿

9. 细菌性肝脓肿的首选检查方法是

A. X 线　B. CT　C. MRI

D. 放射性核素检查　　E. B 超

10. 女性，40 岁。右上腹胀痛伴畏寒、发热 2 天，巩膜黄染 1 天。查体：T39℃，P100 次/分，右上腹部压痛、反跳痛及肌紧张明显，肝区叩击痛阳性。血 WBC18.2×10^9/L，N0.85。B 超示胆囊及胆总管结石。该患者最可能感染的致病菌是

A. 草绿色链球菌　B. 大肠埃希菌　C. 金黄色葡萄球菌

D. 铜绿假单胞菌　E. 肺炎链球菌

11. 肝脓肿的特点正确的是

A. 细菌性肝脓肿常为单发，较大　B. 阿米巴肝脓肿起病急，伴寒战、高热

C. 阿米巴肝脓肿较小，多为多发性　D. 阿米巴肝脓肿脓液为褐色，无臭味

E. 阿米巴肝脓肿患者粪便中可找到阿米巴原虫

12. 不属于细菌性肝脓肿特征的是

A. 全身中毒症状明显　B. 脓肿较小，常多发

C. 常继发于胆道感染　D. 穿刺脓液为咖啡色

E. 细菌培养可阳性

13. 男性，18 岁。寒战、高热 5 天，伴右上腹痛、恶心、呕吐、全身乏力。血常规：WBC 18.6×10^9/L，N0.92。腹部 B 超示：肝内多发液性暗区，最大直径为 1.5cm。目前最主要的治疗措施是

A. 腹腔镜引流术　B. 静脉滴注抗生素治疗

C. 肝叶切除术　D. 脓肿穿刺引流术

E. 脓肿切开引流术

14. 男性，40 岁。右上腹腹痛伴间断发热 3 个月。1 年前曾因“腹泻、菌痢？”住院治疗后缓解。腹部 B 超示：肝右叶单发直径 10cm 囊肿，曾于粪便中发现有叶状伪足的滋养体。此病原体从肠道感染至肝的途径是

A. 从腹腔经淋巴系统入肝　B. 从胆道上行入肝

C. 从小肠经门静脉入肝　D. 从胃经门静脉入肝

E. 从结肠经门静脉入肝

（15～16 题共用选项）

A. 艰难梭状芽胞杆菌　B. 金黄色葡萄球菌

C. 双歧杆菌　D. 大肠埃希菌

E. 铜绿假单胞菌

15. 与体表化脓感染相关的肝脓肿的常见致病菌是

16. 与胆道感染相关的肝脓肿的常见致病菌是

（17～18 题共用选项）

A. 补体结合试验阳性　B. 甲胎蛋白阳性

C. 右上腹绞痛及黄疸　D. 穿刺抽出棕褐色脓液

E. 突发寒战高热，肝区疼痛，肝肿大

17. 细菌性肝脓肿的特点是

18. 阿米巴肝脓肿的特点是

（19～21 题共用题干）

男性，41 岁。突发寒战、高热伴肝区疼痛 5 天，呈弛张热，大量出汗，心慌，肝区胀痛不适，为持续性钝痛，伴恶心、食欲不振。查体：皮肤无黄染，肝肋下 4cm 有压痛，右肋弓及腋中线处肋间皮肤水肿，压痛（+）。血常规：WBC18×10^9/L，N0.90。

19. 首先考虑的诊断是
    A. 肝囊肿合并感染　　B. 急性胆囊炎
    C. 肝癌并发感染　　D. 细菌性肝脓肿
    E. 胆石症并发感染
20. 引起感染常见的致病菌是
    A. 表皮葡萄球菌　　B. 白色念珠菌　　C. 草绿色链球菌
    D. 破伤风梭菌　　E. 大肠埃希菌
21. 首选的检查方法是
    A. 诊断性肝穿刺　　B. 腹部 B 超
    C. 腹部 CT　　D. 静脉法胆道造影
    E. 腹部 X 线平片

答　案

1. C　2. B　3. D　4. E　5. C　6. E　7. B　8. A　9. E　10. B
11. D　12. D　13. B　14. E　15. B　16. D　17. E　18. D　19. D　20. E
21. B

第三十三章　门静脉高压症

门静脉血流受阻，血液淤滞，门静脉压力升高＞24cmH_2O时，引起脾大及脾功能亢进、食管和胃底黏膜下静脉曲张及破裂出血、腹水等一系列临床病症。

门静脉的特点：①两端都是毛细血管；②无瓣膜控制血流方向；③与腔静脉系统间有四处交通支［胃底、食管下段交通支（最主要）；直肠下端、肛管交通支；前腹壁交通支；腹膜后交通支］；④ 门静脉主干由肠系膜上、下静脉和脾静脉汇合而成，其中约20%的血液来自脾。

【病因和分类】

1. 肝前型　肝外门静脉血栓形成（脐炎、腹腔内感染）；先天畸形（闭锁、狭窄、海绵样变）；外在压迫（转移癌、胰腺炎）。

2. 肝内型　最常见。

（1）窦前型：血吸虫性肝硬变。

（2）窦型：肝炎后肝硬变、酒精性肝硬变。

（3）窦后型：肝炎后肝硬变。

3. 肝后型　Budd-Chiari 综合征（巴德-吉亚利综合征，又叫布加征）、缩窄型心包炎、严重右心衰竭。

【临床表现】

1. 脾肿大、脾功能亢进：脾大+外周血细胞减少。

2. 交通支扩张：胃底食管下端交通支曲张，出现呕血、黑便；发生率：40%～60%肝硬变患者。

3. 腹水。

4. 门体分流性脑病。

其他：腹胀、食欲下降、肝肿大、黄疸、蜘蛛痣、腹壁静脉曲张、痔。

【治疗原则】

1. 基本治疗——内科治疗

主要治疗内容：曲张静脉出血；脾脏肿大及脾功能亢进；大量而顽固性腹水。

肝移植——最彻底，适于肝硬变引起的顽固性腹水。

2. 食管、胃底曲张静脉出血的治疗

非手术治疗：补充血容量；应用止血和保肝药物；三腔二囊管压迫止血；硬化剂注射治疗；经颈静脉肝内门体分流术。

3. 分流手术　有效降低门静脉压力，预防大出血的较为理想方法。仅适用于无活动性肝病变、肝功能代偿良好的患者。

非选择性门体分流：①门腔静脉端侧分流术（代表术式）；②门腔静脉侧侧分流术；

③中心性脾肾静脉分流术；④门腔静脉搭桥分流术；⑤肠系膜上下腔静脉侧侧分流术；⑥肠系膜上下腔静脉搭桥分流术；⑦远端脾肾静脉分流术。

选择性门体分流：①远端脾肾静脉分流术（代表术式）；②限制性门腔静脉分流术。

4. 断流手术 即脾切除，适于严重脾大，合并明显的脾功能亢进。

难点解析

1. 胃底、食管下段交通支是最重要的交通支，门静脉高压时，此交通支曲张破裂易导致上消化道大出血。

2. 为了预防上消化道出血首选贲门周围血管离断术（冠状静脉、胃短静脉、胃后静脉、右膈下静脉），次选门体分流术，而非选择性门体分流术（门腔静脉分流术）易诱发肝性脑病，食管胃底出血首选急诊胃镜止血。

试　题

1. 在门静脉与腔静脉间的交通支中最主要的是
   A. 胃底静脉下段交通支　B. 直肠下端、肛管交通支
   C. 前腹壁交通支　D. 腹膜交通支
   E. 肝被膜交通支
2. 对诊断门静脉高压最有价值的依据是
   A. 肝功能异常　B. 脾大和脾功能亢进
   C. 食管胃底静脉曲张　D. 腹水征阳性
   E. 肝掌阳性
3. 门静脉高压症最危险的并发症是
   A. 肝性脑病　B. 血小板减少　C. 顽固性腹水
   D. 充血性脾大　E. 食管胃底静脉曲张破裂大出血
4. 门静脉血流受阻后，首先出现的是
   A. 充血性脾肿大　B. 门静脉高压性胃病
   C. 脾功能亢进　D. 肝性脑病
   E. 腹水
5. 门静脉高压症的主要原因是
   A. 门静脉主干先天性畸形　B. 肝静脉血栓形成、狭窄
   C. 肝段下腔静脉阻塞　D. 肝硬变
   E. 各种原因致脾静脉血流量过大
6. 外科治疗肝硬变门脉高压症公认的重点是
   A. 治疗和预防出血　B. 控制腹水
   C. 预防肝癌　D. 防治门静脉高压性胃病
   E. 治疗脾功能亢进

7. 门静脉高压症手术，术后最易发生肝性脑病的术式是

A. 非选择性门体分流术　　B. 食管下端胃底切除术

C. 限制性门体分流术　　D. 远端脾–肾静脉分流术

E. 贲门周围血管离断术

8. 男性，36 岁。呕血 1 小时，患肝硬化门静脉高压症多年。查体：巩膜黄染，中等量腹水，血白蛋白 25g/L。首先应选择的治疗方法是

A. 断流手术　　B. 选择性门体分流术

C. 三腔二囊管压迫止血　　D. 非选择性门体分流术

E. 经颈静脉肝内门体分流术

（9～11 题共用题干）

男性，48 岁。呕血 5 小时入院。查体：P120 次/分，BP 80/50mmHg。神志不清，营养状况差。巩膜明显黄染，腹壁可见静脉曲张，肝肋下可触及，质地较硬，边缘较钝，脾肋下 6cm 移动性浊音阳性，肠鸣音弱。

9. 该患者呕血最可能的原因是

A. 胆石症所致胆道出血　　B. 消化性溃疡出血

C. 食管胃底曲张静脉破裂　　D. 晚期胃癌出血

E. 胆管肿瘤所致胆道出血

10. 首选的检查是

A. 腹部 X 线片　　B. 腹部 B 超　　C. 上消化道钡餐造影

D. 腹腔动脉造影　　E. 腹部 CT

11. 此时不宜采取的处理措施是

A. 快速输血、输液　　B. 急症手术

C. 静脉注射垂体后叶素　　D. 内镜下止血治疗

E. 试用三腔管压迫止血

答　案

1. A　2. C　3. E　4. A　5. D　6. A　7. A　8. C　9. C　10. C　11. B

第三十四章　胆 石 病

一、胆囊结石

主要为胆固醇性结石或以胆固醇为主的混合型结石。女性常见，男女比例 1:3。

【临床表现】

1. 无症状性（静止型胆囊结石） 20%～40%。

2. 有症状性

消化不良症状：如上腹隐痛、饱胀、嗳气、呃逆，但反酸少见。

胆绞痛：典型表现，发生于油腻餐后或夜间，突然发生上腹部或右上腹部疼痛，呈阵发性绞痛，向肩背部放射，伴恶心、呕吐。

胆囊积液：结石长期嵌顿但未合并感染时，胆汁的胆色素被胆囊黏膜吸收，分泌的黏液物在胆囊内积聚，造成胆囊积存的液体呈白色（白胆汁），胆囊呈积液状态。

其他：继发性胆管结石，胆源性胰腺炎，十二指肠瘘，胆囊癌变等。

特殊：结石嵌顿于胆囊颈部，并压迫肝总管，造成反复发作性胆囊炎、胆管炎及梗阻性黄疸，称 Mirizzi 综合征。

【诊断】病史+体检+特殊检查［BUS（首选）、CT、口服法胆囊造影］。

【治疗】

1. 胆石可引起胆囊炎症甚至癌变，结石嵌顿可继发感染，首选的治疗方法是胆囊切除术。结石直径≥2cm；胆囊壁钙化或瓷性胆囊；伴有胆囊息肉＞1cm；发现胆囊结石 10 年以上。

（1）腹腔镜胆囊切除（LC），首选。

（2）开腹胆囊切除（OC）。

2. 最好在症状急性发作过后缓解期进行手术。

3. 对一般情况极差而病情危急，不能耐受较长时间手术，或术中局部粘连严重，解剖关系不清时，可先行胆囊造瘘术。

4. 有症状和（或）并发症的胆囊结石应及时行胆囊切除。

5. 无症状的胆囊结石（静止性）应随诊观察，暂不需立即手术。

二、胆管结石

胆管结石分为原发性胆管结石、继发性胆管结石。

根据部位分为：肝内胆管结石（左外叶、右后叶多见），肝外胆管结石。

【临床表现】胆管炎症状：继发感染时常见，典型表现为 Charcot 三联征=腹痛+寒战高热+黄疸。若出现休克和神志障碍，则表现是急性梗阻性化脓性胆管炎时 Reynolds（瑞罗兹）五联征=Charcot 三联征+休克+神经中枢系统受抑制表现（神情淡漠、嗜睡、神志不清甚至昏迷）。

1. 腹痛 右上腹或剑突下绞痛或闷痛，呈持续性阵发性加剧，向右肩背部放射，伴恶心、呕吐。

2. 寒战高热 2/3 胆绞痛后出现。

3. 黄疸 发生在胆总管完全梗阻 24 小时后，尿色加深、巩膜皮肤黄染、皮肤瘙痒、陶土色粪便。间歇性发作黄疸为胆管结石的特有表现。

体征：皮肤巩膜黄染，剑突下或右上腹深压痛，腹膜炎，肝区叩痛，胆总管下端梗阻可触及肿大胆囊。

【诊断】有典型 Charcot 三联征诊断不难，如仅有三联征 1～2 项表现，需借助实验室和影像学检查明确诊断。

【治疗】

治疗原则：①术中尽可能取尽结石；②解除胆道狭窄和梗阻，去除感染病灶；③术后保持胆汁引流通畅，预防胆石再生。

手术方式：①胆总管切开取石＋T 管引流；②胆肠吻合术；③Oddi 括约肌成形术；④经内镜下括约肌切开取石术。

三、肝内胆管结石

【临床表现】无症状；可有胆管炎发作；并发症表现：肝脓肿穿破；化脓性胆管炎；胆汁性肝硬化、门脉高压。

【诊断】B 超为首选检查方法。

【治疗】择期手术治疗原则：切除病变部位；取尽结石；充分胆道引流（解除狭窄）。

手术方法：高位胆管切开取石；胆肠内引流；肝切除。

后续治疗：溶石，取石；中医中药，排石。

难点解析

1. 胆囊三角：胆囊管、肝总管、肝脏下缘构成的三角形区域，胆囊动脉常于胆囊三角内起自肝右动脉。

2. 胆道系统检查首选 B 超。

3. ERCP（内镜逆行胰胆管造影）为有创检查，有诱发急性胰腺炎、胆管炎的可能。

4. PTC（经皮肝穿刺胆管造影）为有创检查，可有胆汁漏、出血、胆道感染等并发症，适于肝内胆管扩张、黄疸原因的鉴别。

难点解析

胆囊结石、胆总管结石、肝内胆管结石的比较

	胆囊结石	胆总管结石	肝内胆管结石
病史	消化不良，右上腹不适，多在深夜急性发作	反复发作史	无典型表现，多有长期胆道病史
腹痛	右上腹绞痛	上腹或右上腹绞痛	肝区不适或闷痛
黄疸	一般无	波动性、中度黄疸	黄疸不明显
发热	低热	寒战高热	寒战高热
体征	胆囊区触痛及肌紧张，可能触及肿大的胆囊	剑突右下方触痛，肌紧张不明显，腹直肌右侧较紧	肝不对称性肿大，触痛可误为肝炎或肝脓肿
血 AST	急性期增高，3～4 天后下降	黄疸时增高，过后迅速降低	发作时可升高

试　题

1. 胆囊切除术中需探查胆总管的指征是
   A. 胆囊壁明显增厚　B. 胆囊增大
   C. 胆总管直径＞1cm　D. 胆囊结石超过 2cm
   E. 胆囊结石伴有胆囊息肉

2. 男性，42 岁。右上腹突发剧烈疼痛 2 小时，伴呕吐、尿黄。发病前 3 小时饮白酒 300ml，并进食较多油腻食物。查体：右上腹有压痛及反跳痛。最有诊断价值的检查是
   A. 尿淀粉酶　B. 腹部 B 超
   C. 胃镜　D. 血淀粉酶
   E. 腹部 X 线平片

3. 治疗胆囊结石，方法正确又效果确切的是
   A. 药物溶石治疗　B. 体外震波碎石法
   C. 经皮胆囊取石术　D. 胆囊切除术
   E. 胆囊切除，胆总管探查引流术

4. 男性，70 岁。健康体检时 B 超发现胆囊内有一直径约 0.8cm 的结石，随体位活动。口服胆囊造影胆囊显影，充盈缺损不明显。既往无胃病史，无胆囊炎发作史，无心脏病、糖尿病史。目前的治疗建议是
   A. 观察、随诊　B. 溶石疗法
   C. 中药排石　D. 择期行胆囊切除术
   E. 择期行腹腔镜胆囊切除术

5. 无症状性胆囊结石，应考虑及时手术治疗的是
   A. 高龄患者　B. 结石直径小于 1cm

C. 瓷性胆囊　　D. 发现胆囊结石 3 年
E. 口服胆囊造影胆囊显影

6. 对于下列无症状的胆囊结石，不做胆囊切除，只需观察随诊的情况是
A. 合并瓷化胆囊　　B. 伴有胆囊息肉
C. 口服胆囊造影，胆囊不显影　　D. 结石直径小于 1cm
E. 合并糖尿病且糖尿病已控制时

7. 胆囊切除手术中，不适合胆总管探查指征的是
A. 胆总管有扩张　　B. 曾有梗阻性黄疸史
C. 胆囊水肿　　D. 术中胆管造影示胆管结石
E. 胆总管触到结石

8. 女性，31 岁。腹痛、寒战、高热、黄疸反复发作 3 年。1 天来上腹部持续性疼痛，伴阵发性绞痛、恶心，无呕吐。查体：T38.6℃，巩膜黄染，右上腹压痛（+），无反跳痛，胆囊大，Murphy 征（+）。最佳处理措施是
A. 胆总管奥狄括约肌切开术
B. 胆囊造瘘术
C. 单纯胆囊切除术
D. 胆囊切除术+胆总管探查 T 管引流术
E. 胆囊切除+胆总管十二指肠吻合术

9. 胆总管探查术，安放 T 管引流，术后拔除 T 管的时间最短为
A. 术后 8 天　　B. 术后 10 天　　C. 术后 12 天
D. 术后 14 天　　E. 术后 18 天

10. 女性，70 岁。因胆总管结石急症行胆总管探查术后 1 周。T 管每天引流 400～600ml。最可能的原因是
A. 肝脏功能障碍　　B. 肝内胆管结石
C. 胆总管下端不通畅　　D. 胆总管 T 管引流通畅
E. 胆汁引流袋位置过低

11. 腹腔镜胆囊切除优于开腹胆囊切除不包括
A. 住院时间短　　B. 术后疼痛轻
C. 可早期恢复正常活动　　D. 腹壁创伤的并发症少
E. 胆管损伤的风险性小

12. 女性，40 岁。腹腔镜胆囊切除术后 1 周，腹胀伴皮肤黄染、粪便呈陶土样 1 天。查体：皮肤、巩膜黄染，右上腹轻度压痛，移动性浊音（–）。最可能的原因是
A. 结肠肝曲损伤　　B. 胃损伤
C. 胆囊管残端漏　　D. 十二指肠损伤
E. 胆总管损伤

13. 大多数人中胆囊管汇合于
A. 右肝管　　B. 肝总管　　C. 左肝管
D. 乏特壶腹部　　E. 十二指肠球后部胆总管

14. 有关胆管的叙述正确的是

A. 左、右肝管汇合形成胆总管
B. 胆囊管与胆总管汇合形成肝总管
C. 胆总管分为十二指肠上段、后段和胰腺段
D. 乏特壶腹，通常开口于十二指肠球部
E. 胆总管长 7～9cm、直径 0.4～0.8cm

15. 胆囊动脉最多来源于
A. 肝总动脉 B. 肝固有动脉
C. 胃十二指肠动脉 D. 腹腔干
E. 肝右动脉

16. Calot 三角组成包括肝脏下缘、胆囊管和
A. 副胆管 B. 胆总管 C. 肝总管
D. 右肝管 E. 左肝管

（17～18 题共用题干）
A. 增强 CT B. B 超
C. 经皮肝穿刺胆道造影（PTC） D. MRI
E. 经内镜逆行胰胆管造影（ERCP）

17. 胆道疾病检查首选
18. 易诱发急性胰腺炎的是

答　案

1. C 2. B 3. D 4. A 5. C 6. D 7. C 8. D 9. D 10. C
11. E 12. E 13. B 14. E 15. E 16. C 17. B 18. E

第三十五章　急性胆囊炎

【病因】

1. 胆囊结石（95%合并胆囊结石）。
2. 胆囊管梗阻。
3. 细菌感染。
4. 其他因素。

【临床表现】

1. 腹痛，如上腹部或右上腹部疼痛，呈阵发性绞痛，向肩背部放射。
2. 消化道症状，如伴恶心、呕吐。
3. 感染症状，如发热。
4. 黄疸（较少）。
5. Murphy 征阳性。
6. 腹膜炎。

【诊断】根据典型临床表现，结合实验室及影像学检查，诊断通常无困难。

BUS 检查可显示胆囊增大、囊壁增厚，呈双边征，以及胆囊内结石。

【治疗】

1. 非手术疗法　禁食、补液、纠正水电解质平衡、抗感染、解痉止痛、利胆治疗。控制病情后择期手术。

2. 手术疗法　适当选择手术时机，胆囊切除术（首选腹腔镜胆囊切除术）、胆囊造口术（对高危患者或局部粘连解剖不清者，可先行造口术减压引流，3 个月后行胆囊切除术），PTGD 引流（超声导引下经皮经肝胆囊穿刺引流术，急性期过后行胆囊切除术）。

难点解析

1. 急性胆囊炎的临床表现多是在进食油腻食物后出现右上腹阵发性绞痛、向右肩背部放射+Murphy 征阳性，其最严重的并发症是胆囊坏疽穿孔，这时应选择胆囊造瘘术。

2. 胰头癌时可触及肿大而无痛的胆囊（Courvoisier 征），Murphy 阴性。

试 题

1. 引起急性胆囊炎的常见病因是
   A. 胆管蛔虫进入胆囊
   B. 胆囊息肉继发感染
   C. 胆囊结石堵塞胆囊管
   D. 胰腺炎致胰液反流
   E. 胆总管下端梗阻
2. 急性胆囊炎的临床表现不包括
   A. 右上腹压痛
   B. 大多伴有黄疸
   C. 右上腹局限性肌紧张
   D. 可伴有右肩部不适症状
   E. 右上腹持续性痛并阵发性加重
3. 急性胆囊炎最严重的并发症是
   A. 细菌性肝脓肿
   B. 胆囊积脓
   C. 胆囊坏疽穿孔
   D. 并发急性胰腺炎
   E. 胆囊十二指肠内瘘

4. 女性，45 岁。右上腹痛 2 天。2 天前聚餐后突发右上腹疼痛，伴恶心，呕吐胃内容物 1 次。查体：T37.3℃，BP130/80mmHg，右上腹压痛（+），Murphy 征阳性。血 WBC14.1×10^9/L，N0.82。进一步检查首选
   A. 腹部 B 超
   B. 腹部 CT
   C. 立位腹部 X 线平片
   D. 磁共振胰胆管成像
   E. ERCP

5. 女性，50 岁。进餐后右上腹痛 8 小时，疼痛向右肩背部放射，伴恶心、呕吐。查体：38.5℃，P100 次/分，右上腹轻度肌紧张，有明显压痛。血 WBC15×10^9/L。最可能的诊断是
   A. 急性胰腺炎
   B. 急性阑尾炎
   C. 急性胆囊炎
   D. 胃溃疡穿孔
   E. 右肾结石
6. 急性胆囊炎的典型体征是
   A. 上腹部有压痛和反跳痛
   B. Grey Turner 征阳性
   C. Murphy 征阳性
   D. 肝浊音界缩小
   E. McBurney 点有压痛和反跳痛

7. 女性，45 岁。1 天前进高脂餐后出现右上腹剧烈绞痛，阵发性加剧，并向右肩背部放射，伴恶心呕吐，发热，体温 38℃。该患者最可能的诊断是
   A. 肝脓肿
   B. 胃溃疡穿孔
   C. 急性肺栓塞
   D. 急性胆囊炎
   E. 急性胰腺炎
8. 胆囊结石反复诱发急性胆囊炎最可靠的治疗是
   A. 抗生素治疗
   B. 口服溶石剂
   C. 口服中药排石汤
   D. 手术切除胆囊
   E. 碎石治疗
9. 急性胆囊炎需要急诊手术的指征是

A. 发作 24 小时内　　B. 发作 72 小时以后
C. 经非手术治疗无效者　　D. 伴右肩部疼痛者
E. 既往有急性胆囊炎发作病史

10. 关于急性非结石性胆囊炎的描述，正确的是
A. 易发生缺血、坏死、穿孔　　B. 治疗方法与结石性胆囊炎相同
C. 发病早期 B 超即可诊断　　D. 腹痛症状易帮助诊断
E. 在急性胆囊炎中发生率最高

（11～13 题共用选项）
A. 阵发性绞痛　　B. 持续性疼痛
C. 持续性疼痛阵发性加剧　　D. 持续性胀痛
E. 钻顶样绞痛

11. 肝内胆管结石的疼痛是
12. 急性胆囊炎的疼痛是
13. 胆道蛔虫症的疼痛是

（14～16 题共用题干）
女性，48 岁。突发右上腹剧烈绞痛，伴右肩背痛、恶心呕吐 24 小时。既往有类似发作。吃油脂食物后右上腹腹胀、嗳气。T39.8℃，P98 次/分，BP140/90mmHg，无黄疸，可触及肿大胆囊，有明显腹膜刺激征，Murphy 征阳性。

14. 首先考虑的诊断是
A. 十二指肠溃疡　　B. 肝外胆管结石
C. 急性化脓性胆囊炎　　D. 急性梗阻性化脓性胆管炎
E. 急性胰腺炎

15. 最重要的治疗方法是
A. 给予大剂量抗生素　　B. 对症治疗
C. 禁食，输液　　D. 胆囊切除术
E. 中药治疗

16. 若有继发性腹膜炎，最多见的致病菌是
A. 厌氧菌　　B. 大肠埃希菌　　C. 变形杆菌
D. 溶血性链球菌　　E. 肺炎双球菌

答　案

1. C　2. B　3. C　4. A　5. C　6. C　7. D　8. D　9. C　10. A
11. D　12. C　13. E　14. C　15. D　16. B

第三十六章　急性梗阻性化脓性胆管炎

【病因】

1. 胆管结石（76.0%～88.5%）。
2. 胆道蛔虫（22.6%～26.6%）。
3. 胆管狭窄（8.7%～11.0%）。
4. 其他因素，如胆管肿瘤、胆肠吻合术后、胆道造影术后。

本病发病基础：胆道梗阻和细菌感染。

【临床表现】

1. 患者大多有胆道疾病发作史和胆道手术史。
2. 轻者 Charcot（夏克）三联征：腹痛、寒战高热和黄疸。

重者 Reynolds（瑞罗兹）五联征：即腹痛、寒战高热、黄疸、休克和意识障碍。

3. 右上腹部腹膜刺激征，肝肿大及肝区叩痛，有可能扪及肿大和有触痛的胆囊。

【诊断】病史+临床表现+体格检查+B 超。

【治疗】原则：紧急手术解除胆道梗阻并引流，及早有效降低胆管内压力。

1. 非手术治疗　既是治疗手段，又是术前准备内容。

2. 手术治疗　急诊手术胆道减压：首要目的在于抢救患者生命，治疗的彻底性放在次要地位。手术方式：胆总管切开减压 T 管引流术。

3. 胆道置管减压引流　常用方法有经皮肝穿刺胆道置管引流术（PTCD）和经内镜鼻胆管引流术。

难点解析

胆囊结石、肝外胆管结石、急性化脓性梗阻性胆管炎的区别

	胆囊结石	肝外胆管结石	急性化脓性梗阻性胆管炎
典型表现	胆绞痛（阵发性右上腹痛）	典型 Charcot（夏克）三联征	轻症 Charcot（夏克）三联征，重症 Reynolds（瑞罗兹）五联征
首选检查	B 超	B 超	B 超
首选治疗	胆囊切除	胆总管切开取石+T 管引流，若有胆囊结石，则+胆囊切除	急诊解除胆道梗阻（胆总管切开减压 T 管引流）
黄疸	无	有	有
血压降低	无	无	重症有
精神症状	无	无	重症有

试　题

1. 急性梗阻性化脓性胆管炎特征性的表现是
   A. Trendelenbur 征　　B. Whipple 三联征
   C. Reynolds 五联征　　D. Babinski 征
   E. Murphy 征
2. 胆总管结石梗阻后最典型的临床表现是
   A. Whipple 三联征　　B. Charcot 三联征
   C. Grey–Turner 征　　D. Murphy 征阳性
   E. Cullen 征
3. 急性梗阻性化脓性胆管炎的典型临床表现不包括
   A. 黄疸　　B. 寒战高热　　C. 休克
   D. 腹痛　　E. 贫血
4. 女性，79 岁。因胆囊结石、急性胆囊炎入院，保守治疗 5 天后腹痛加剧。查体：T 39.5C、P 120 次/分，BP 106/70mmHg。皮肤及巩膜无黄染，右上腹肌紧张、局限性胀痛、反跳痛。血常规：WBC 20×10^9/L，N 0. 89。最适合的治疗是
   A. 胆囊造瘘术　　B. 胆总管切开引流术
   C. 静脉滴注抗菌药物　　D. 鼻胆管引流术
   E. 腹腔引流术
5. 男性，64 岁。上腹疼痛 5 小时。胆囊多发结石病史 5 年。查体：T 38.3℃，P100 次/分、BP 85/60mmHg，皮肤、巩膜黄染，右上腹肌紧张，压痛（+）。为明确诊断，首选的检查是
   A. 腹部 B 超　　B. 腹部 CT
   C. 胆道镜检查　　D. 经皮肝穿刺胆管造影
   E. 经内镜逆行胰胆管造影

（6～7 题共用选项）

A. 胆囊结石　　B. 胆管结石　　C. 胆囊癌
D. 胆管癌　　E. 胆道蛔虫

6. 引起急性化脓性梗阻性胆管炎最常见的原因是
7. 具有突发性剑突下钻顶样剧烈疼痛症状的疾病是

（8～10 题共用题干）

女性，66 岁。右上腹疼痛伴发热、寒战 5 天。糖尿病病史 20 年，胆石症胆囊切除术后 2 年。查体：巩膜黄染，心肺未见异常，肝肋下 2cm，压痛（+），肝区叩击痛（+）。血常规：WBC 15×10^9/L、N 0.85。

8. 为明确诊断，首选的检查是
   A. 腹部血管造影　　B. 腹部 B 超　　C. 腹部 X 线平片
   D. 肝脏穿刺　　E. 静脉胆系造影
9. 该患者最可能的病原体来源是

A. 皮肤及软组织　B. 胆道系统　C. 肠道
D. 呼吸系统　E. 泌尿系统

10. 目前最重要的治疗是
A. 手术　B. 应用广谱抗生素
C. 抗结核　D. 抗真菌
E. 应用保肝药物

（11～13 题共用题干）

女性，68 岁。突发上腹阵发性绞痛 2 小时，短时间内寒战、高热，小便呈浓茶样，随后嗜睡。查体：T 39.6℃，P 128 次/分，R 30 次/分，BP 80/50mmHg。神志不清，躁动，巩膜黄染，右上腹肌紧张，有压痛和反跳痛。

11. 导致该患者所患疾病最可能的病因是
A. 胆管肿瘤　B. 胆管结石　C. 胆管蛔虫
D. 胆管狭窄　E. 胆管畸形

12. 以下非手术治疗措施中，错误的是
A. 持续吸氧　B. 联合使用足量抗生素
C. 纠正水、电解质紊乱　D. 输注 2 个单位红细胞
E. 禁食、胃肠减压

13. 急症手术最有效的手术方式是
A. 胆总管切开减压术　B. 腹腔镜胆囊切除术
C. 胆囊造瘘术　D. 胆总管空肠吻合术
E. 胆总管十二指肠吻合术

（14～17 题共用题干）

女性，48 岁。发作性剑突下及右上腹绞痛 3 天，伴有寒战，半年前有类似发作史。查体：体温 39℃，脉搏 110 次/分，血压 140/85mmHg。血常规检查：WBC 12×10^9/L，N 0.8，神志清楚，皮肤、巩膜轻度黄染，右肋缘下触及肿大的胆囊、触痛。

14. 该患者最可能的诊断是
A. 细菌性肝脓肿　B. 肝外胆管结石并胆管炎
C. 急性化脓性胆囊炎　D. 肝内胆管结石并胆管炎
E. 急性梗阻性化脓性胆管炎

15. 首选的检查方法是
A. 腹部 B 超　B. MRCP　C. ERCP
D. PTC　E. 腹部 CT

16. 该患者皮肤、巩膜黄染加重，体温升高至 40℃，脉搏 130 次/分，血压 90/60mmHg，神志不清，此时最可能的诊断为
A. 细菌性肝脓肿破裂　B. 肝外胆管结石并胆管炎
C. 急性化脓性胆囊炎、穿孔　D. 肝内胆管结石并胆管炎
E. 急性梗阻性化脓性胆管炎

17. 对该患者此时最有效的治疗是
A. 胆总管切开减压、T 管引流　B. 联合应用大剂量抗生素

C. 补液、恢复血容量　　D. 给予糖皮质激素
E. 物理降温，支持治疗

答　案

1. C　2. B　3. E　4. B　5. A　6. B　7. E　8. B　9. C　10. A
11. B　12. D　13. A　14. B　15. A　16. E　17. A

第三十七章　急性胰腺炎

急性胰腺炎是多种病因导致胰酶在胰腺内被激活后引起胰腺组织自身消化、水肿、出血甚至坏死的炎症反应。

【病因】胰腺过量分泌，若伴有胰管梗阻，则有胰腺炎发生的可能。

1. 胆道疾病（我国常见）：共同通道因结石、狭窄、肿瘤等导致梗阻。
2. 过量饮酒（国外常见 60%）。
3. 暴饮暴食（诱因）。
4. 十二指肠液反流。
5. 外伤和手术（ERCP）。
6. 其他因素。

【病理分型】①急性间质水肿型胰腺炎；②急性出血坏死型胰腺炎。

【临床表现】

症状：①腹痛：主要症状，常在饱餐或饮酒后发作，持续性左上腹痛，向左肩、左腰部放射；②恶心呕吐；③腹膜炎体征；④腹胀；⑤发热；⑥黄疸；⑦休克；⑧其他。

体征：对鉴别轻重有意义。重症患者的出血可经腹膜后渗入皮下，在腰部、季肋［Grey–Turner（格雷特纳）征］和下腹部［Cullen（卡伦）征］皮肤出现大片青紫斑。

【实验室检查】

实验室检查的临床特点与意义

	临床特点	意义
血淀粉酶（AMS）	数小时升高，6～8 小时可测，24 小时达高峰，4～5 天降至正常，血淀粉酶正常值 40～180U/dl（Somogyi 法）	AMS＞500U/dl（Somogyi 法）确诊，其值高低与病情不平行
尿淀粉酶	24 小时开始升高，48 小时达高峰，1～2 周正常	正常值 80～300U/dl（Somogyi 法）
CPR	可评估与监测急性胰腺炎的严重性	胰腺坏死时明显升高，发病 48 小时＞150mg/ml 提示病情较重
血清脂肪酶	24～72 小时开始升高，持续 7～10 天	有特异性，比较客观的诊断指标
白细胞	多数升高	全身炎症反应的表现，无特异性
血清正铁血白蛋白	腹腔内出血时，红细胞释放血红素，正铁血红素与白蛋白结合成正铁血白蛋白	重症胰腺炎 72 小时内阳性者有助于判断病情及预后
血糖	升高	持续＞11.1mmol/L 提示胰腺坏死，预后不良
血钙	降低	＜1.87mmol/L 提示出血坏死性胰腺炎，预后不良

续表

	临床特点	意义
B 超	初筛检查，后期对胰腺脓肿和假性囊肿有诊断意义	有胆道结石，则胆源性可能性大
增强 CT	为诊断胰腺坏死的最佳方法	最具有诊断价值的影像学检查

【诊断】病史（饱餐或饮酒后发作）+临床表现（腹痛、恶心呕吐、腹胀、发热）+体格检查（可见 Grey-Turner（格雷特纳）征和 Cullen（卡伦）征+实验室检查（血淀粉酶、尿淀粉酶、血清脂肪酶、血糖、血钙、白细胞）。

主要并发症：①胰腺脓肿；②胰腺假性囊肿；③胰瘘；④出血；⑤左侧门静脉高压。

【治疗】

1. 非手术治疗　①禁食和胃肠减压；②补充血容量、纠正酸碱平衡失调和电解质紊乱；③抑制或减少胰腺分泌；④抑制胰酶活性；⑤对症营养支持治疗；⑥控制和预防感染；⑦改善胰腺微循环。

2. 手术治疗　最常用坏死组织清除+胰周引流术。

难点解析

1. 呕吐后腹痛不缓解是急性胰腺炎的特点。

2. 血钙＜1.87mmol/L 提示出血坏死性胰腺炎，预后不良，会出现手足抽搐。若血糖持续＞11.1mmol/L，提示胰腺坏死，预后不良。

3. 胰腺脓肿在急性出血坏死性胰腺炎起病 2～3 周后发生，胰腺假性囊肿在起病后 4 周左右出现。

4. 血、尿淀粉酶超过正常上限 3 倍以上（AMS＞500U/dl，Somogyi 法）才能确诊急性胰腺炎，但淀粉酶升高的幅度与胰腺炎的病情严重程度不成比例。

试　题

1. 我国急性胰腺炎最常见的病因是

A. 药物　B. 自身免疫异常　C. 胆道疾病　D. 高脂血症　E. 酒精

2. 可导致急性胰腺炎的药物是

A. 法莫替丁　B. 青霉素　C. 生长抑素　D. 奥美拉唑　E. 糖皮质激素

3. 在我国急性胰腺炎最常见的诱发因素是

A. 暴饮暴食　B. 酗酒　C. 胆管结石病　D. 胃肠炎　E. 甲状旁腺功能亢进

4. 急性胰腺炎所致腹痛的常见放射痛部位是
A. 左上臂内侧　B. 左腰背部　C. 下腰骶部
D. 左下颌部　E. 左肩部
5. 不符合急性胰腺炎腹痛特点的是
A. 腹痛多位于上腹中部　B. 可向腰背部呈带状分布
C. 常在饱食、食脂餐或大量饮酒后发生　D. 腹痛剧烈不为一般解痉剂缓解
E. 呕吐后腹痛可减轻
6. 女性，42 岁。突发上腹剧痛 6 天，加重伴发热 2 天。查体：38℃，BP 76/50mmHg。面色苍白，嗜睡，脉动脉搏动细速，尿少，中上腹压痛（+）、伴反跳痛，上腹部可触及肿块，不活动。B 超示胰腺周围液性包块，直径 10cm。尿淀粉酶 10000L/dl，血 WBC 18×10^9/L。引起该患者感染的致病菌最可能是
A. 肠球菌　B. 大肠埃希菌　C. 结核杆菌
D. 溶血性链球菌　E. 白色念珠菌
7. 男性，38 岁。餐后 2 小时突然腹痛，恶心呕吐，伴发热，次日出现黄疸。查血淀粉酶及胆红素明显增高。其发生黄疸的最可能原因是
A. 肝细胞性黄疸　B. 胆囊炎所致
C. 胆结石并胰腺炎　D. 胆总管下端狭窄
E. 肿大的胰腺压迫胆管所致
8. 出血坏死性胰腺炎时的 Cullen 征是指
A. 肋腹皮肤呈灰紫色斑　B. 脐周皮肤呈灰紫色斑
C. 肋腹皮肤青紫　D. 脐周皮肤青紫
E. 脐周皮肤红斑
9. 急性坏死性胰腺炎常发生
A. 血钙升高　B. 血糖降低
C. 血清淀粉酶可降低　D. 血钾升高
E. 白细胞多数降低
10. 急性出血坏死性胰腺炎的局部并发症是
A. 上消化道出血　B. 急性肾衰竭
C. 胰性脑病　D. 胰腺假性囊肿
E. 血栓性静脉炎
11. 急性胰腺炎最常见的并发症是
A. 上消化道大出血　B. 血栓性静脉炎
C. 胰腺假性囊肿　D. 胰性脑病
E. 急性肾衰竭
12. 急性胰腺炎治疗时，下列属抑制胰酶活性的药物是
A. 抑肽酶　B. 胰升糖素　C. 降钙素
D. 生长抑素　E. 奥曲肽
13. 急性胰腺炎患者，下列哪项检查结果提示出血坏死性胰腺炎
A. 血淀粉酶明显升高 15 倍以上　B. 血脂肪酶明显升高 15 倍以上

C. 血钾＜2.5mmol/L　　D. 血钙＜2mmol/L
E. 血钠＜125mmol/L

14. 男性，65 岁。突发上腹痛 1 天，发热 6 小时，呼吸困难 1 小时。查体：T 38.6℃，R 32 次/分，BP 90/60mmHg，P 110 次/分。巩膜轻度黄染，上腹部压痛，轻度肌紧张，肠鸣音 1 次/分。血淀粉酶 860U/L，血氧分压 50mmHg。首先考虑的诊断是
A. 急性胆管炎并感染中毒性休克　　B. 肠系膜动脉栓塞
C. 肺炎　　D. 急性心肌梗死
E. 急性胰腺炎合并呼吸窘迫综合征

［15～16 题共用选项］
A. 脂肪酶　　B. 磷脂酶　　C. 弹力蛋白酶
D. 糜蛋白酶　　E. 胰蛋白酶

15. 在急性胰腺炎的发病机制中，与血管破坏导致出血关系最密切的酶是
16. 在急性胰腺炎发病机制中，与胰腺组织坏死和溶血关系密切的酶是

［17～18 题共用选项］
A. 腹壁反射消失　　B. 腱反射亢进
C. Crey–Turner 征阳性　　D. 扑翼样震颤阳性
E. Babinski 征阳性

17. 对急性重症胰腺炎诊断帮助最大的是
18. 对肝性脑病诊断帮助最大的是

（19～20 题共用题干）

男性，42 岁。进油腻饮食后腹胀、腹痛 4 小时。持续性上腹痛，伴有恶心、呕吐、发热、腰背部不适。查体：T 38.4℃，P 124 次/分，BP 90/60mmHg，急性痛苦貌，巩膜无黄染，腹饱满，全腹肌紧张，有压痛和反跳痛，上腹为主，肠鸣音消失。右下腹穿刺抽出淡红色血性液。血 WBC 16.2×10^9/L，N 0.9。血清淀粉酶 6000U/L（Somogyi 法）。

19. 出现这种病变的主要发病机制是
A. 细菌侵入胰周围和胰腺内
B. 胰腺供血动脉栓塞引起供血障碍
C. 穿透性十二指肠溃疡导致胰腺炎性反应
D. 胆囊炎、胆囊结石堵塞胆囊管，可引起胰管梗阻
E. 胰腺中的消化酶被激活后导致胰腺自身消化

20. 引起这种疾病常见因素不包括
A. 腹部外伤　　B. 暴饮暴食　　C. 酗酒
D. 胆道感染　　E. 胃食管反流

答　案

1. C　2. E　3. A　4. B　5. E　6. B　7. C　8. D　9. C　10. D
11. C　12. A　13. D　14. E　15. C　16. B　17. C　18. D　19. E　20. E

第三十八章　胰 腺 癌

胰腺癌是一种较常见的恶性肿瘤。40 岁以上好发，男性比女性多见。90%的患者在诊断后一年内死亡。5 年生存率仅 1%～3%。最常见的部位是胰头部，称为胰头癌，90%是导管细胞腺癌。

【临床表现（不典型）】

1. 腹痛　疼痛对早期诊断有重要价值，中上腹疼痛不适常是首发症状。

2. 黄疸　黄疸是胰头癌出现较早的症状，进行性加重的黄疸是最主要的临床表现。

3. 消化道症状　如食欲不振、恶心、呕吐、便秘或腹泻等。

4. 消瘦、乏力

5. 肝脏、胆囊肿大　肿大的程度和病期的长短以及胆管受压的程度关系密切。

6. 腹部肿块　胰腺癌时如能摸到胰腺肿块，是最有力的诊断依据，但已多属晚期。

7. 腹水　腹水一般出现在胰腺癌的晚期。

【诊断】

1. 重视相关症状

2. 实验室检查　①血尿淀粉酶、肝脏功能、胰腺外分泌；②肿瘤标志物，如 CEA、CA19–9 增高（也可反映预后），CA125；③影像诊断，如 B–US、CT、ERCP、PTCD、DSA、PET，首选 CT，确诊需增强 CT；④细胞学检查；⑤胰液、细针穿刺活检（FNA）。

【治疗】手术切除是胰腺癌治疗的有效方法，常用手术方式为胰十二指肠切除术（Whipple 手术），保留幽门的胰十二指肠切除术（PPPD），放化疗和生物治疗是治疗的辅助方法。

根治性胰十二指肠切除术——胰头癌，根治性胰体尾切除——胰体尾癌，姑息性胆肠短路手术解除胆道梗阻、胃肠短路手术解除或预防十二指肠梗阻等。

难点解析

黄疸是胰头癌的最主要的表现，常进行性加重，癌肿距胆总管越近，黄疸出现越早，若压迫胆道引起完全梗阻时，可触及肿大表面光滑的胆囊，但无压痛（Courvoisier 征阳性）。

2. 糖类抗原 19–9（CA19–9）最常用于胰腺癌的辅助诊断和术后随访。

3. CT 检查是首选，判断肿瘤切除可能性的首选也是 CT，确诊靠增强 CT。

试 题

1. 胰头癌最常见的病理类型是
   A. 腺泡细胞癌　B. 乳头状癌　C. 未分化癌
   D. 黏液腺癌　E. 导管细胞腺癌
2. 胰头癌最主要的临床表现是
   A. 左上腹痛，疼痛尤剧　B. 无痛性梗阻性黄疸
   C. 消瘦、贫血　D. 食欲下降
   E. 腹部肿块
3. 胰头癌最常见的临床表现是
   A. 腹痛、黄疸和消瘦　B. 腹痛、黄疸和呕吐
   C. 腹痛、黄疸和上腹包块　D. 黄疸、消瘦和上腹包块
   E. 黄疸、消瘦和腹胀
4. 中晚期胰头癌最突出的临床特点是
   A. 食欲不振，体征减轻　B. 寒战高热
   C. 持续性剧烈腰背痛　D. 渐进性无痛黄疸
   E. 肝脾肿大
5. 胰头癌常见的首发临床表现是
   A. 黄疸　B. 稀便　C. 贫血
   D. 上腹隐痛　E. 皮肤瘙痒

6. 男性，60 岁。发现皮肤黄染、尿色变深伴皮肤瘙痒 2 周。查体：皮肤巩膜黄染，右上腹可触及无痛性圆形肿块，随呼吸上下活动。该肿块可能是
   A. 胆总管囊肿　B. 肝脏囊肿　C. 肿大胆囊
   D. 胰头癌　E. 胆管癌

7. 男性，56 岁。皮肤黄染进行性加重 2 个月，体重减轻 5kg。查体：体温 37.2℃，皮肤黄染，右肋下可触及肿大胆囊，无压痛。实验室检查：血清淀粉酶正常，血总胆红素 222μmol/L。最可能的诊断是
   A. 慢性胰腺炎　B. 胰头癌　C. 胆总管结石
   D. 胆囊癌　E. 肝门部胆管癌

答 案

1. E　2. B　3. A　4. C　5. D　6. C　7. B

第三十九章　原发性肝癌

【病因】 病因尚未确定。可能为：①病毒性肝炎，90%有慢性肝炎病史；②肝硬化；③黄曲霉素 B_1；④其他，如化学致癌物质、水土因素。

【病理】

1. 大体形态类型

（1）块状型：最多见，癌块直径在 5cm 以上，超过 10cm 者为巨块型。

（2）结节型：较多见，有大小和数目不等的癌结节，最大直径不超过 5cm。

（3）弥漫型：癌结节较小，弥漫地分布于整个肝脏，而与肝硬化不易区别。

2. 按肿瘤大小分类　①微小肝癌：≤2cm；②小肝癌：＞2cm，≤5cm；③大肝癌：＞5cm，≤10cm；④巨大肝癌：＞10cm。

3. 组织学分型　①肝细胞型：最多见；②胆管细胞型；③混合型。

转移途径：

（1）肝内转移：肝内血行转移发生最早，最常见。

（2）肝外转移：①血行转移，以肺转移率最高；②淋巴转移，局部转移到肝门淋巴结最常见；③种植转移。

【临床表现】 ①肝区疼痛：最常见症状；②肝肿大；③黄疸：晚期表现；④肝硬化征象；⑤全身性表现；⑥转移癌的表现；⑦伴癌综合征：癌肿本身代谢异常或癌组织对机体发生各种影响引起的内分泌或代谢方面的症候群。常见的有自发性低血糖症、红细胞增多症，其他罕见的尚有高脂血症、高钙血症、类癌综合征等。

【诊断】 凡中年以上，特别是有肝病史的患者，出现以下症状需注意。

（1）原因不明的肝区疼痛。

（2）消瘦。

（3）进行性肝肿大，应及时作详细检查。

1）实验室检查：AFP 为目前诊断肝细胞癌特异性最高的方法之一。AFP≥400μg/L 持续 1 个月以上或≥200μg/ml 持续 2 个月以上，并能排除妊娠、活动性肝病、生殖腺胚胎性肿瘤等即可诊断为肝细胞癌。

2）影像学检查：B 超是肝癌诊断中最常用的无创伤性首选、筛查方法。

3）CT 检查：已成为肝癌定位和定性诊断中最重要的常规检查项目。

4）核磁共振成像（MRI 检查）：与肝血管瘤的鉴别优于 CT，可显示肝静脉和门静脉。

5）肝活检：肝穿刺行针吸细胞学检查有确定诊断意义。

鉴别诊断：①转移性肝癌；②肝硬化；③肝脏良性肿瘤；④邻近器官肿瘤。

【并发症】 ①肝性脑病：终末期严重并发症，1/3 的患者因此死亡，一旦出现预后不良；②上消化道出血；③肝癌结节破裂出血；④继发感染。

【治疗】原则：早期诊断，早期治疗。

目前仍是采取手术为主的综合治疗。①手术治疗：根治性肝切除术，姑息性肝切除。②不能切除的肝癌：首选动脉栓塞化疗。B 超引导下消融治疗。③肝移植：效果不佳。

难点解析

1. 原发性肝癌最常见病因：病毒性肝炎、黄曲霉素，病理类型最常见是块状肝癌，最易破裂出血，肝细胞癌 AFP 升高，但胆管细胞癌 AFP 不高。

2. B 超是肝癌诊断中最常用的无创伤性首选、筛查方法，肝血管造影诊断微小肝癌，确诊靠肝穿刺活检。

3. 肝癌首选肝癌局部肝段切除术，也叫根治性肝癌切除术，但左、右叶中央型绝不可采取手术、动脉结扎术，对于不能手术者行肝动脉栓塞化疗，原则上不做全身放化疗。

试 题

1. 最易并发原发性肝癌的是
   A. 病毒性肝炎后肝硬化　　B. 酒精性肝硬化
   C. 原发性胆汁性肝硬化　　D. 淤血性肝硬化
   E. 血吸虫病性肝硬化
2. 原发性肝癌转移最主要的部位是
   A. 肺　　B. 骨　　C. 肝内
   D. 腹腔内种植　　E. 左锁骨上淋巴结
3. 原发性肝癌肝内播散最主要的途径是
   A. 经肝静脉　　B. 直接侵犯　　C. 经肝动脉
   D. 经淋巴管　　E. 经门静脉
4. 原发性肝癌的肝外血行转移最多是
   A. 肺　　B. 骨　　C. 脑
   D. 脾　　E. 胰
5. 原发性肝癌最多见的淋巴结转移部位是
   A. 肝门　　B. 胰腺后　　C. 腹膜后
   D. 主动脉旁　　E. 锁骨上
6. 原发性肝癌最常见的首发临床表现是
   A. 肝脏肿大　　B. 食欲减退　　C. 恶心、呕吐
   D. 肝区疼痛　　E. 体重下降
7. 肝癌的临床表现中，提示属晚期的表现是
   A. 腹胀、乏力　　B. 肝区疼痛　　C. 食欲不振

D. 肝区肿块　　　　E. 体重下降

8. 男性，55 岁。慢性乙型肝炎病史 15 年，肝区隐痛 2 个月。腹部 B 超提示肝后叶直径约 2cm 的低回声结节。对诊断最有意义的实验室检查是

A. 碱性磷酸酶　　　　B. 癌胚抗原

C. 1–谷氨酰转移酶　　　　D. 甲胎蛋白

E. CA19–9

9. 男性，55 岁。右季肋部疼痛 2 个月，逐渐加重，并伴乏力，体重下降 6kg。慢性乙型肝炎病史 18 年。对明确诊断最有意义的实验室检查是

A. 甲胎蛋白　　　　B. 碱性磷酸酶

C. 谷氨酰转移酶　　　　D. 丙氨酸氨基转移酶

E. 白蛋白

10. 男性，68 岁。乏力、腹胀 3 个月，加重伴尿少 1 个月。慢性肝炎病史 20 余年。查体：巩膜轻度黄染，肝肋下 4cm，质硬，脾肋下 3cm，移动性浊音阳性，双下肢水肿。对诊断最有意义的实验室检查是

A. 腹水铁蛋白　　B. 血癌胚抗原　　C. 血甲胎蛋白

D. 血 CA 125　　E. 腹水腺苷脱氨酶

11. 普查原发性肝癌最常用的影像学检查是

A. 放射性核素肝扫描　　　　B. 肝脏 CT

C. 肝脏 MRI　　　　D. 肝脏 B 超

E. 腹部 X 线片

12. 有关 AFP 升高的临床意义，正确的是

A. AFP＞200μg/L 时可诊断肝细胞癌

B. 肝转移癌患者 AFP 常显著增高

C. 肝功异常伴有 AFP 增高常提示合并肝癌

D. 消化道其他肿瘤 AFP 不会升高

E. 肝细胞癌术后 AFP 又升高提示复发

13. 男性，40 岁。肝区疼痛 3 个月，无发热。右肋下触及肝脏，质硬，表面有直径 5cm 结节，无触痛。既往慢性乙型病毒性肝炎病史 10 年。为确定诊断，最有意义的检查是

A. 腹部 CT　　B. 穿刺活检　　C. 选择性肝动脉造影

D. 腹部 B 超　　E. 腹部 MRI

14. 男性，50 岁。慢性肝炎史 20 年，5 年前出现食管黏膜下静脉曲张，3 个月前发现肝右叶拳头大肿物，甲胎蛋白阳性。对患者正确的诊断是

A. 慢性肝炎　　　　B. 慢性肝炎伴肝硬化

C. 慢性肝炎伴胆管上皮癌　　　　D. 慢性肝炎伴食管静脉曲张

E. 肝硬化伴肝细胞性肝癌

15. 可以诊断肝细胞癌的依据是

A. AFP＜20μg/L　　　　B. AFP＞100μg/L

C. AFP＞200μg/L 持续 6 周　　　　D. AFP＞200μg/L 持续 8 周

E. AFP＞500μg/L 持续 5 周

16. 诊断早期原发性肝癌最有意义的检查是

A. 血淀粉酶检测　B. 血清甲胎蛋白检测
C. 腹部 CT 检查　D. 血 CEA
E. 血 CRP

（17～18 题共用题干）

男性，45 岁。肝炎病史 20 余年，近 2 个月来出现右侧季肋部持续胀痛，伴厌食、乏力和腹胀。查体：右侧肋缘下可触及肿大的肝脏，质地坚硬，边缘不规则。AFP＞1000μg/L。

17. 首先考虑的疾病是

A. 肝硬化　B. 慢性肝炎活动期
C. 原发性肝癌　D. 细菌性肝脓肿
E. 肝脏血管瘤

18. 有确定诊断意义的检查是

A. 肝功能检查　B. CT
C. MRI　D. 肝穿刺针吸细胞学检查
E. 选择性肝动脉造影

19. 男性，44 岁。肝区疼痛 2 个月。呈持续性钝痛，放射至右肩背部，消瘦、乏力。查体：巩膜无黄染，肝肋下 3cm，质地稍硬，有结节感。AFP 800μg/L。B 超示肝右叶 8cm×6cm 占位病变，向外生长，周边血流量增多，门静脉正常。最理想的治疗方法是

A. 肿瘤切除加放疗　B. 姑息性肝切除术
C. 根治性肝切除术　D. 肝动脉化疗栓塞
E. 局部射频治疗

20. 男性，53 岁。右季肋部胀痛 1 个月余。查体：无黄疸，肝肋缘下 3cm，质硬，无腹水征。B 超示肝右叶低回声病灶，约 11cm×10cm，肝左叶见多个小低回声区。AFP＞1000μg/L。最佳的治疗措施是

A. 抗感染治疗　B. 肝动脉插管栓塞化疗
C. 剖腹探查术　D. 放射治疗
E. 中草药治疗

答　案

1. A　2. C　3. E　4. A　5. A　6. D　7. D　8. D　9. A　10. C
11. D　12. E　13. B　14. E　15. D　16. B　17. C　18. D　19. C　20. B

第四十章　前列腺炎

前列腺炎的分型与特点

分型	致病菌	临床特点	检查	治疗
Ⅰ型：急性细菌性前列腺炎	致病菌多为 G^-杆菌或假单胞菌	（1）发病突然，寒战和高热； （2）尿频、尿急，排尿痛，会阴部坠胀痛； （3）可发生排尿困难及尿潴留； （4）常伴发急性膀胱炎	尿镜检：WBC＞10个/HP；血或尿细菌培养阳性	（1）一般治疗：止痛、解痉、退热、大量饮水。禁忌前列腺按摩； （2）抗菌药物的选择：复方磺胺甲噁唑、喹诺酮类药物及头孢类、红霉素等。抗厌氧菌药物甲硝唑； （3）耻骨上膀胱造瘘：有急性尿潴留者； （4）外科治疗：并发前列腺脓肿者，经会阴切开引流
Ⅱ型：慢性细菌性前列腺炎	致病菌有大肠杆菌等，经尿道逆行感染	（1）排尿改变及尿道分泌物：尿频、尿急、尿痛，排尿时尿道不适或灼热。排尿后或大便后有白色分泌物自尿道口流出，俗称尿道口“滴白”； （2）疼痛：会阴部、下腹隐痛不适，有时腰骶部、耻骨上或腹股沟区酸胀感； （3）性功能减退； （4）精神神经症状	尿镜检：WBC＞10个/HP； 卵磷脂小体减少。 分段尿及前列腺液培养检查，VB3和前列腺液细菌培养阳性可确诊	（1）治疗效果不理想 （2）综合治疗（抗生素、坐浴、前列腺按摩、活血化瘀）
Ⅲ型：慢性前列腺炎/慢性盆腔疼痛综合征（慢性非细菌性前列腺炎）	沙眼衣原体、支原体、滴虫、真菌、病毒等感染	（1）类似慢性细菌性前列腺炎，但没有反复尿路感染发作； （2）前列腺痛：盆腔、会阴部疼痛明显； （3）前列腺液检查及细菌培养（–）	尿镜检：WBC＞10个/HP； 列腺液检查及细菌培养（–）	（1）抗病原菌治疗； （2）综合治疗（抗生素、坐浴、前列腺按摩、α受体阻滞剂等）
Ⅳ型：无症状性		没有前列腺炎的临床表现，EPS（前列腺按摩液）或活检时有炎症证据		

难点解析

1. 急性期严禁作前列腺按摩或穿刺，因易导致感染蔓延。

2. 慢性前列腺炎可行前列腺按摩。

3. 前列腺液检查，WBC＞10 个/HP，细菌培养阳性，考虑慢性细菌性前列腺炎，但若细菌培养阴性，考虑慢性非细菌性前列腺炎，致病菌多是衣原体、支原体、滴虫、真菌、病毒等。

试　题

下列不属于慢性前列腺炎表现的是

A. 膀胱刺激征　B. 尿道分泌物　C. 会阴不适
D. 会阴部疼痛　E. 血尿

答　案

E

第四十一章 肾结核

泌尿、男性生殖系结核指结核杆菌侵犯泌尿、男性生殖器官所引起的慢性特异性感染。

【感染途径】①血行感染，最常见，肺结核的血行播散占90%。②接触感染，少见；③淋巴感染，少见；④直接蔓延，泌尿、男性生殖系结核在系统内部的蔓延及交叉蔓延。

【病理】

1. 病理过程

（1）病理型肾结核（在肾皮质内）：如患者免疫状况良好，病灶可全部自行愈合，临床上常无症状，但尿中可查到结核杆菌。

（2）肾髓质结核（进入肾髓质）：病灶逐渐浸润扩大，相互融合，中心坏死，形成干酪样脓肿或空洞。

（3）临床型肾结核（进入肾盂，出现症状）：绝大多数单侧病变。钙化常见，肾内充满干酪样、钙化物质，甚至形成肾积脓，全肾破坏。

2. 结局

（1）肾自截：输尿管结核结节、溃疡及纤维化，管腔狭窄或闭塞，含结核菌的尿液不能进入膀胱，膀胱内结核病变好转或愈合，临床症状消失，尿液检查趋于正常，但患肾功能丧失，甚至全肾钙化，称为“肾自截”。注意：患肾病灶内仍存有结核杆菌。

（2）膀胱挛缩：膀胱结核结节、溃疡深达肌层，病变愈合使膀胱壁广泛纤维化和瘢痕收缩，膀胱失去伸张能力，膀胱容量显著缩小（不足50ml），称为膀胱挛缩。

（3）肾积水：膀胱结核病变或挛缩使对侧输尿管口狭窄或关闭不全，膀胱内压升高，导致肾盂尿液梗阻或膀胱内尿液反流，引起对侧肾积水。

【临床表现】

1. 慢性膀胱刺激症状——尿频、尿急、尿痛。尿频出现最早。
2. 血尿：多为终末血尿——重要症状。
3. 脓尿：常见症状，严重者尿液如洗米水样。
4. 腰痛和肿块。
5. 全身症状。
6. 合并男性生殖系统结核。

【诊断】具备以下几点，应考虑肾结核可能。

1. 无明显原因的慢性膀胱炎，症状持续存在并逐渐加重，伴有终末血尿。
2. 尿细菌培养（–），抗菌药物治疗无明显疗效。
3. 附睾有硬结或伴阴囊慢性窦道。

【检查】

1. 尿结核杆菌培养：时间较长（4～8 周）但可靠，阳性率可达 90%，对诊断有决定性意义。

2. 尿沉淀涂片抗酸染色：可找到抗酸杆菌，但不能作为诊断肾结核的唯一依据。

3. 静脉尿路造影（IVU）：是确诊肾结核的检查方法。可了解患侧肾功能、病变程度与范围，决定治疗方式。

4. B 超、X 线检查、CT、MRI、膀胱镜检查。

【治疗】

1. 药物治疗 适用于早期肾结核，首选三联疗法，即异烟肼+利福平+吡嗪酰胺，6～9 个月。

2. 手术治疗 ①药物治疗 6～9 个月无效，肾破坏严重者——术前抗结核治疗应＞2 周；②一侧严重肾结核、对侧正常——患肾切除；③双肾结核（一侧严重、另一侧较轻）——先药物治疗，再切除病重侧肾；④双肾结核（一侧严重、另一侧肾积水）——先引流积水，再切除病重侧肾；⑤肾部分切除——病灶位于一极（现已少用）。

难点解析

1. 结核杆菌经血行感染进入肾，肾皮质（肾小球）结核→肾髓质（肾小管）结核→肾盂肾盏→结核性肾盂肾炎→膀胱结核。

2. 膀胱挛缩和对侧肾积水都是肾结核常见的晚期并发症。

3. 尿频是最主要出现的症状，终末血尿是重要症状，脓尿是常见症状，肾结核的病变在肾，症状在膀胱(髋关节结核的病变在髋关节，症状在膝关节，且有疼痛)。

4. 尿液结核杆菌培养对诊断有决定性意义，但需 4～8 周，静脉尿路造影（IVU）是确诊肾结核的检查方法，也是对肾结核治疗方案的选择有决定意义的检查。

膀胱镜检查，病变以膀胱三角区和患侧输尿管口周围最明显，但膀胱挛缩容量＜50ml、有急性膀胱炎时禁忌检查。

5. 肾结核的特点是病变在肾，症状在膀胱。

试 题

1. 病理改变在肾脏，临床表现为膀胱刺激症状，最常发生此种情况的泌尿系疾病是

A. 肾肿瘤　B. 鹿角型肾结石　C. 肾损伤

D. 泌尿系结核　E. 肾积水

2. 肾结核早期最常见的临床表现是

A. 肾区绞痛　B. 蛋白尿

C. 尿频、尿急、尿痛　D. 全身结核中毒症状

E. 急性肾功能不全

3. 肾结核最具有特征性的临床表现是

A. 腰痛　B. 发热伴盗汗　C. 肉眼血尿　D. 慢性膀胱刺激症状　E. 消瘦

4. 确诊肾结核最可靠的依据是

A. IVU 肾不显影　B. 尿中找到抗酸杆菌　C. 尿结核菌培养阳性　D. 尿中见大量脓细胞　E. 尿频、尿急、尿痛症状

5. 对诊断肾结核最有意义的检查项目是

A. 尿路平片　B. 肾图　C. B 超　D. 静脉尿路造影　E. 膀胱镜检

6. 决定肾结核的治疗方法，除全身情况外主要依据

A. 膀胱刺激症状　B. 血尿程度　C. 尿中找到结核杆菌　D. 膀胱镜检查所见　E. 静脉尿路造影或逆行肾盂造影

7. 有关肾结核的手术治疗原则中，错误的是

A. 无泌尿、生殖系外的活动性结核　B. 术前抗结核治疗至少 2 周以上　C. 术后应用抗结核药 6 个月以上　D. 双肾结核应尽早手术切除　E. 术中应尽量保留健康肾组织

8. 左肾结核无功能，右肾轻度积水、功能正常，经抗结核治疗仍有膀胱刺激症状。下步治疗方案为

A. 继续抗结核治疗　B. 加强支持疗法　C. 左肾切除术　D. 右肾造瘘术　E. 对症治疗

9. 男性，40 岁。诊断左肾结核，右肾严重积水伴尿毒症，膀胱容量 20ml。宜首先行

A. 膀胱扩大术　B. 右肾造瘘术　C. 左肾切除术　D. 左肾结核病灶清除术　E. 膀胱造瘘术

10. 附睾结核多继发于

A. 肾结核　B. 骨结核　C. 淋巴结核　D. 肠结核　E. 肺结核

（11～12 题共用题干）

男性，18 岁。反复左侧腰部胀痛 3 年余，B 超见左肾重度积水，左输尿管显示不清。总肾功能正常。尿常规：RBC（−），WBC 5～10 个/HP。IVU 检查示左肾显影不清晰，右肾正常。

11. 为明确病变部位，最常用的检查方法是

A. KUB　B. 放射性核素肾显像　C. B 超　D. 逆行肾盂造影　E. CT 平扫

12. 有效的治疗方法是

A. 抗感染治疗　　B. 肾盂输尿管成形
C. 继续观察　　D. 放置输尿管支架引流
E. 左肾造瘘

（13～14 题共用题干）

男性，38 岁。会阴部不适，双侧睾丸疼痛 1 年。社区医院按“前列腺炎”治疗效果不明显，近期症状加重，出现血精。查体：睾丸正常，左侧附睾尾部肿大，质地偏硬，左输精管增粗，呈“串珠状”改变。直肠指检：前列腺略大，有大小不等的结节，无压痛。

13. 最可能的诊断是
A. 前列腺癌　　B. 附睾、输精管炎
C. 精囊炎　　D. 慢性前列腺炎
E. 生殖系结核

14. 为协助诊断，需补充的最重要的病史是
A. 不洁性生活史　B. 泌尿系感染史　C. 附睾炎病史
D. 睾丸炎病史　E. 结核病史

（15～17 题共用选项）
A. 抗结核治疗　B. 病灶清除术　C. 肾部分切除术
D. 肾切除术　E. 肾造瘘

15. 一侧肾结核无功能，对侧肾正常，应作
16. 一侧肾结核无功能，对侧肾重度积水并尿毒症，应先作
17. 一侧肾结核，上肾盏有虫蚀样改变，应采用

答　案

1. D　2. C　3. D　4. C　5. D　6. E　7. D　8. C　9. B　10. A
11. D　12. E　13. E　14. E　15. D　16. E　17. A

第四十二章 肾损伤

泌尿系损伤中，最为常见的是尿道损伤，肾和膀胱损伤次之，输尿管损伤较少见。泌尿系统损伤大多是胸部、腹部、腰部或骨盆严重损伤的合并伤。泌尿系统损伤的主要表现为出血和尿外渗。

【病理】按损伤所致病理改变分为：

1. 肾挫伤 形成肾瘀斑或包膜下血肿，包膜及黏膜完整，症状轻，可自愈。

2. 肾部分裂伤 肾部分实质及包膜破裂，黏膜破裂，有血尿、肾周血肿。

3. 肾全层裂伤 肾实质裂伤外达包膜，内及黏膜，引起广泛的肾周血肿、血尿和尿外渗，后果严重。

4. 肾蒂撕裂伤 肾血管内膜断裂、栓塞、肾功能损害，甚至发生撕裂、大出血、死亡。

【临床表现】与肾损伤的程度有关

1. 休克 严重的肾损伤及复合伤时。

2. 血尿 多有，但与损伤程度不一致。

3. 疼痛 与血肿、尿外渗和软组织损伤有关，绞痛、腹膜刺激征。

4. 腰部肿块 血肿、尿外渗和组织肿胀引起。

5. 发热 血肿吸收、继发感染、寒战、高热。

【诊断】损伤的部位、程度、有无血肿和尿外渗、肾血管损伤、对侧肾功能。

1. B超 首选，能提示肾损伤的程度、肾周围血肿及尿外渗情况、肾血管内膜损伤、血栓、闭塞。

2. CT检查 可清晰显示肾损伤的程度、血肿及尿外渗范围，并可了解与周围组织及腹腔内其他脏器的关系。

3. IVU 评价肾损伤的程度，了解尿外渗的范围、肾功能、集合系统形态。

4. 肾动脉造影 显示肾血管及肾实质的损伤情况，动静脉瘘，选择性肾动脉栓塞、止血。

5. MRI

【治疗】原则：抢救生命，尽量保留肾脏。

1. 紧急处置 大出血及休克的患者需迅速给予输血、复苏等治疗。

2. 保守治疗 ①绝对卧床休息2～4周；②密切观察生命体征；③补充血容量及热量，维持水、电解质平衡；④预防感染；⑤镇静、止痛、止血。

3. 手术治疗

（1）开放性肾损伤 清创、缝合、引流、探查。

（2）闭合性肾损伤 保守治疗期间的探查指征：①经积极抗休克后生命体征见改善；

②血尿进行性加重，HBG 和 RBC 比容继续降低；③腰、腹部肿块逐渐增大；④有腹腔脏器损伤可能。

难点解析

1. 血尿是诊断肾损伤重要依据之一，主要用于肾损伤的筛查，CT 检查为首选检查，CT 尿路成像（CTU）可评价肾损伤的范围和程度，CT 血管成像（CTA）可显示肾动脉和肾实质损伤的情况。

2. 非手术治疗时，绝对卧床 2～4 周，待病情稳定、血尿消失后才允许患者下床活动，2～3 个月内不允许参加体力劳动或竞技运动。

试　　题

1. 最严重的肾损伤类型是
   A. 肾挫伤　　B. 肾全层裂伤　　C. 肾蒂断裂
   D. 肾部分裂伤　　E. 肾皮质裂伤

2. 肾损伤血尿不明显的是
   A. 肾挫伤　　B. 肾蒂断裂　　C. 肾全层裂伤
   D. 肾部分裂伤　　E. 肾盂部分撕裂

3. 男性，40 岁，因塌方右腰部被砸伤，伤后出现大量肉眼血尿，右肾区明显肿胀，压痛，皮下可见淤血、瘀斑，脉搏 120 次/分，BP 80/50mmHg，印象诊断是
   A. 肾挫伤　　B. 肾实质损伤　　C. 肾实质与肾盂肾盏破裂
   D. 肾全层损伤　　E. 肾蒂断裂

4. 协助诊断肾挫伤，首要的检查是
   A. 静脉尿路造影　　B. 腹部 CT 平扫　　C. 血细胞比容
   D. 尿常规　　E. 血肌酐

5. 患者从高处跌下已 3 小时，左腰部受伤疼痛剧烈，有血尿。查体：BP 80/60mmHg，左腰部触痛明显，腹部压痛，无反跳痛。其治疗方法是
   A. 输液抗感染　　B. 卧床休息　　C. 手术治疗
   D. 输血　　E. 镇痛

（6～7 题共用题干）

男性，30 岁。1 小时前从 3 米高处坠落，右腰部受伤，局部疼痛，肉眼血尿。查体：生命体征平稳，腹软。住院 5 日后下床活动，右腰部疼痛加剧并出现腰部包块。此时 P 120 次/分，BP 80/40mmHg。

6. 为了解右腰部包块来源，应采用的检查是
   A. 同位素肾图　　B. B 超　　C. KUB
   D. 血常规　　E. 尿常规

7. 下一步应采取的最恰当的治疗措施是

A. 抗休克同时准备手术　　B. 输血
C. 抗感染　　D. 输液
E. 继续观察

答　案

1. C　2. B　3. D　4. B　5. C　6. B　7. A

第四十三章　尿道损伤

尿道损伤是泌尿系统最常见的损伤。分为开放性损伤和闭合性损伤两类。尿道损伤多见于男性。以尿生殖膈为界，分为前尿道损伤和后尿道损伤。

一、前尿道损伤

男性前尿道损伤较后尿道损伤更多见，多发生在球部，最常见的是由骑跨伤所致。

【临床表现】

1. 尿道出血。
2. 疼痛。
3. 排尿困难。
4. 局部血肿
5. 尿外渗。

【诊断】

1. 病史及体检。
2. 诊断性导尿。
3. X线检查。

【治疗】

1. 紧急处理　抗休克治疗，局部压迫止血。

2. 尿道挫伤　止血止痛，抗生素预防感染。必要时导尿。

3. 尿道裂伤　如能导尿，则留置导尿1周。如导尿失败，应手术缝合裂口。

4. 尿道断裂　会阴切口清除血肿，尿道端端吻合，留置导尿2～3周。

5. 并发症处理　①尿外渗：行尿外渗部位多处切开引流。②尿道狭窄：内镜下冷刀内切开、电切，或行激光治疗，必要时手术切除狭窄段。③尿道周围脓肿尿瘘：解除前尿道狭窄同时切除或搔刮瘘道。

二、后尿道损伤

后尿道损伤的患者大多合并骨盆骨折。

【临床表现】

1. 休克。

2. 疼痛。

3. 排尿障碍。

4. 尿道出血。

5. 尿外渗及血肿。

【诊断】病史及体检：直肠指诊可及直肠前方有柔软、压痛的血肿，前列腺向上移位，有浮动感。

X线检查：观察骨折情况，怀疑尿道损伤的可行尿道造影。

【治疗】

1. 全身治疗 抗休克，处理威胁生命的合并伤。

2. 一般处理 留置导尿2周。如导尿失败，未能立即手术的，可行耻骨上穿刺。

3. 局部治疗 主要有以下两种观点。

（1）一期行尿道会师复位术。

（2）分期处理：早期做高位膀胱造口，3个月后二期经会阴切口切除尿道瘢痕组织，行尿道端端吻合术或尿道拖入术。

4. 并发症处理 预防尿道狭窄，定期行尿道扩张术。

难点解析

尿道损伤以球部（骑跨伤）和膜部（骨盆骨折）多见。

试题

1. 骑跨伤致尿道损伤的部位是

A. 前列腺部　B. 膜部　C. 球部

D. 阴茎部　E. 尿道全部

2. 球部尿道损伤后最有特征性的症状是

A. 初始血尿　B. 终末血尿　C. 全程血尿

D. 尿道溢血　E. 会阴部肿痛

3. 男性，50岁，骑跨在树干上，会阴部受伤，伤后排尿困难及尿潴留，会阴部及阴囊部肿胀，瘀斑伴剧痛，可能性最大的诊断是

A. 会阴部软组织损伤　B. 尿道球部损伤

C. 尿道膜部损伤　D. 膀胱破裂

E. 骨盆骨折

4. 男性青年，自高处跌下，致骨盆骨折，发生排尿困难，尿潴留，会阴部肿胀，导尿管不能插入膀胱。损伤的部位应是

A. 膀胱　B. 肛门直肠　C. 后尿道

D. 尿道球部　E. 阴茎部尿道

5. 男性骨盆骨折合并泌尿系损伤，最常见的损伤部位是

A. 膀胱颈部　　B. 尿道膜部　　C. 尿道前列腺部
D. 尿道阴茎部　　E. 尿道球部

6. 尿道损伤患者首选的检查方法是
A. 导尿术　　B. B 超　　C. 尿道造影
D. 尿道探子　　E. 膀胱镜检查

7. 男性患者后尿道损伤，针对尿道不全撕裂最常用的早期处理方式是
A. 尿外渗引流术　　B. 耻骨上高位膀胱造瘘术
C. 留置导尿管　　D. 经会阴尿道修补术
E. 尿道端口吻合术

8. 男性，25 岁。骨盆骨折伴后尿道损伤，急性尿潴留，试插尿管失败。应采取的最佳急诊处理措施是
A. 针灸　　B. 热敷
C. 耻骨上膀胱造瘘　　D. 急症行尿道会师术
E. 急症行尿道断端吻合术

9. 男性，25 岁。骑跨性尿道损伤，不能自行排尿且有尿外渗。尿外渗的范围多见于
A. 前列腺周围　　B. 会阴部及阴囊　　C. 腹腔
D. 膀胱周围　　E. 耻骨后间隙

（10～11 题共用选项）
A. 试插导尿管　　B. 尿道造影　　C. 尿道探子
D. B 超　　E. 尿道镜检查

10. 确定尿道损伤部位及程度，应选用的方法是
11. 检查尿道是否连续、完整，首选的方法是

答　案

1. C　2. D　3. B　4. C　5. B　6. A　7. C　8. C　9. B　10. B
11. A

第四十四章　尿 石 症

尿石症是泌尿系统各部位结石病的总称，是泌尿系统的常见病。根据结石所在部位的不同，分为肾结石、输尿管结石、膀胱结石、尿道结石。尿路结石的好发部位：尿路下 1/3 处。

结石形成机制（不全清楚）：① 过（超）饱和学说。②异质成核、取向附生、结石基质和晶体抑制物质学说。③ 代谢性结石（代谢紊乱）。④感染性结石（细菌感染）。

影响结石形成的因素：

1. 形成尿结石的物质排出增加　尿钙——甲状旁腺功能亢进；草酸——内源性合成减少；尿酸——痛风；胱氨酸——家族性胱氨酸尿症。

2. 尿 pH 改变　在碱性尿液中易形成磷酸镁铵、磷酸盐沉淀，在酸性尿液中易形成尿酸、胱氨酸结晶。

3. 尿中抑制晶体形成和聚集的物质减少　枸橼酸、焦磷酸盐、酸性黏多糖、镁。

4. 尿量减少　使盐类、有机物质浓度增高。

5. 局部病因　尿路梗阻、感染、尿路异物。

6. 药物相关因素　血液浓度高而溶解度低的药物，如氨苯蝶啶、硅酸镁、磺胺，能诱发结石形成的药物，如乙酰唑胺、维生素 D、维生素 C、皮质激素。

【病理】

1. 直接损伤。
2. 尿路梗阻。
3. 尿路感染。
4. 恶性变。

【临床表现】尿石症的典型临床表现可见腰腹突发绞痛、血尿，或伴有尿频、尿急、尿痛等泌尿系统梗阻和感染的症状。

【检查】

1. B 超（首选）。
2. 泌尿系平片（KUB）。
3. 排泄尿路造影：可以评价肾结石所致的肾结构和功能改变。
4. 逆行尿路造影：主要在其他方法不能确定结石部位时用。
5. CT 平扫。
6. 内镜检查可确诊：肾镜、输尿管镜、膀胱镜。

【预防】

1. 饮水和运动　每日饮水 2L 以上，可有效的降低结石发病率，但应避免饮用红茶和咖啡，饮水后适当的运动，如跳绳、体操可预防结石发生。

2. 含钙结石的预防　含钙结石的形成与高钙尿症、高草酸尿有关，在预防的同时，要检查排除甲状旁腺功能亢进、特发性高钙尿和肾小管性酸中毒等疾病。

3. 尿酸结石的预防　尿酸结石患者除在饮食方面应减少海产品的摄入外，还要少饮酒，适量选用尿酸生成抑制剂，如别嘌呤醇，并用碱化尿液制剂，效果更佳。

4. 感染结石的预防　对感染性结石，在去除病因、使用抗生素的同时，可酸化尿液，选用氯化铵等。

【治疗】

1. 一般治疗　大量饮水，每天至少饮水 2～3L，为保持夜间尿量，夜间排尿后宜再饮水。

2. 排石治疗　对结石直径小于 0.6cm 的患者，可试行排石治疗，即解痉剂+利尿剂+中草药+多饮水+适当运动的综合治疗。

3. 溶石治疗　碱化尿液，可使尿酸的溶解度增加，当尿 pH 达到 7 时，可使尿酸溶解度增加 36 倍，首选枸橼酸钾。

4. 体外冲击波碎石　体外冲击波碎石适合于直径小于 2cm 的肾结石、输尿管结石。

5. 输尿管镜术　对输尿管下段结石，或冲击波碎石失败的患者，可采用输尿管镜手术，就是将输尿管镜经尿道、膀胱插入输尿管，用激光或气压弹道将结石粉碎，排出体外。

6. 经皮肾镜术　对于肾结石大于 3cm，冲击波碎石失败者，可用经皮肾镜治疗。将肾镜在导丝的引导下，经皮肤穿刺至肾脏，在直视下用激光或气压弹道将结石击碎后排出体外。

难点解析

1. 尿路结石好发部位：肾脏、膀胱，上尿路结石以草酸钙最常见，下尿路结石以尿酸结石最常见。

2. 排石治疗对结石直径小于 0.6cm 的患者，体外冲击波碎石适合于直径小于 2cm 的肾结石、输尿管结石，对输尿管下段结石，或冲击波碎石失败的患者，可采用输尿管镜手术。

第四十五章 肾、输尿管结石

肾及输尿管结石多见于青壮年，亦称上尿路结石。肾结石是发生于肾盏、肾盂、肾盂输尿管连接部的结石。

【临床表现】主要表现为血尿和疼痛，与结石的大小、部位、损伤、感染及梗阻程度有关。

1. 疼痛 结石引起输尿管梗阻时出现肾绞痛，呈阵发性腰腹部剧痛。

2. 血尿 重者则表现为肉眼血尿，轻者为镜下血尿。大多为镜下血尿。

3. 膀胱刺激征 结石合并感染可有尿频、尿急、尿痛。

4. 肾积水及肾功能不全

【诊断】

1. 病史、体征 有疼痛、血尿，首先考虑为尿路结石，体检肾区有叩击痛。

2. 尿常规 可见红细胞，伴有感染时有脓细胞。

3. B 超检查 可发现较小的结石和 X 线平片不显示的阴性结石，亦能显示有无肾积水。

4. X 线检查 在腹部平片中，95%以上的结石能显影。

【治疗】

1. 对直径小于 0.6cm 的光滑圆形结石，无尿路梗阻或感染，且肾功能良好者，可采用内科治疗。

2. 溶石疗法对尿酸结石和胱氨酸结石疗效较好，对含钙结石和感染性结石疗效较差。

3. 体外超声波碎石。

4. 经皮肾镜取石术适应证：大于 2cm 的结石；复杂肾结石、有症状的肾盏憩室结石、肾内型肾盂合并连接部狭窄的结石等；胱氨酸结石、ESWL 无效的草酸钙结石；输尿管上段或连接部狭窄；取肾盂、输尿管上段的异物。

5. 手术治疗：根据不同病情选用肾盂切开取石术、肾实质切开取石术、肾部分切除术、肾切除术、肾造瘘术和体外肾切开取石术等。

难点解析

1. 继发性膀胱结石常见于前列腺增生、膀胱憩室、神经源性膀胱、异物或肾、输尿管结石排入膀胱，典型症状是排尿突然中断，改变体位继续排尿，治疗：结石直径为 2～3cm 或以下，予经膀胱镜取石或碎石；直径＞3cm，予耻骨上膀胱切开取石。

2. 注意：肾结石的典型症状是有痛性血尿，肾肿瘤的典型症状是无痛性血尿，肾结核的典型症状是慢性膀胱刺激征+终末血尿。

试 题

1. 腹部平片不易显影的尿结石是
A. 磷酸盐结石 B. 草酸盐结石 C. 碳酸盐结石
D. 尿酸结石 E. 混合结石
2. 与尿路梗阻和感染有关的结石是
A. 草酸盐结石 B. 磷酸镁铵结石 C. 胱氨酸结石
D. 黄嘌呤结石 E. 尿酸结石
3. 鹿角形结石引起泌尿道的病理生理改变，最严重的后果是
A. 尿路上皮恶性变 B. 肾积水
C. 尿路梗阻 D. 尿路感染
E. 尿毒症
4. 上尿路结石最常见的典型症状是
A. 肉眼血尿 B. 持续性腹痛 C. 腰痛+血尿
D. 发热、腰痛 E. 恶心、呕吐、出冷汗
5. 肾绞痛伴镜下血尿，常见的病因是
A. 肾结石 B. 肾肿瘤 C. 肾囊肿
D. 肾炎 E. 肾结核
6. 上尿路结石出现血尿的特点是
A. 尿频、尿急、尿痛 B. 活动后绞痛并有血尿
C. 间歇性无痛血尿 D. 下腹部疼痛并有恶心
E. 排尿突然中断
7. 男性，30 岁。突发左腰部绞痛伴镜下血尿，左腰部轻度压痛和叩击痛，无肌紧张，应考虑
A. 肾肿瘤 B. 肾结核 C. 急性肾盂肾炎
D. 肾输尿管结石 E. 肾积水
8. 肾绞痛发作时，首选治疗方法是
A. 抗感染治疗 B. 口服中药 C. 针灸
D. 局部热敷 E. 解痉止痛
9. 老年男性，KUB 和 IVP 示一侧肾结石，双侧输尿管上段结石，伴双肾积水，肾功能正常。治疗原则是
A. 药物治疗 B. 单侧输尿管切开取石
C. 先取肾结石+肾造瘘 D. 一次手术取出双侧结石
E. 一次手术取出同侧肾结石、输尿管结石
10. 直径 2.8cm 的肾盂单发结石，首选的治疗方法是
A. 抗感染治疗 B. 经皮肾镜碎石
C. 药物排石 D. 肾盂切开取石
E. 体外冲击波碎石

11. 肾结石行体外冲击波碎石的主要禁忌是

A. 高血压　B. 糖尿病　C. 前列腺增生　D. 结石急性发作　E. 输尿管狭窄

12. 男性，40 岁。左肾盂结石 1.5cm，静脉尿路造影显示左肾功能正常，逆行肾盂造影证实左侧肾盂输尿管交界处狭窄。首选治疗方法是

A. 服用药物排石　B. 开放手术取石+肾盂输尿管成形　C. 体外冲击波碎石　D. 经皮肾镜碎石　E. 大量饮水

13. 以下不适合用输尿管镜碎石的是

A. 输尿管狭窄　B. 阴性结石　C. 结石停留时间较长　D. 患侧肾积水　E. 肥胖患者

（14～15 题共用选项）

A. 草酸钙结石　B. 尿酸结石　C. 混合型结石　D. 碳酸盐结石　E. 磷酸盐结石

14. 腹部平片不显影的结石是

15. 感染性结石的性质是

（16～17 题共用题干）

男性，23 岁。突发右腰部绞痛伴镜下血尿，右腰部叩击痛阳性。

16. 为了明确诊断，首选的检查方法是

A. B 超　B. CT　C. MRI　D. KUB+ IVU　E. 尿常规

17. 了解分侧肾功能的检查方法是

A. KUB　B. 肾功能　C. 放射性核素肾显像　D. 逆行肾盂造影　E. B 超

（18～19 题共用题干）

男性，32 岁，反复腰部胀痛 1 年。B 超见右肾盂结石，大小 1.5cm×1.0cm；左肾积水，左输尿管上段结石，大小 1.0cm×0.8cm。尿常规：RBC 5～10 个/HP，WBC 16～20 个/HP。肾功能正常。

18. 要了解该患者肾功能首选的检查方法是

A. CT 平扫　B. 复查 B 超　C. KUB　D. MRI　E. IVU

19. 首选的治疗方法是

A. 左输尿管结石体外冲击波碎石　B. 右肾盂结石体外冲击波碎石　C. 左输尿管切开取石　D. 药物排石　E. 右肾盂切开取石

（20～21 题共用选项）

A. 体外冲击波碎石　B. 经皮肾镜碎石　C. 经输尿管碎石　D. 药物治疗及大量饮水

E. 腹腔镜下取石或开放性手术取石

20. 输尿管结石 4mm，结石远端无梗阻，首选治疗方案是

21. 肾结石 2.0cm，首选治疗方案是

答　案

1. D　2. B　3. A　4. C　5. A　6. B　7. D　8. E　9. B　10. B
11. E　12. B　13. A　14. B　15. E　16. A　17. C　18. E　19. A　20. D
21. A

第四十六章　肾 肿 瘤

肾肿瘤是泌尿系统较常见的肿瘤之一，多为恶性。常见的肾脏恶性肿瘤有肾细胞癌（肾癌）、肾盂癌、肾母细胞瘤、肾转移瘤，小儿恶性肿瘤中，肾母细胞瘤最常见。

一、肾细胞癌（肾腺癌，简称肾癌）

肾癌起源于肾实质泌尿小管上皮系统，透明细胞癌最常见。

【临床表现】血尿、腰痛、肿块（肾癌三联征）。

血尿：无痛性全程血尿，最常见。

腰痛：钝痛或隐痛。

肿块：1/4～1/3 患者就诊时发现肿大的肾。

副瘤综合征：发热、血沉快、高血压、红细胞增多症、高血钙、精索静脉曲张。

【影像学检查】

B 超：无创，1cm 以上的肿瘤，鉴别囊性、实性。

IVU：静脉尿路造影评估双侧肾功能。

CT：最可靠，首选，增强 CT 有助于良恶性鉴别诊断。

MRI：与 CT 相仿，对于瘤栓的显影优于 CT。

CTA：可以显示肾脏血管分布，定位滋养肿瘤血管。

放射性核素肾显像（GFR）：评估术前、术后肾功能。

【诊断】症状多变，早期一般无特殊不适症状，有“三联征”者提示晚期肾癌。

外科手术：是根治肾癌的主要方法。

1. 根治性肾切除术　最主要治疗方法（患肾、周围脂肪、淋巴）。

2. 肾部分切除术　早期肾癌局限在一极单发＜4cm。

二、肾盂癌

【病理】移行上皮（最常见）乳头状肿瘤，易早期淋巴转移。偶见鳞癌，多与长期结石、感染等刺激有关。

【临床表现】

1. 血尿　间歇性无痛性肉眼血尿，一般无肿块和疼痛。

2. 肾绞痛　血块堵塞输尿管可出现肾绞痛。

【诊断】

1. 膀胱镜检　输尿管开口喷血或同时存在膀胱肿瘤。

2. 静脉尿路造影　肾盂充盈缺损。

3. 输尿管肾镜　直接观察肿瘤并活检。

4. B 超、CT、MRI 对诊断和鉴别诊断有重要意义。

【治疗】肾盂癌根治术：手术切除患肾+全长输尿管及输尿管开口部位的膀胱壁。局部切除；其他。

三、肾母细胞瘤

小儿泌尿系统中最常见的恶性肿瘤。

【临床表现】

1. 70%在 5 岁以前发病。
2. 腹部肿块：最常见、最重要症状，常无意发现。
3. 血尿：1/3 有镜下血尿，肉眼血尿少见。

【治疗】综合治疗，术后 2～3 年无复发可认为治愈。

试 题

1. 下列有关泌尿生殖系统肿瘤的说法，不正确的是
   A. 前列腺癌在我国近年发病率逐年上升
   B. 膀胱肿瘤以鳞癌和腺癌多见
   C. 肾肿瘤多为恶性
   D. 肾母细胞瘤多发生于婴幼儿
   E. 睾丸肿瘤多发生于 20～40 岁青壮年
2. 老年人无痛性肉眼血尿，首先应考虑
   A. 泌尿系肿瘤　B. 泌尿系感染　C. 泌尿系结核
   D. 泌尿系结石　E. 泌尿系畸形
3. 肾肿瘤常见的三大症状是
   A. 疼痛、包块、低热　B. 血尿、疼痛、包块
   C. 血尿、包块、高血压　D. 消瘦、血尿、低热
   E. 血尿、疼痛、乏力
4. 成人肾肿瘤最常见的症状是
   A. 腰部包块　B. 腰部疼痛
   C. 高血压　D. 精索静脉曲张
   E. 间断无痛性血尿
5. 男性，55 岁。间歇性全程无痛肉眼血尿 2 个月。静脉尿路造影可见右肾盂充盈缺损。首先考虑的疾病是
   A. 肾癌　B. 肾结核　C. 肾盂肾炎
   D. 肾结石　E. 肾盂癌
6. 肾癌患者出现血尿时肿瘤已
   A. 累及肾包膜　B. 转移至膀胱　C. 累及肾周脂肪囊
   D. 血行转移　E. 侵及肾盂肾盏
7. 诊断肾细胞癌最可靠的影像学方法是

A. CT 平扫　B. B 超　C. 尿路平片+静脉尿路造影
D. 肾动脉造影　E. CT 增强扫描

8. 难以鉴别的肾癌和肾囊肿，最可靠的鉴别方法是
A. 排泄性尿路造影　B. 逆行肾盂造影　C. B 超
D. 肾动脉造影　E. CT

9. 一侧肾癌的主要治疗方法是
A. 肾肿瘤剜除术　B. 单纯肾切除
C. 根治性肾切除术　D. 肾输尿管全切除
E. 化疗

10. 治疗肾癌的主要方法是
A. 单纯肾切除　B. 根治性肾切除　C. 肾部分切除
D. 放疗　E. 化疗

11. 肾盂癌常见的症状是
A. 高血压　B. 腹部包块
C. 肾绞痛并有血尿　D. 间歇性无痛性血尿
E. 精索静脉曲张

12. 需要切除病肾及全长输尿管的疾病是
A. 肾结核　B. 肾癌　C. 肾盂癌
D. 肾母细胞瘤　E. 萎缩肾

13. 45 岁，男性。间歇性肉眼血尿 3 个月余。IVP 见左肾盂内有不规则充盈缺损，膀胱镜检见左侧输尿管口喷血，应首先考虑
A. 肾结核　B. 肾癌　C. X 线不显影肾结石
D. 肾盂癌　E. 肾炎

14. 女性，42 岁。肉眼血尿 1 个月余。IVU 显示双肾功能正常，右肾盂有充盈缺损 1.5cm×1.2cm。尿细胞学检查发现肿瘤细胞。治疗方法首选
A. 放疗　B. 右肾输尿管全切术
C. 化疗　D. 右肾切除术
E. 肿瘤切除术

15. 患儿，4 岁。发现左上腹包块如拳头大小，质硬，可活动，无压痛，排尿正常。应首先考虑
A. 左肾积水　B. 左肾母细胞瘤　C. 脾肿大
D. 胰腺囊肿　E. 左肾结核

16. 3 岁女孩，无意中被发现左上腹有鹅蛋大包块、质硬，随呼吸上下移动，应首先考虑
A. 肾结核　B. 肾积水　C. 脾大
D. 肾母细胞癌　E. 胰腺囊肿

17. 肾母细胞瘤的临床特点是
A. 血尿　B. 腰痛　C. 腹部包块
D. 高血压　E. 发热

（18～19 题共用题干）

男性，52 岁。无痛性肉眼血尿伴条状血块，无膀胱刺激症状及排尿困难。

18. 对诊断有帮助的尿液检查是

    A. 尿常规　　B. 尿培养　　C. 尿沉渣找结核杆菌

    D. 尿三杯试验　　E. 尿细胞学检查

19. 静脉尿路造影最有价值的 X 线表现是

    A. 肾积水　　B. 患肾无功能　　C. 肾盂充盈缺损

    D. 肾萎缩　　E. 肾畸形

答　案

1. B　2. A　3. B　4. E　5. E　6. E　7. E　8. D　9. C　10. B

11. D　12. C　13. D　14. B　15. B　16. D　17. C　18. E　19. C

第四十七章　膀胱肿瘤

膀胱癌是泌尿生殖系统中最多见的肿瘤之一。

【病因】

1. 慢性炎症　膀胱结石、长期导尿、血吸虫病等。

2. 癌前期状态　发育不良、乳头状瘤、膀胱白斑。

【病理】移行细胞乳头状瘤：最多见。

【临床表现】

1. 血尿　间歇性、无痛性肉眼血尿。

2. 尿路刺激症状　晚期症状。

【辅助检查】膀胱镜检查：最直观、可靠。

【诊断】

1. ＞40 岁。

2. 间歇性、无痛性肉眼血尿。

3. 血尿伴有膀胱刺激征，行进一步检查，膀胱镜确诊，影像学检查分期。

【治疗】

1. 非肌层浸润性膀胱癌（Tis Ta T1）　经尿道膀胱肿瘤电切术。

2. 肌层浸润性膀胱癌（T2～T4a）　术前化疗（铂类为基础）+根治性膀胱切除术。

试　题

1. 泌尿系肿瘤中最常见的是
   A. 膀胱癌　B. 肾细胞癌　C. 肾盂癌
   D. 前列腺癌　E. 阴茎癌

2. 膀胱肿瘤最常见的临床表现是
   A. 尿频、尿急、尿痛　B. 疼痛+血尿
   C. 镜下血尿　D. 排尿困难
   E. 全程肉眼血尿

3. 膀胱肿瘤 T1 期表明肿瘤侵及
   A. 黏膜表面　B. 黏膜固有层　C. 浅肌层
   D. 深肌层　E. 外膜层

4. 采用 TNM 分期标准，膀胱肿瘤浸润浅肌层的分期是
   A. Ta 期　B. T1 期　C. T2a 期
   D. T2b 期　E. T3a 期

5. 判断膀胱肿瘤恶性程度的依据是
A. 血尿程度　B. 肿瘤的大小　C. 肿瘤细胞分化程度
D. 肿瘤的数目　E. 肿瘤浸润深度

6. 男性，62 岁。反复无痛性肉眼血尿 3 个月，偶伴尿频、尿急。查体：一般状态好，轻度贫血貌，双肾未触及，首先应考虑的疾病是
A. 泌尿系感染　B. 前列腺增生　C. 膀胱肿瘤
D. 膀胱结石　E. 慢性前列腺炎

7. 血尿患者，膀胱镜见膀胱右侧壁有 2.5cm×1.0cm 新生物，有蒂，距右输尿管口 3cm，活检诊断移行细胞癌 T1 期。首选的治疗方法是
A. 膀胱灌注化疗　B. 经尿道膀胱肿瘤切除术
C. 膀胱部分切除术　D. 膀胱全切除
E. 放疗

8. 膀胱 Ta 期乳头状癌的治疗方法首选
A. 膀胱部分切除术　B. 膀胱全切除术　C. 膀胱灌注化疗
D. 局部放疗　E. 经尿道膀胱肿瘤切除术

9. T3 期多发性膀胱肿瘤治疗方法是
A. 膀胱部分切除术　B. 经尿道膀胱肿瘤切除术
C. 膀胱内灌注化疗　D. 放疗
E. 根治性膀胱全切除术

（10～11 题共用题干）

男性，50 岁。间歇性无痛性血尿 3 个月，有血块。B 超见膀胱内有 1.5cm×2.0cm×1.0cm 新生物，有蒂。

10. 对诊断最重要的检查是
A. 尿常规　B. 尿脱落细胞　C. 膀胱镜+活检
D. IVP　E. CT

11. 目前最常用的治疗方法是
A. 膀胱灌注化疗　B. 经尿道电切　C. 开放手术
D. 放疗　E. 全身化疗

（12～13 题共用选项）
A. 移行细胞癌　B. 透明细胞癌　C. 横纹肌肉瘤
D. 鳞癌　E. 腺癌

12. 膀胱肿瘤最常见的组织类型是
13. 肾细胞癌最常见的组织类型是

（14～15 题共用选项）
A. CT（平扫+增强）　B. 膀胱镜+活检
C. X 线平片　D. B 超
E. 尿细胞学

14. 确诊膀胱肿瘤最直接的手段是
15. 了解膀胱肿瘤的浸润范围及深度、是否有盆腔淋巴结转移，应选用的检查方

法是

答案

1. A　2. E　3. B　4. C　5. E　6. C　7. B　8. E　9. E　10. C
11. B　12. A　13. B　14. B　15. A

第四十八章　前列腺增生

【病因】病因复杂，尚不完全清楚，可能与体内性激素平衡失调等因素有关。

【临床表现】

1. 夜尿增多、尿频。
2. 排尿困难。
3. 尿急、尿痛等下尿路刺激症状。
4. 血尿。
5. 尿潴留。

【诊断】

1. 病史和体检　凡 50 岁以上的男性有夜尿增多、尿频、进行性排尿困难、尿不尽等症状应考虑有前列腺增生症。直肠指诊是简单而有价值的诊断方法，可触到增大的前列腺表面光滑、质韧，中央沟消失。

2. 特殊检查　经腹或直肠前列腺 B 超；尿流动力学检查；膀胱镜检查。

【鉴别诊断】

1. 前列腺癌。
2. 膀胱癌。
3. 膀胱颈纤维化增生。
4. 神经性膀胱功能障碍。

【治疗】

1. 药物治疗　5α–还原酶抑制剂；α–肾上腺能受体阻滞剂。

2. 手术治疗指针

（1）尿流动力学有明显改变或残余尿经常在 50ml 以上。

（2）虽然尿流动力学改变不明显，但症状严重影响工作和生活。

（3）已引起上尿路积水和肾功能损害。

（4）反复发生急性尿潴留、尿路感染、肉眼血尿和并发膀胱结石。

难点解析

目前认为老龄和有功能的睾丸是前列腺增生发病的两个重要因素，其好发于移行带，而前列腺癌好发于外周带。

尿频是前列腺增生的最常见早期症状，而进行性排尿困难是最重要的症状，膀胱过度充盈可出现充溢性尿失禁，当梗阻达到一定程度时，可发生慢性尿潴留，若前列腺充血水肿会导致急性尿潴留。

难点解析

直肠指检是重要检查方法，B 超可测定前列腺大小、膀胱残余尿量，最大尿流率＜15ml/s，表明排尿不畅，最大尿流率＜10ml/s，表明严重梗阻。

确诊前列腺增生最有意义的检查是细胞学穿刺。

试　题

1. 前列腺增生的起始部位是
   A. 移行带　B. 外周带
   C. 中央带　D. 全部前列腺组织
   E. 前列腺外科包膜
2. 良性前列腺增生症最早出现的症状往往是
   A. 尿频　B. 排尿困难　C. 血尿
   D. 尿痛　E. 尿急
3. 前列腺增生患者最重要的症状是
   A. 排尿困难　B. 无痛性肉眼血尿　C. 尿失禁
   D. 尿潴留　E. 尿频、尿急、尿痛
4. 男性充溢性尿失禁的常见原因是
   A. 使用利尿剂　B. 输尿管结石　C. 前列腺增生
   D. 下尿路感染　E. 直肠脱垂
5. 男性，70 岁。进行性排尿困难 3 年，加重伴尿失禁 2 天。此尿失禁为
   A. 充溢性尿失禁　B. 压力性尿失禁　C. 真性尿失禁
   D. 混合性尿失禁　E. 急迫性尿失禁
6. 判断前列腺大小较准确的检查方法是
   A. 残余尿测定　B. B 超　C. 膀胱造影
   D. 直肠指诊　E. 膀胱镜检查
7. 测定残余尿量，最准确的检查方法是
   A. 排泄性尿路造影　B. 膀胱区叩诊
   C. 放射性核素肾图　D. B 超
   E. 排尿后导尿术测定
8. 男性，65 岁。进行性排尿困难 2 年，加重 3 个月，药物治疗无效。B 超检查：残余尿 100ml，双肾无积水，最大尿流率 10ml/s。心、肺、肝、肾功能正常。首选的治疗方法是
   A. 耻骨后前列腺切除　B. 经尿道热疗
   C. 耻骨上膀胱造瘘　D. 经尿道前列腺切除
   E. 耻骨上经膀胱前列腺切除

9. 男性，70 岁。前列腺增生 10 年，口服药物治疗。1 天前饮酒后出现不能自行排尿，下腹胀痛。首选的治疗方法是

A. 耻骨上膀胱穿刺　　B. 前列腺切除手术
C. 耻骨上膀胱穿刺造瘘　　D. 口服 α_1 受体阻滞剂
E. 导尿并留置尿管

10. 前列腺增生，合并急性尿潴留，双肾积水，应首选的治疗方法是

A. α 受体阻滞剂治疗　　B. 导尿并留置导尿管
C. 雌激素治疗　　D. 膀胱造瘘
E. 前列腺切除术

11. 男性，65 岁。进行性排尿困难 5 年，不能自行排尿 8 小时，膀胱膨隆轻压痛，首选的治疗方法应是

A. 针灸　　B. 耻骨上膀胱穿刺
C. 导尿并保留导尿管　　D. 耻骨上膀胱造瘘
E. 药物治疗

（12～13 题共用题干）

男性，68 岁。饮酒后不能自行排尿 5 小时急诊住院。体检见耻骨上包块，有轻压痛。

12. 该患者最可能的病因是

A. 前列腺增生　　B. 尿道狭窄　　C. 膀胱肿瘤
D. 尿道结石　　E. 神经性膀胱

13. 要确诊病因，最简便的影像学检查是

A. CT　　B. MRI　　C. B 超
D. KUB　　E. 膀胱造影检查

（14～15 题共用题干）

男性，70 岁。进行性排尿困难 10 年，夜尿 3～4 次。从未使用药物治疗。直肠指检：前列腺体积增大，中央沟消失，表面尚光滑，质地中等。B 超：双肾无积水，输尿管未见扩张。最大尿流率 10ml/s。

14. 首先考虑的疾病是

A. 膀胱结石　　B. 膀胱颈部挛缩　　C. 前列腺癌
D. 前列腺增生　　E. 神经源性膀胱

15. 首选的治疗方法是

A. 膀胱造瘘　　B. 根治性前列腺切除术
C. 口服多沙唑嗪+非那雄胺　　D. 经尿道前列腺切除术（TURP）
E. 膀胱切开取石

答　案

1. A　2. A　3. A　4. C　5. A　6. B　7. E　8. D　9. E　10. B
11. C　12. A　13. C　14. D　15. D

第四十九章　急性尿潴留

急性尿潴留指急性发生的膀胱胀满而无法排尿，常伴随由于明显尿意而引起的疼痛和焦虑，急性尿潴留（AUR）可分为诱发性和自发性。常见 AUR 的诱因包括：全麻或区域麻醉，过量液体摄入，膀胱过度充盈，尿路感染，前列腺炎症，饮酒过量，使用拟交感神经药或抗胆碱能神经药等。自发性 AUR 常无明显诱因。

【病因】

1. 梗阻性因素　机械性梗阻（如尿道狭窄、血块或结石塞）或动力性梗阻（如 α-肾上腺素能活性增加、前列腺炎症）导致的尿流阻力增加。

2. 神经性因素　膀胱感觉或运动神经受损（如由盆腔手术、多发性硬化、脊髓损伤、糖尿病等引起）。

3. 肌源性因素　膀胱过度充盈（如麻醉、饮酒过量）。

【诊断】

视诊：多能在耻骨上区见到过度膨胀的膀胱。

触诊：下腹部耻骨上区可触及胀大的膀胱，除部分神经源性膀胱外，压之有疼痛及尿意感。

叩诊：胀大的膀胱在耻骨上区叩诊为浊音，有时可胀至脐平。

【治疗】

1. 病因治疗　需要急诊处理，应立即解决尿液引流。

2. 膀胱减压　①导尿术；②耻骨上膀胱穿刺造瘘。

难点解析

1. 老年男性急性尿潴留最常见的病因是前列腺增生症，首选 B 超明确。
2. 急性尿潴留的处理首选导尿术，无效则予膀胱造瘘术。

试　题

1. 引起急性尿潴留的病因中，属于动力性梗阻的是
   A. 膀胱结石　　B. 膀胱肿瘤
   C. 尿道狭窄　　D. 外伤性脊髓损伤
   E. 良性前列腺增生
2. 急性尿潴留病因中，属于非机械性梗阻的是

A. 尿道结石　　B. 外伤性高位截瘫
C. 尿道断裂　　D. 尿道肿瘤
E. 前列腺增生

3. 急性尿潴留病因中，属于机械性梗阻的是
A. 腰麻和肛管直肠术后　　B. 外伤性高位截瘫
C. 使用药物阿托品、普鲁本辛后　　D. 腹泻或长时间使用利尿剂
E. 尿道结石

4. 老年男性急性尿潴留常见的病因是
A. 前列腺增生　　B. 尿道结石　　C. 尿道外伤
D. 膀胱异物　　E. 尿道肿瘤

答　案

1. D　2. B　3. E　4. A

第五十章　鞘膜积液

鞘膜积液是围绕睾丸的鞘膜腔内液体积聚超过正常量而形成的囊肿病变。

【病因】 鞘膜与腹膜一样，也具有分泌和吸收的功能。当鞘膜本身或邻近器官出现病变，分泌与吸收不平衡时，则鞘膜腔内形成鞘膜积液。如睾丸肿瘤、附睾睾丸炎、阴囊内容物手术或外伤均可继发睾丸鞘膜积液。先天性鞘膜积液（交通性）因与腹腔相通，其内的积液，除鞘膜分泌外还有来自腹腔的液体。

【临床类型】

1. 睾丸鞘膜积液　最常见的一种。

2. 精索鞘膜积液　腹膜鞘状突两端闭合，而中间的精索部分未闭，囊内积液与腹腔和睾丸固有鞘膜均不相通。

3. 睾丸、精索鞘膜积液（婴儿型）　腹膜鞘状突在内环处闭合而其他部分未闭合。

4. 交通性鞘膜积液（先天性）　由于腹膜鞘状突未闭，上与腹腔、下与睾丸鞘膜腔相通。

【临床表现】

1. 小儿鞘膜积液并无明显症状。

2. 平卧不消失，精索无异常；积液多、张力大者较硬，似实质性肿物，但透光试验阳性。

3. 交通性鞘膜积液，透光囊性肿物随体位改变而变化。

4. 婴儿型鞘膜积液，透光囊性肿物呈梨形。

5. 精索鞘膜积液，透光囊性肿物位于腹股沟或阴囊上部，与睾丸有清楚的分界，牵拉睾丸可随之活动。

【诊断】鞘膜积液透光试验为阳性（此为主要鉴别点）。

【治疗】

1. 非手术治疗　婴幼儿单纯性鞘膜积液往往可以自行吸收自愈，也无需手术治疗，观察到 2 岁。交通性鞘膜积液单纯穿刺抽液无效，不能应用硬化剂治疗。

2. 手术治疗　较大的睾丸鞘膜积液最佳的治疗方法是鞘膜翻转术。交通性鞘膜积液不能仅仅做单纯鞘膜翻转术，一定要在腹股沟内环处高位结扎鞘状突。

试　题

1. 最常见的鞘膜积液是

A. 精索鞘膜积液　　B. 继发性鞘膜积液

C. 睾丸精索鞘膜积液　　D. 交通性鞘膜积液

E. 睾丸鞘膜积液

2. 单纯性睾丸鞘膜积液最可靠的诊断依据是

A. 阴囊肿大　B. 阴囊肿块表面光滑

C. 阴囊肿块有波动感　D. 透光试验阳性

E. 右侧阴囊无睾丸

3. 男孩，3 岁。右侧阴囊内肿块，光滑，有波动感，右侧睾丸未触及，卧位时肿块不消失。首先考虑的诊断是

A. 腹股沟疝　B. 精索鞘膜积液

C. 隐睾　D. 睾丸鞘膜积液

E. 交通性鞘膜积液

4. 男性，26 岁。右侧阴囊增大不适半年。检查肿块约 2.0cm×2.8cm 大小，有囊性感，无压痛，平卧位不消失，透光试验阳性。双侧睾丸、附睾可清楚触及，大小位置正常。应诊断为

A. 睾丸鞘膜积液　B. 睾丸肿瘤　C. 腹股沟疝

D. 精索鞘膜积液　E. 阴囊象皮肿

5. 以下鞘膜积液，不需要手术治疗的是

A. 精索鞘膜积液　B. 交通性鞘膜积液

C. 睾丸鞘膜积液　D. 婴儿鞘膜积液

E. 睾丸精索鞘膜积液

6. 成人巨大睾丸鞘膜积液，最佳治疗措施是

A. 睾丸鞘膜翻转　B. 鞘膜囊全部切除

C. 等待自行吸收消退　D. 内环处高位结扎鞘状突

E. 鞘膜积液穿刺抽液

（7～9 题共用选项）

A. 睾丸鞘膜积液　B. 精索鞘膜积液　C. 交通性鞘膜积液

D. 腹股沟斜疝　E. 睾丸肿瘤

7. 阴囊包块，透光试验阳性，平卧后消失，多见于

8. 阴囊包块，透光试验阴性，平卧后消失，多见于

9. 阴囊肿块，透光试验阳性，平卧后无缩小，表面光滑，无压痛，摸不到睾丸，多见于

答　案

1. E　2. D　3. D　4. D　5. D　6 A　7. C　8. D　9. A

第五十一章　急性肾衰竭

急性肾衰竭是指由各种原因引起的急性肾功能损害，在短时间内引起水电解质酸碱平衡失调及血中氮质代谢产物积聚为临床特征的急性综合征。

急性肾衰竭分为：①少尿型急性肾衰竭，成人尿量＜400ml/24h 或＜17ml/h。②非少尿型急性肾衰竭：24 小时尿量超过 800ml。

【病因】

1. 肾前性　①心输出量减少，血容量减少；②心输出量正常或增加，但有效血容量减少；③心脏收缩功能不良，如缺血性心脏病、心肌病、心瓣膜疾病、心包填塞；④肾血管病变：肾血管狭窄。

2. 肾性　①肾缺血：出血、休克、脱水；②肾中毒：氨基糖苷类抗生素、重金属、造影剂、生物毒素、有机溶剂。③二者兼者：烧伤、感染性休克、挤压综合征、肝肾综合征。

3. 肾后性　指双侧肾输尿管或孤立肾输尿管完全性梗阻所致肾功能急剧下降。

【临床表现】

1. 体液潴留　高血压、水肿、急性肺水肿。

2. 电解质失调　高钾血症、高镁血症、高磷血症、低钠血症、低钙血症、低氯血症。

3. 代谢性酸中毒

4. 尿毒症症状与体征　恶心、呕吐、上消化道出血，尿毒症心肌症，尿毒症肺炎，出血、贫血，粒细胞功能损害，淋巴细胞功能损害。

【检查】逆行性尿路造影。

【治疗】

少尿期：保守治疗，血液净化。

多尿期：保持水电解质平衡，增进营养，增加蛋白质补充，治疗感染，注意合并症发生。重点：注意抗感染及低钾血症发生，补液量为前一天尿量的 2/3 或 1/2。

血液净化指征：血肌酐≥442μmol/L，血钾≥6.5mmol/L，严重代谢性酸中毒，水中毒症状和体征，尿毒症症状严重者。常用方法：血液透析、腹膜透析、超滤。

难点解析

1. 肾前性：和血容量减少有关，肾后性：与泌尿系梗阻性疾病有关，肾实质性（肾小管坏死）：多与毒性药物有关。

2. 电解质失调：高钾血症、高镁血症、高磷血症（高钾镁磷），低钠血症、低钙血症、低氯血症（低氯钠钙），高钾血症是少尿期主要死亡原因。

3. 急性肾衰竭只能做逆行性尿路造影。

试　题

1. 70 岁男性患者，长期高血压动脉硬化，粘连性肠梗阻，患者拒绝手术，长期应用胃肠减压，有脱水，经补液尿量达 30ml/h，比重 1.010，1 天后患者感心慌，心率 120 次/分，查血钾 3.5mmol/L，迅速补 10%KCl 20ml（静脉注射），患者心跳骤停死亡。该患者死亡的直接原因是

A. 动脉硬化、心肌梗死　B. 严重脱水
C. 严重低血钾　D. 肾功能衰竭
E. 肾衰时静脉注射氯化钾

2. 急性肾功能衰竭早期最主要的表现是

A. 尿量减少，尿比重固定在 1.010　B. 代谢性酸中毒
C. 高钾血症　D. 低钠血症
E. 尿毒症

3. 急性肾功能衰竭少尿期主要死亡原因是

A. 低钾血症　B. 高钾血症　C. 氮质血症
D. 代谢性酸中毒　E. 水中毒

4. 急性肾衰少尿期，关于饮食错误的是

A. 限制入水量　B. 禁忌含钾饮食
C. 以糖为主和适量脂肪　D. 给高蛋白饮食
E. 补充各类维生素

答　案

1. E　2. A　3. B　4. D

第五十二章　骨折概论

【临床表现】

1. 全身表现　休克、发热＜38.5℃（吸收热）或发热＞38.5℃（开放性骨折感染所致）。

2. 局部表现　疼痛、肿胀、功能障碍。

3. 骨折专有体征　畸形、异常活动、骨擦音/骨擦感。

【诊断】①具备骨折专有体征之一，即可诊断。②对于专有体征不明显的裂缝骨折、嵌插骨折、脊柱及骨盆骨折需行 X 线检查，必要时行 CT、MRI 检查予以确诊。

【检查】

1. X 线　骨折首选检查。

2. CT　适用于关节内、脊柱等复杂解剖结构的骨折，可行三维重建。

3. MRI　对涉及软组织、韧带、脊髓等处的骨折有较大诊断价值。

【并发症】

1. 早期并发症

（1）休克：常见于骨盆骨折、股骨干骨折。

（2）脂肪栓塞综合征：发生于成人，脂肪栓子致肺栓塞，表现为呼吸困难。

（3）重要脏器、组织损伤：骨折断端致其周围组织、器官发生损伤。

（4）骨筋膜室综合征：是早期最严重并发症，好发于前臂、小腿，可切开急救。

2. 晚期并发症

（1）损伤性骨化：又称骨化性肌炎，多见肘关节，因肱骨髁上骨折反复暴力复位引起。

（2）创伤性关节炎：关节内骨折引起，好发于胫骨平台骨折。

（3）关节僵硬：长时间固定，关节纤维粘连所致，是骨折和关节损伤最常见并发症。

（4）缺血性骨坏死：常见于股骨头下型骨折。

（5）缺血性肌痉挛：是骨筋膜室综合征处理不当的严重后果，爪形手、爪形足为典型表现。

【愈合】

1. 骨折愈合过程　①血肿机化期（血肿机化成肉芽组织继而转化为纤维结缔组织，骨折端达到纤维连接，骨折后 2 周完成）；②原始骨痂形成期（膜内、外成骨，软骨内成骨形成原始骨痂，X 线片示骨折处有梭形骨痂阴影，但骨折线隐约可见。可达到临床愈合标准，在成人一般需 12～24 周）；③骨痂改造塑型期（骨折处死骨不断清除，新骨形成，骨折部形成骨性连接并恢复正常结构，一般需 1～2 年）。

2. 骨折临床愈合标准　①局部无压痛及纵向叩击痛；②局部无异常活动；③X 线片示骨折处有连续性骨痂，骨折线模糊。

3. 影响骨折愈合因素 ①全身因素，包括年龄、健康状况；②局部因素中骨折部位的血供是影响愈合的主要因素。

4. 骨折的急救 抢救休克；包扎伤口；妥善固定。

【治疗】

1. 复位 首选手法复位；合并神经、血管损伤时选择切开复位。

（1）复位标准

解剖复位：骨折端恢复了正常的解剖关系，达到对位、对线良好。

功能复位：虽复位后骨折端不能恢复至正常的解剖结构，但肢体功能无明显影响。

①骨折部位的旋转移位、分离移位必须完全矫正；②缩短移位：在成人下肢骨折＜1cm，儿童若无骨骺损伤，下肢缩短在2cm以内，在生长发育中可自行矫正；③成角移位：与关节活动方向一致者可自行矫正，侧方成角移位、与关节方向垂直者必须完全复位；④长骨干横行骨折：骨折端至少应对位1/3左右，干骺端骨折至少应对位3/4左右；

（2）切开复位的指征 ①骨折端之间有肌肉或肌腱等软组织嵌入；②关节内骨折，可能影响关节内功能者；③手法复位后，未达到功能复位标准，影响功能者；④骨折并发主要血管、神经损伤，修复血管、神经时，宜行骨折切开复位；⑤多处骨折，为便于护理和治疗，防止并发症，应行切开复位；⑥不稳定骨折，如四肢斜行、螺旋形、粉碎性骨折及脊柱骨折合并脊髓损伤者。

2. 固定 外固定主要用于开放性骨折；内固定主要用于切开、复位后。

开放性骨折的处理原则：及时正确处理创口，防止感染，争取将开放性骨折变为闭合性骨折。

清创时间：伤后6～8小时，由浅到深清理。

处理方式：①切除创缘皮肤 1～2mm；②尽量保留肌腱、神经和血管的完整性；③粉碎性骨折碎片的处理：游离骨片应去除，与组织相连的必须保留。

3. 功能锻炼 早期阶段（骨折1～2周内）；中期阶段（骨折2周后，已有纤维连接）；晚期阶段（骨折达临床愈合标准，外固定已拆除）。

难点解析

1. 骨折专有体征：畸形、反常活动、骨擦音（感）。

2. 临床症状明显的疑似骨折患者，如急诊拍片为阴性，应2周后复查拍片。

3. 上肢伸直型肱骨髁上骨折、下肢胫骨中 1/3 骨折，易引起骨筋膜室综合征（早期并发症）。

4. 缺血性肌痉挛是骨筋膜室综合征处理不当的结果，表现为爪形手、爪形足。

5. 固定是骨折急救的重要措施。

试　题

1. 某战士参加野营拉练归来途中自觉右小腿疼痛，经休息治疗 2 周后无好转，拍 X 线片检查发现右腓骨下段横行骨折线，无移位，其骨折的主要成因是

A. 直接暴力　B. 疲劳性骨折　C. 间接暴力
D. 肌拉力　E. 骨髓炎

2. 属于稳定性骨折的是

A. 斜行骨折　B. 螺旋形骨折　C. 多段骨折
D. 横行骨折　E. 粉碎性骨折

3. 开放性骨折体温升高时应考虑有

A. 疼痛刺激　B. 感染　C. 休克
D. 失血　E. 组织液丢失

4. 骨折 X 线检查的重要意义是

A. 了解骨折的发生机制　B. 明确骨折的诊断
C. 判断骨折的预后　D. 了解组织的损伤情况
E. 了解骨质密度

5. 男性，32 岁。车祸致左大腿受伤。X 线片示左股骨皮质连续性中断。对诊断最有意义的临床表现是

A. 反常活动　B. 瘀斑　C. 活动受限
D. 压痛　E. 肿胀

6. 属于骨折早期并发症的是

A. 创伤性关节炎　B. 缺血性骨坏死
C. 关节僵硬　D. 骨筋膜室综合征
E. 坠积性肺炎

7. 骨折引起脂肪栓塞是由于

A. 患者肥胖　B. 脂肪肝
C. 骨筋膜室压力过高　D. 创伤的应激作用
E. 静脉压力增高

8. 严重外伤患者发生脂肪栓塞综合征，该综合征主要累及的部位是

A. 胰　B. 肾　C. 肝
D. 骨　E. 肺

9. 关节内骨折最常见的并发症是

A. 创伤性关节炎　B. 缺血性骨坏死　C. 骨化性肌炎
D. 骨生成异常　E. 骨折不愈合

10. 损伤性骨化最常见于

A. 腕关节　B. 肘关节　C. 髋关节
D. 膝关节　E. 肩关节

11. 关于骨折愈合的过程，正确的是

A. 原始骨痂形成期膜内成骨比软骨内成骨慢
B．Wolff 定律即骨折愈合过程中板层骨总是沿断端承受的生理应力方向吸收
C. 临床上骨折愈合过程多为一期愈合
D. 新骨的爬行替代过程是在破骨细胞和成骨细胞同时作用下完成的
E. 骨板形成塑形期在应力轴线上的骨痂逐步消失

12. 骨折临床愈合的标准，下列不正确的是
A. 局部无压痛
B. 局部无纵向叩击痛
C. 局部无反常活动
D. 局部无畸形
E. X 线片示骨折线模糊，并有连续性骨痂通过

13. 骨折急救固定的目的不包括
A. 便于搬动运送
B. 恢复肢体的正常解剖关系
C. 减轻患者疼痛
D. 减少骨折端活动
E. 避免搬运中造成血管、神经损伤

14. 骨折切开复位与闭合复位比较，最大优点是
A. 达到解剖复位
B. 降低感染风险
C. 制动时间缩短
D. 缩短骨折愈合时间
E. 减少骨折部位创伤

15. 下列关于开放性骨折，处理正确的是
A. 不能切除创口的边缘
B. 失去活力的大块肌肉组织可以部分保留
C. 已污染的骨膜应完全切除
D. 游离污染的小骨片应该去除
E. 用毛刷洗刷创口内污染的骨质

答　案

1. B　2. D　3. B　4. B　5. A　6. D　7. D　8. E　9. A　10. B
11. D　12. D　13. B　14. A　15. D

第五十三章　上肢骨折

一、锁骨骨折

【病因】儿童、青少年多见，间接暴力多见，常由肩部外伤引起。好发部位：中外1/3交界处。

【临床表现】因锁骨位置表浅，骨折后可有局部肿胀、瘀斑、肩关节活动障碍。典型姿势：健侧手托起患侧肘，头偏向患侧。

【诊断】病因、表现结合X线检查。

【治疗】

1. 三角巾悬吊　儿童青枝骨折、成人无移位者，仅用三角巾悬吊3～6周后可开始活动。

2. 手法复位+8字绷带固定　适用于有移位的锁骨中段骨折，手法复位后8字绷带固定。

3. 切开复位内固定　患者不能耐受8字绷带固定的痛苦；复位后再移位，影响外观者；合并神经血管损伤；开放性骨折；陈旧骨折不愈合；锁骨外端骨折合并喙锁韧带断裂。

二、肱骨外科颈骨折

【解剖部位】肱骨大、小结节移行为肱骨干的交界处，位于解剖颈的下2～3cm。臂丛神经和腋血管从内经过。

【病因及分类】常因间接暴力所致，中老年人多见。可分为无移位型、外展型、内收型、粉碎型。

【诊断】病史、表现结合X线或CT（三维重建）检查进行判断。

【治疗】

1. 无移位型、轻度移位者　用三角巾悬吊上肢3～4周，复查X线平片后可行功能锻炼。

2. 有移位型（外展、内收型）　切开复位+钢板内固定。

3. 粉碎型　①年龄大、全身情况差者可用三角巾悬吊任其复位；②此型骨折手法难以复位，可采用切开复位+内固定，术后4～6周开始活动肩关节；③青壮年的严重粉碎型骨折，可采用尺骨鹰嘴外展位骨牵引，辅以手法复位+小夹板固定。6～8 周后去牵引，继续小夹板固定，开始活动肩关节。

三、肱骨干骨折

【解剖】肱骨外科颈下 1～2cm 至肱骨髁上 2cm 段内的骨折称为肱骨干骨折。在肱骨中下 1/3 段后方有桡神经走行。此处骨折易引发桡神经损伤。

【病因】可由直接、间接暴力所致。

【临床表现】受伤后，上臂出现疼痛、肿胀、皮下瘀斑、畸形、活动障碍。可有骨擦音、骨擦感，如合并桡神经损伤可有垂腕、前臂旋后障碍，手背桡侧皮肤感觉减退或消失。

【诊断】结合 X 线检查。

【治疗】

1. 手法复位+外固定　适用于大多数肱骨干横行或短斜形骨折。

2. 切开复位+内固定　适用于手法复位失败；合并神经、血管损伤；有分离或软组织嵌入；陈旧骨折不愈合；影响功能的畸形愈合；同一肢体多发性骨折；8～12 小时内污染不重的开放性骨折。

3. 康复治疗　无论内外固定，复位后抬高患肢，主动练习手指屈伸活动；2～3 周主动进行腕、肘关节屈伸和肩关节外展、内收活动。6～8 周增大活动量，并做肩关节旋转活动。

四、肱骨髁上骨折

【解剖】位于肱骨干与肱骨髁的交界处。肱骨干轴线与肱骨髁轴线之间有 30°～50°的前倾角。前倾角是易发生肱骨髁上骨折的解剖因素。在肱骨髁内前方有肱动脉、正中神经经过，肱骨髁内侧有尺神经，外侧有桡神经，因此该处骨折易引发神经血管损伤。

【分型】肱骨髁上骨折好发于 10 岁以上儿童，分为伸直型、屈曲型，其中伸直型占 85.4%。

伸直型与屈曲型肱骨髁上骨折的比较

	伸直型肱骨髁上骨折	屈曲型肱骨髁上骨折
受伤机制	跌倒时手掌撑地	跌倒时肘关节后方着地
近折端移位	向前向下	向后向下
受损组织	肱动脉、正中神经，桡神经、尺神经（骨折端伴侧方移位时可合并损伤）	桡神经、尺神经（骨折时合并侧方移位可损伤），骨折断端刺破皮肤形成开放性骨折
临床表现	肘部半屈位，伴疼痛、肿胀、瘀斑	肘后突起，伴疼痛、肿胀、皮下瘀斑
体格检查	肘后三角关系正常	肘后三角关系正常

【并发症】损伤肱动脉→骨筋膜室综合征；尺侧移位→肘内翻。

【治疗】

1. 手法复位+外固定 适用于受伤时间短、肿胀轻、无供血障碍。

2. 切开复位+内固定 适用于开放性骨折污染不重；手法复位失败；合并神经血管神经损伤。

五、桡骨远端骨折

【解剖】桡骨远端骨折是指距桡骨远端关节面3cm以内的骨折。此处为松质骨和密质骨的交界处，为解剖薄弱处，遇外力时易发生骨折。

【分型】

伸直型与屈曲型桡骨远端骨折的比较

	伸直型桡骨远端骨折	屈曲型桡骨远端骨折
别称	Colles 骨折	Smith 骨折
受伤机制	腕关节背伸、手掌着地、前臂旋前	腕关节屈曲、手背着地
典型畸形	侧面银叉样、正面枪刺样畸形	
骨折端移位	近折端向掌侧移位	近折端向背侧移位

【治疗】以手法复位外固定为主，手法复位失败或不稳定、严重粉碎型骨折时采取手术治疗。

试　题

1. 幼儿锁骨青枝骨折最适宜的治疗方法是

A. 8字绷带固定　B. 三角巾悬吊　C. 锁骨带固定

D. 手术钢板固定　E. 外固定架固定

2. 男性，54岁，因外伤造成右肱骨外科颈骨折，臂不能外展，三角肌表面皮肤麻木，考虑是损伤了

A. 桡神经　B. 尺神经　C. 腋神经

D. 正中神经　E. 肌皮神经

3. 肱骨外科颈的解剖部位是

A. 肱骨大、小结节交界处　B. 肱骨中上1/3交界处

C. 肱骨头周围环型沟　D. 肱骨上端的骨端

E. 肱骨大、小结节移行肱骨干之交界处

4. 外展或内收型肱骨外科颈骨折的复位方法是

A. 手法复位小夹板固定　B. 三角巾悬吊

C. 单纯手法复位　D. 保守治疗

E. 切开复位

5. 女性，72 岁。摔倒后左肩部着地受伤，肩部肿胀，疼痛，肩关节活动障碍。X 线片显示左侧肱骨外科颈骨皮质连续性中断，无明显移位。首选的治疗方法是

A. 切开复位内固定　　B. 小夹板外固定
C. 三角巾悬吊贴胸位固定　　D. 石膏外固定
E. 尺骨鹰嘴骨牵引+夹板固定

6. 肱骨中段骨折，最容易损伤的神经是

A. 尺神经　　B. 桡神经　　C. 正中神经
D. 肌皮神经　　E. 腋神经

7. 男性，30 岁，被枪弹击伤上臂中段。体检：垂腕，各手指不能伸直，拇指、示指、中指背侧麻木，肘关节伸屈活动正常。X 线示：肱骨中段见一弹头形状的金属异物，骨质未见断裂。其最可能损伤的神经是

A. 桡神经　　B. 正中神经　　C. 尺神经
D. 臂丛神经　　E. 以上皆不正确

8. 男性，60 岁。左上肢摔伤，急诊来院。X 线摄片显示肱骨干横行骨折，并有移位，经手法复位不理想，后改为牵引治疗，又经 X 线影像见骨折端有分离。其最可能的后果是

A. 桡神经损伤　　B. 肩关节强直　　C. 肘关节僵直
D. 损伤性骨化　　E. 骨折不愈合

9. 伸直型肱骨髁上骨折多见于

A. 老年女性　　B. 老年男性　　C. 儿童
D. 中年女性　　E. 中年男性

10. 符合伸直型肱骨髁上骨折特点的描述是

A. 肘后三角异常改变　　B. 骨折线由前上斜向后下
C. 骨折线由前下斜向后上　　D. 常伴有正中神经损伤
E. 患肘向前突出呈后伸位

11. 男孩，11 岁。摔倒后左手着地受伤，左肘部疼痛、畸形，肘后三角正常，且伴有桡动脉搏动消失、手部感觉麻木。X 线示肱骨远端骨折。最可能损伤的血管是

A. 尺动脉　　B. 桡动脉　　C. 腋动脉
D. 肱动脉　　E. 锁骨下动脉

12. 不属于肱骨髁上骨折的临床表现是

A. 肘部疼痛肿胀　　B. 肘部皮下瘀斑
C. 肘后三角异常　　D. 手部皮肤苍白、皮温较低
E. 前臂缺血性肌坏死

13. 女性，60 岁。不慎跌倒，右手背着地，当即右腕肿痛，腕下垂，活动受限。其首选的诊断是

A. Colles 骨折　　B. Smith 骨折　　C. 尺神经损伤
D. 桡神经损伤　　E. 腕关节脱位

14. “餐叉”畸形见于

A. 尺骨上端骨折　B. 桡骨上端骨折　C. 桡骨下端骨折
D. 尺骨下端骨折　E. 肱骨髁上骨折

15. 伸直型桡骨下端骨折的畸形是
A. 垂腕型　B. 银叉型　C. 尺偏型
D. 爪型　E. 僵硬型

16. 女性，75 岁。摔倒时右手撑地，腕部疼痛、肿胀。查体：右腕部呈“枪刺刀”畸形。最可能的诊断是
A. Galeazzi 骨折　B. Colles 骨折
C. Monteggia 骨折　D. Chance 骨折
E. Smith 骨折

答　案

1. B　2. C　3. E　4. A　5. C　6. B　7. A　8. E　9. C　10. C
11. D　12. C　13. B　14. C　15. B　16. B

第五十四章　下肢骨折

一、股骨颈骨折

股骨头、颈与髋臼共同构成髋关节，是躯干与下肢的重要连接装置及承重结构。其中股骨颈的长轴与股骨干纵轴之间形成颈干角，为110°～140°，平均127°。颈干角变大，为髋外翻，变小为髋内翻。颈干角的改变可导致力的传导发生改变，易发生骨折和关节软骨退变，发生创伤性关节炎。矢状面上股骨颈长轴与股骨干轴线也不在同一平面上，形成前倾角为12°～15°。

股骨头血供：

1. 小凹动脉　位于股骨头圆韧带内，提供股骨头凹部的血液循环。

2. 股骨干滋养动脉　沿股骨颈进入股骨头。经股骨颈骨折时，可被损伤，致股骨头缺血坏死。

3. 旋股内、外侧动脉分支

（1）旋股内侧动脉：分为干骺端上、下侧动脉、骺外侧动脉，其中骺外侧动脉供应股骨头2/3～4/5区域血液循环，是股骨头最主要的供血来源。

（2）旋股外侧动脉：其分支供应股骨头小部分血液循环。

股骨颈骨折分型

分型	骨折线	损伤动脉	并发症
股骨头下骨折	股骨头下	旋股内侧动脉分支	最易发生股骨头缺血坏死
经股骨颈骨折	股骨颈中部	股骨干滋养动脉升支	较易发生股骨头缺血坏死
股骨颈基底骨折	股骨颈大、小转子间连线处	仍有旋股内、外侧动脉分支合成的动脉供血	不易发生股骨头缺血坏死

股骨颈骨折按骨折线方向分类

内收型	Pauwels 角＞50°	骨折面接触少，易移位	不稳定型骨折
外展型	Pauwels 角＜30°	骨折面接触多，不易移位	稳定型骨折

【病因】中、老年人多，与骨质疏松有关，以间接暴力多见。

【临床表现】①外伤史：多见于中、老年人摔伤史；②局部症状：伤后髋部疼痛，下肢活动受限，不能站立和行走；③典型畸形：患肢外旋缩短畸形，外旋45°～60°。

【诊断】受伤史结合表现及 X 线检查可明确。

【治疗】

	适用对象	处理
非手术治疗	年龄过大，身体条件差	穿防旋鞋、下肢骨、皮肤牵引 6～8 周
手术治疗	65 岁以上老人的股骨头下型骨折	人工关节置换术
	有移位的股骨颈骨折	闭合复位内固定
	股骨颈陈旧骨折不愈合	切开复位内固定
	股骨头坏死、关节面塌陷	

试　题

1. 股骨头的主要血液供应来源是
   A. 旋股内、外侧动脉的分支　　B. 股圆韧带内的小凹动脉
   C. 股骨干的滋养动脉升支　　D. 闭孔动脉
   E. 阴部内、外动脉

2. 股骨颈骨折后出现股骨头坏死最主要的原因是
   A. 固定不牢固　　B. 年龄高、体质虚弱
   C. 采用切开复位内固定　　D. 没有达到解剖学复位
   E. 股骨头血运破坏

3. 股骨颈骨折时，股骨头缺血性坏死率最高的是
   A. 完全性头下骨折　　B. 不完全性基底骨折
   C. 完全性基底骨折　　D. 不完全性经颈骨折
   E. 完全性经颈骨折

4. 女性，56 岁。2 小时前不慎摔倒，左髋部疼痛、无法行走。X 线检查示左股骨颈中段骨折并有短缩完全移位，Pauwels 角为 60°。该患者股骨颈骨折的类型是
   A. Garden Ⅰ 型骨折　　B. Garden Ⅱ 型骨折
   C. Garden Ⅲ 型骨折　　D. 内收型骨折
   E. 外展型骨折

5. 股骨颈骨折 Pauwels 角是指
   A. 股骨颈长轴线与股骨干纵轴线之间的夹角
   B. 股骨颈长轴线与股骨颈骨折线之间的夹角
   C. 股骨颈骨折线与股骨干纵轴线之间的夹角
   D. 股骨颈骨折线与两大转子连线之间的夹角
   E. 股骨颈骨折线与两髂嵴连线之间的夹角

6. 股骨颈骨折内收型，其 Pauwels 角
   A. 大于 50°　　B. 小于 50°　　C. 小于 40°
   D. 小于 30°　　E. 等于 30°

7. 稳定型股骨颈骨折是

A. 头下骨折　　B. 经颈骨折　　C. 基底骨折

D. 内收骨折　　E. 外展骨折

8. 女性，78 岁。跌倒右髋受伤 2 小时，局部疼痛，活动受限，患肢缩短，轴向叩击痛（+）。X 线片显示右股骨颈基底部骨皮质连续性中断，断端嵌插，Pauwela 角 25°。一般状态差，既往高血压、肺心病、糖尿病病史 30 余年，心功能Ⅳ级。最佳治疗方案是

A. 人工关节置换术　　B. 转子间截骨矫正力线

C. 闭合复位内固定　　D. 切开复位内固定

E. 下肢中立位皮牵引 6～8 周

9. 下列各项中，哪项更有助于鉴别股骨颈骨折与股骨转子间骨折

A. 髋关节压痛　　B. 患肢轻度内收

C. Bryant 三角底边短缩　　D. 患肢外旋角度

E. 患肢短缩程度

10. 下列骨折类型预后最差的是

A. 头下型　　B. 经颈型　　C. 基底型

D. 粗隆型　　E. 粗隆下

11. 如果是头下型骨折，并有移位，应该采取的治疗方式是

A. 牵引至愈合　　B. 手法整复后石膏裤

C. 手法整复，外固定架　　D. 人工关节置换

E. 复位，物理治疗

答　案

1. A　2. E　3. A　4. D　5. E　6. A　7. E　8. E　9. D　10. A　11. D

二、胫骨骨折

【解剖】①胫骨是支撑体重的重要骨骼，前方主要由皮肤覆盖，骨折端容易刺破皮肤形成开放性骨折。②胫骨干横切面呈三菱形，在中、下 1/3 交界处，变为四边形。在三菱形与四边形交界处是骨折好发部位。③胫骨上下端关节面是互相平行的，骨折复位时若骨折对位对线不良，关节面则失去平衡，关节受力面发生改变，易发生创伤性关节炎。

【病因】由直接暴力引起多见。

【临床表现】伤后局部肿胀明显，疼痛剧烈伴有畸形和功能障碍。

【诊断】X 线可明确诊断。检查时应注意有无骨筋膜室综合征，有无合并腓骨骨折及血管神经损伤。

【并发症】

骨折类型	并发症	解剖因素
胫骨上 1/3 骨折	下肢缺血坏死	损伤胫后动脉所致
胫骨中 1/3 骨折	骨筋膜室综合征	胫骨、腓骨、胫腓骨间膜与小腿的肌筋膜形成四个筋膜室，骨折时大量血液积聚在各腔室中致骨筋膜室高压
胫骨下 1/3 骨折	延迟愈合或不愈合	胫骨干上、中 1/3 交界处进入骨内的营养动脉受损，致使下 1/3 胫骨血供减少；下 1/3 胫骨几乎无肌肉附着，由周围获得血供很少

【治疗】目的是矫正畸形，恢复胫骨关节面的平行关系，恢复肢体长度。

无移位胫腓骨骨干骨折：采用夹板或石膏固定。

有移位胫腓骨骨干骨折：采用手法复位+小夹板或石膏固定。

不稳定的胫腓骨骨干骨折：采用跟骨结节牵引+手法复位+小夹板固定。

试　题

1. 胫骨易发生骨折的部位是
   A. 上端干骺端部位　　B. 横切面三棱形部位
   C. 横切面四边形部位　　D. 踝上部位
   E. 横切面三棱形与四边形移行部位
2. 胫骨中下 1/3 交界处易骨折，其主要原因是
   A. 胫骨形状有棱角　　B. 负重量较大
   C. 位于皮下软组织少　　D. 易受直接或间接暴力
   E. 骨的形态转变移行处
3. 易发生延迟愈合的是
   A. 肱骨髁上骨折　　B. 股骨颈骨折
   C. 股骨干骨折　　D. 腓骨上端骨折
   E. 胫骨下 1/3 骨折
4. 胫骨中下 1/3 骨折最常见的并发症是
   A. 血管损伤　　B. 神经损伤　　C. 损伤性骨化
   D. 骨筋膜室综合征　　E. 骨折延迟愈合
5. 男性，35 岁。胫骨中 1/3 骨折，最容易发生的并发症是
   A. 腘动静脉受压　　B. 骨筋膜室综合征
   C. 腓总神经损伤　　D. 骨折延迟愈合
   E. 膝关节僵硬
6. 男性，35 岁。因车祸右小腿受伤，经拍 X 线片诊断为右胫骨中下 1/3 交界处斜形骨折。其易发生
   A. 骨筋膜室综合征　　B. 脂肪栓塞
   C. 延迟愈合或不愈合　　D. 血管损伤

E. 神经损伤

7. 男性，16 岁。左胫腓骨闭合性骨折，管形石膏外固定，3 小时后左小腿出现胀痛，并持续加重，足趾麻木，被动牵拉痛，对其首要的处理是

A. 给予止痛药物，继续观察　　B. 立即拆除石膏

C. 给予脱水药，继续观察　　D. 给予抗生素治疗

E. 不需处理，继续观察

8. 男性，26 岁。右小腿受伤 12 小时。查体：右小腿中段前方皮肤有一 10cm 长伤口，软组织挫伤严重，胫骨断端外露，外侧足背动脉搏动对称，感觉正常。彻底清创后最适宜的进一步治疗方法是

A. 螺丝钉固定　　B. 髓内针固定　　C. 石膏固定

D. 钢板固定　　E. 外固定架固定

答　案

1. E　2. E　3. E　4. E　5. B　6. C　7. B　8. E

第五十五章　常见关节脱位

关节脱位是指组成关节的各骨的关节面失去正常的对应关系。

临床上可分为创伤性、先天性、病理性脱位。按脱位发生的时间分类：脱位＜3 周称为新鲜性脱位，脱位＞3 周称为陈旧性脱位；按次数分类：同一关节脱位 2 次以上为复发性脱位；按关节腔是否与外界相通分类：开放性脱位、闭合性脱位；按脱位的程度分类：半脱位和全脱位。

关节脱位的三大特征：关节畸形、关节盂空虚、弹性固定。

创伤性关节脱位的治疗原则为：早期复位、妥善固定、适宜功能锻炼。

一、肩关节脱位

【解剖】因肱骨头较大，呈球形，关节盂浅而小，关节盂仅包绕肱骨头的 1/3。关节囊薄而松弛，利于关节活动，它可做前屈、后伸、内收、外展、内旋、外旋以及环转等运动。但缺乏稳定性，其中前侧关节囊最为薄弱，因此肩关节以前脱位最多见，占所有肩关节脱位的 95%以上。

【病因】多为间接暴力引起，创伤是肩关节脱位的主要原因。

【临床表现】①外伤史：上肢外展外旋或后伸着地；②局部表现：肩部疼痛、肿胀、活动障碍；③典型姿势：患者以健手托住患侧前臂、头向患侧倾斜；④体征：方肩畸形；⑤检查：搭肩实验阳性（Dugas 征阳性）。严重创伤时，脱位可合并神经血管损伤致感觉运动障碍。

【诊断】X 线可明确肩关节脱位的类型、移位方向、有无撕脱骨折。

【治疗】局麻后手法复位。常用 Hippocrates 法（足蹬法）。

难点解析

1. 肩关节是全身中最易发生脱位的关节，占全身关节脱位的 50%。
2. 对怀疑合并肱骨骨折者，可行 CT 扫描。
3. 无论何种肩关节脱位类型，均应首先采用手法复位+外固定。

二、桡骨头半脱位

【解剖】桡骨头呈椭圆形，最近端为浅凹状关节面，与肱骨小头凸面形成关节，与肱尺关节共同完成屈伸活动。桡骨头、颈位于肘关节囊内，缺乏韧带、肌腱附着，因此稳定性较差。

【病因】多发生在5岁以下儿童（桡骨头发育不全、环状韧带薄弱），常有手臂被牵拉史。

【临床表现】患儿感肘部疼痛，不肯用手取物，肘部外侧有压痛。前臂处于半屈位及旋前位。

【诊断】X线摄片常不能发现桡骨头有脱位改变。

【治疗】无需麻醉，手法复位，复位后无需固定。告诫家长不可再暴力牵拉手臂以防复发。

难点解析

1. 确诊桡骨头半脱位主要依靠牵拉史+表现，而不是X线检查。
2. 桡骨头半脱位是唯一X线片阴性的关节脱位。

三、髋关节脱位

【解剖】髋关节由髋臼和股骨头组成，是典型的杵臼关节。髋关节稳定性很高，周围有韧带和肌群保持其稳定性，但髋关节囊后下方较为薄弱，股骨头易从此处脱出，因此髋关节以后脱位多见。占全部髋关节脱位的85%～90%。

后脱位受伤机制：受伤时患者处于屈膝及髋关节屈曲内收（此时股骨有轻度内旋，股骨头正处于髋关节囊后下方薄弱处）。

髋关节后脱位与前脱位的比较

	受伤体位	典型畸形	处理方法
髋关节后脱位	屈膝及髋关节屈曲内收	患肢缩短，髋关节屈曲、内收、内旋畸形	Allis 法
髋关节前脱位	①屈膝及髋关节外展，膝部顶于前排椅背 ②股骨外展、外旋，髋后部受直接暴力引起	髋关节屈曲、外展、外旋畸形	Allis 法

【诊断】外伤史结合典型临床表现+X线，有骨折移位可行CT检查。

试　题

1. 下列最易发生脱位的关节是
A. 肩关节　B. 髋关节　C. 膝关节
D. 肘关节　E. 踝关节

2. 肩关节脱位时，肱骨头最容易脱出的方向是
A. 前方　B. 外侧　C. 内侧
D. 上方　E. 后方

3. 将患肢放在对侧肩部时，肘不能贴胸，而肘部贴胸时，手不能放在肩部，称为
A. 杜加征阳性　B. 托马斯征阳性
C. 川德伦伯征阳性　D. 盖氏征阳性
E. 加强试验阳性

4. 女性，38 岁。右肩部外伤后疼痛、活动受限 2 小时。查体：右侧肩胛盂处有空虚感，Dugas 征阳性。X 线检查未见骨折。首选的治疗方法是
A. 切开复位　B. 肩部绷带固定
C. 三角巾悬吊固定　D. 外展支具固定
E. 麻醉下 Hippocrates 法复位

5. 肘关节脱位的特有体征
A. 患肘肿痛、不能活动　B. 以健侧手托患侧前臂
C. 肘后三角关系正常　D. 肘后三角关系异常
E. 肘关节处于半伸直位

6. 女孩，3 岁。1 小时前被牵拉右前臂后哭闹不安，不肯用右手持物。查体：右前臂处于半屈旋前位，右肘部轻度压痛，无明显肿胀。X 线检查未见明显异常。最可能的诊断是
A. 尺神经损伤　B. 肘关节脱位
C. 桡神经损伤　D. 正中神经损伤
E. 桡骨头半脱位

7. 桡骨头半脱位正确的治疗方法是
A. 复位时需将腕、肘均伸直　B. 复位时需将肘屈曲旋转前臂
C. 局麻下进行手法复位　D. 全麻下进行手术治疗
E. 麻醉后伸肘手法复位

8. 男性，21 岁。车祸致右髋关节受伤，出现右髋部疼痛、外展、外旋、屈曲畸形，弹性固定。正确的诊断是
A. 髋关节前脱位　B. 股骨干骨折
C. 骨盆骨折　D. 髋关节后脱位
E. 髋关节中心性脱位

9. 髋关节后脱位的典型体征是
A. 髋关节伸直、内收、外旋畸形　B. 髋关节屈曲、内收、内旋畸形

C. 髋关节屈曲、外展、内旋畸形
D. 髋关节屈曲、内收、外旋畸形
E. 髋关节伸直、外展、内旋畸形

10. 髋关节畸形位置应该为
A. 屈曲、内旋、内收
B. 屈曲、内收、外旋
C. 屈曲、外展、外旋
D. 屈曲、外展、内旋
E. 过伸位、内收、内旋

11. 首选的治疗方案是
A. 手法复位，无需特殊处理
B. 切开复位，内固定
C. 切开复位，外固定
D. 手法复位，皮牵引
E. 手法复位，骨牵引

12. 髋关节后脱位复位的最佳时机是最初
A. 24～48 小时
B. 36～48 小时
C. 48～60 小时
D. 2～3 天
E. 3～4 天

答 案

1. A　2. A　3. A　4. E　5. D　6. E　7. B　8. A　9. B　10. A
11. D　12. A

第五十六章　脊柱和骨盆骨折

一、脊柱骨折

【解剖】脊柱骨折中胸腰段脊柱（T_{10}～L_2）骨折最常见。因位于胸腰生理弧度的交汇处，是应力集中处。颈、胸椎骨折可合并脊髓损伤。

【临床表现】

1. 症状　①局部疼痛；伤后不能站立，翻身；②肠蠕动减慢，呈腹胀、腹痛、肠麻痹（腹膜后血肿刺激腹腔神经节所致）；③损伤脊髓可有四肢或下肢感觉和运动障碍。

2. 体征　①棘突压痛伴中线部位肿胀压痛；②胸腰段脊柱可扪及后凸畸形。

【影像学检查】

X 线检查：首选检查方法，但不能显示椎管内受压情况。

CT 检查：可显示椎体骨折情况，碎骨片是否突出于椎管。

MRI 检查：可显示脊髓受压情况。

【诊断】外伤史+表现+影像学检查可明确。

急救搬运：脊柱骨折患者，应采取三人以上平托式置患者于担架、木板上后再运送。

【治疗】

颈椎骨折的治疗	①非手术：主要针对稳定型、无移位、没有脊髓压迫者（如寰椎前后弓骨折，即 Jefferson 骨折）
	②手术：针对爆破型骨折有神经症状者、有骨折移位压迫骨髓者
胸腰椎骨折的治疗	①非手术：单纯压缩性骨折＜1/5；爆裂骨折，椎管受累＜30%；神经检查正常者；Chance 骨折
	②手术：单纯压缩性骨折＞1/5；爆裂骨折，椎管受累＞30%或伴神经症状者；Chance 骨折不稳定者；骨折–脱位者

二、骨盆骨折

【解剖】骨盆是由髂、耻、坐骨组成的髋骨连同骶尾骨构成的坚固骨环。骨盆保护着盆腔内脏器，骨盆骨折发生时对盆腔脏器也会产生重度损伤。

【临床表现】①强大暴力外伤史；②可伴多发伤，休克常见；③体征：骨盆分离实验及挤压实验阳性、肢体长度不对称、会阴部瘀斑（是耻骨、坐骨骨折特有体征）。

【影像学检查】

X 线检查：可显示骨折类型及移位情况。

CT 检查：对骶髂关节有优势，可行三维重建。

【并发症】

腹膜后血肿：骨盆临近多动、静脉丛，骨折时可引起广泛出血。

盆腔内脏器损伤：尿道膜部损伤；膀胱、直肠损伤。

神经损伤：主要是腰骶神经丛和坐骨神经损伤。

脂肪栓塞与静脉栓塞：盆腔内静脉丛破裂可引起脂肪栓塞，发生率达 35%～50%。

试　题

1. Chance 骨折是指胸腰椎

A. 单纯性压缩骨折　　B. 骨折–脱位
C. 屈曲–牵拉性损伤　　D. 稳定性爆破型骨折
E. 水平状撕裂性损伤

2. 男性，50 岁。半小时前自高空坠落，上下肢完全不能活动，双侧腹股沟水平以下感觉障碍，大小便失禁。CT 显示椎体爆裂骨折，椎管内可见骨折块。目前应选择的治疗方法是

A. 药物治疗　　B. 石膏固定　　C. 平卧硬板床
D. 手术治疗　　E. 牵引治疗

3. 男性，35 岁。井下作业时塌方被砸伤。查体：会阴部瘀斑，骨盆分离和挤压试验阳性。为进一步明确诊断，除普通 X 线片检查外，还应做的检查首选

A. 肌电图　　B. CT　　C. B 超
D. 血管造影　　E. ECT

4. 耻骨骨折不易出现

A. 血尿　　B. 会阴部瘀斑
C. 坐骨神经损伤　　D. 骨盆挤压试验阳性
E. 骨盆分离试验阳性

5. 骨盆骨折的并发症不包括

A. 坐骨神经损伤　　B. 尿道损伤　　C. 直肠损伤
D. 脊髓损伤　　E. 腹膜后血肿

6. 男性，25 岁。高处坠落致右髋骨受伤，局部疼痛。X 线片示右侧髂骨翼部骨折，无明显移位。正确的治疗措施是

A. 钢板内固定　　B. 小夹板外固定
C. 卧床 3～4 周　　D. 骨盆兜悬吊固定
E. 下肢牵引

7. 男性，52 岁，井下作业巷道塌方砸伤腹部。查体：P120 次/分，BP 80/50mmHg，颜面苍白，腹部明显压痛：耻骨联合处压痛，挤压试验阳性。腹腔穿刺抽出约 15ml 血

性液体。首先应考虑骨盆骨折合并

A. 肝、脾破裂　B. 腹膜后血肿　C. 尿道损伤

D. 膀胱损伤　E. 直肠损伤

8. 男性，20 岁。自高处坠落，下腹部疼痛。骨盆分离和挤压试验阳性，会阴部瘀斑。首先应考虑的诊断是

A. 耻骨骨折　B. 髋关节脱位　C. 尾骨骨折

D. 腰椎骨折　E. 骶骨骨折

答　案

1. E　2. D　3. B　4. C　5. D　6. C　7. B　8. A

第五十七章 手外伤及断肢（指）再植

正常手的姿势可分为休息位和功能位。休息位表现为腕关节背伸 10°～15°，轻度尺偏掌指关节、指间关节半屈位，指腹正对示指远侧指间关节桡侧。当肌腱损伤时，手的休息位将发生改变。手的功能位表现为腕关节背伸 20°～25°，轻度尺偏，拇指外展、外旋与其余指处于对指位，各手指关节的屈曲程度一致。若严重手外伤估计日后功能难恢复者，可置患手固定于此位置以保持手最大功能。

手外伤急救处理：目的是有效止血，减少伤口进一步污染，防止组织损伤加重和快速转运。①止血：局部加压包扎止血是手部创伤最简单有效的止血方法，若为较大动脉出血可在上臂、上 1/3 处扎止血带。②创口包扎：用无菌辅料保护创面，减少进一步污染。③局部固定：无论有无骨折，应相应固定，减轻转运途中疼痛。④快速转运：争取时间早期处理。

断肢（指）再植现场急救：包括止血、包扎、保存断肢和快速转运。①断肢（指）保存：离断肢体应采取干燥冷藏保存法（断肢不可直接与水、冰接触，需在 4℃下冷藏保存）。②远端肢体采用加压包扎止血并固定。最佳再植时间一般于伤后 6～8 小时内进行。③不完全断肢应将肢体用木板固定，迅速送医院处理。

难点解析

1. 手外伤应争取在伤后 6～8 小时内进行组织修复。

2. 手外伤超过 12 小时、创口污染严重、组织损伤广泛者可延期（3 周）或二期修复（12 周左右）。

3. 手外伤并发骨折脱位需优先处理；有血管损伤必须 I 期修复；有肌腱、神经损伤最好 I 期修复。

4. 局部加压包扎是手外伤最简单有效的止血方法。

5. 严禁用束带等物在腕平面以上捆扎。

6. 离断肢体应采用干燥冷藏法保存。

试 题

1. 左腕掌侧切割伤，小指和环指尺侧感觉消失，夹纸试验阳性，可能损伤的神经是

A. 正中经神经　　B. 尺神经

C. 桡神经　　D. 前臂内侧皮神经

E. 前臂骨间背神经

2. Allen 试验主要用于检查

A. 手部神经损伤程度
B. 神经损伤后的恢复情况
C. 手部肌腱损伤情况
D. 手指末端血运情况
E. 桡、尺动脉的通畅和相互吻合情况

3. 手部创伤止血时止血带应缚于

A. 上臂上 1/3 处
B. 上臂中 1/3 处
C. 上臂下 1/3 处
D. 前臂中段
E. 腕部

4. 手部创口清创处理，一般不迟于

A. 8 小时
B. 9 小时
C. 10 小时
D. 11 小时
E. 12 小时

5. 男性，27 岁。工作中被壁纸刀割伤左手示指，创口长约 3cm，出血较多。现场紧急处理首选的是

A. 上臂行止血带捆扎
B. 夹板外固定
C. 清洁布类创口加压包扎
D. 腕部行止血带捆扎
E. 立即清创缝合

6. 手外伤治疗的最终目的是

A. 骨折解剖复位固定
B. 一期闭合创口
C. 恢复手部运动功能
D. 组织修复
E. 早期彻底清创

7. 手外伤正确的术后处理是

A. 患肢下垂，防止缺血
B. 用纱布将手指严密包扎
C. 用石膏托将手固定于功能位
D. 肌腱修复后固定 1～2 周
E. 神经修复后要固定 2～3 周

8. 男性，25 岁。右手腕部被机器绞伤，皮肤脱套，异常活动，创口流血。正确的处理方法是

A. 简单包扎，消炎治疗
B. 直接缝合，包扎伤口
C. 清创后有骨折和脱位者，必须复位固定
D. 对重要血管损伤留待二期处理
E. 肌腱损伤修补后立即进行功能锻炼，防止粘连

9. 离断肢体正确的保存方法是用无菌纱布包裹后放入

A. 生理盐水
B. 冰块内
C. 新洁尔灭溶液
D. 干燥冷藏容器
E. 酒精

10. 男性，21 岁。3 小时前刀伤致右手五指完全离断。对断指正确的处理是

A. 分别予以标记置于保温箱
B. 捆扎一起包好
C. 浸泡酒精中消毒
D. 直接置于冰块中保存

E. 清洁布包好放入 4℃冰箱内

11. 断肢再植成功率最高的上臂外伤种类是

A. 被机床压断的上臂

B. 被搅拌机绞断的上臂

C. 被火车辗压断的上臂

D. 被滚动皮带绞断的上臂

E. 被劫匪利刀砍断的上臂

答　案

1. B　2. E　3. A　4. A　5. C　6. C　7. C　8. C　9. D　10. E
11. E

第五十八章　周围神经损伤

1. 正中神经损伤　常由儿童肱骨髁上骨折和腕部切割伤引起。腕部损伤时所支配的鱼际肌和蚯蚓状肌麻痹表现为拇指对掌功能障碍和手的桡侧半感觉障碍，特别是示、中指远节感觉消失。肘上损伤时则所支配的前臂肌麻痹，除上述表现外，还伴有拇指和示指、中指屈曲功能障碍。

2. 尺神经易在腕部和肘部损伤　腕部损伤使骨间肌、第 3/4 蚯蚓状肌、拇收肌麻痹，致环指、小指爪形畸形，手指内收，外展功能障碍和 Froment 征及手掌尺侧及尺侧一个半手指感觉功能障碍。肘部以上损伤时除以上症状外，还伴环指、小指末节屈曲功能障碍。

3. 桡神经损伤　桡神经在肱骨中、下 1/3 交界处紧贴骨面，该处骨折（肘部以上）易引起桡神经损伤，表现为伸腕、伸拇、伸指、前臂旋后障碍及手背桡侧（虎口区）感觉异常，表现为典型垂腕畸形。肘部损伤使伸指、伸拇功能障碍，同时有手背部桡侧感觉障碍。

4. 腓总神经损伤　足背屈、外翻及伸趾功能障碍。呈足内翻、下垂畸形。小腿前外侧和足背前内侧感觉障碍。

难点解析

正中神经损伤：猿手（因支配对掌肌，损伤后不能对掌，即拇、示指不能屈曲）。
桡神经损伤：垂腕（支配手背伸肌，损伤后不能背伸）。
尺神经损伤：爪形手（小指内收，不能外展。夹纸实验阳性——Froment 征阳性）。
腓总神经损伤：马蹄内翻足（背伸外翻障碍）。

试　题

1. 女性，20 岁。右腕部被刀割伤 3 小时。查体：右手小指掌背侧及环指尺侧感觉障碍。损伤的神经是

A. 腋神经　B. 桡神经　C. 正中神经
D. 肌皮神经　E. 尺神经

2. 肱骨髁上骨折后出现手指不能内收、外展、夹纸试验阳性，最可能损伤的神经是

A. 桡神经　B. 肌皮神经　C. 尺神经
D. 正中神经　E. 腋神经

3. 尺神经损伤的典型体征是

A. Finkelstein 试验阳性　　B. 拇指感觉异常
C. 垂腕　　D. 拇指对掌功能受限
E. Froment 征阳性

4. 男性，24 岁。左腕部切割伤 12 小时，伤及桡神经，其临床表现是

A. 拇指、示指、中指不能屈曲　　B. 不能屈腕
C. 手部内在肌萎缩　　D. 手背虎口区域麻木
E. 手掌桡侧感觉减弱

5. 男性，30 岁。被枪弹击伤上臂中段。体检：垂腕，各手指不能伸直，拇指、示指、中指背侧麻木，肘关节屈伸活动正常。X 线示：肱骨中段见 1 个弹头形状的金属异物，骨质未见断裂。其最可能损伤的神经是

A. 桡神经　　B. 正中神经　　C. 尺神经
D. 臂丛神经　　E. 以上皆不正确

6. 女性，66 岁。人工膝关节置换术后膝关节周围加压包扎。1 天后发现右足不能背屈，跖屈正常，足背动脉搏动正常。最可能的原因是

A. 腓总神经损伤　　B. 骨筋膜室综合征
C. 坐骨神经损伤　　D. 胫神经损伤
E. 深静脉血栓

7. 男性，18 岁。车祸致伤右膝关节及小腿，伤后即出现足趾屈、内翻、内收功能障碍，足底感觉消失。最可能损伤的神经是

A. 腓肠神经　　B. 足底内侧神经　　C. 腓总神经
D. 胫神经　　E. 股神经

8. 男性，32 岁。右上臂被重物砸伤 2 小时，局部疼痛、肿胀、活动受限。查体：右上臂中下部可见畸形及异常活动，垂腕，手指不能伸直。最可能合并损伤的神经是

A. 桡神经　　B. 肌皮神经　　C. 正中神经
D. 尺神经　　E. 腋神经

9. 女性，45 岁。不慎被汽车撞伤左下肢。查体：左膝部及小腿淤血、肿胀、疼痛，膝关节屈伸受限，足背动脉触诊不清，足背屈、外翻功能障碍，其中符合腓总神经损伤的表现是

A. 足背屈、外翻功能障碍　　B. 小腿淤血，肿胀
C. 足背动脉触诊不清　　D. 膝关节屈伸受限
E. 小腿疼痛、活动受限

（10～11 题共用选项）

A.“餐叉”样畸形　　B. 患侧下肢缩短、外旋、轴向叩痛
C. 杜加征阳性　　D. 患侧下肢缩短、内旋、弹性固定
E. 足下垂

10. 腓总神经损伤

11. 伸直型 Colles 骨折

答　案

1. E　2. C　3. E　4. D　5. A　6. A　7. D　8. A　9. A　10. E
11. A

第五十九章　颈 椎 病

颈椎病是指颈椎间盘退行性变，因其继发性椎间关节退行性变所致的脊髓、神经、血管损伤而表现的相应的症状和体征。其中椎间盘退行性变是颈椎病的发生和发展的最基本的原因。临床可分为四型：神经根型颈椎病、脊髓型颈椎病、交感神经型颈椎病、椎动脉型颈椎病。以神经根型颈椎病发病率最高。

各型颈椎病的比较

分型	受压组织	典型表现
神经根型	神经根	臂丛神经牵拉实验（Eaton 实验）、压头实验（Spurling）阳性
脊髓型	脊髓	双足踩棉花感、持物无力。髌阵挛、Hoffmann 征、Babinski 征阳性
交感神经型	不明	交感神经兴奋：头痛、面部出汗，视力、听力下降，心率快、律不齐 交感神经抑制：头昏眼花、鼻塞流泪、心动过缓、血压下降
椎动脉型	椎动脉	眩晕、猝倒，神经系统检查正常

【诊断】多见中老年患者，根据病史、表现、神经系统检查。结合 X 线平片、CT、MRI、肌电图等可作出相应诊断。

【治疗】

1. 非手术治疗　多用于神经根型、椎动脉型、交感神经型，包括颈椎牵引、理疗、改善不良习惯。

2. 手术治疗

脊髓型颈椎病，一旦确诊，应及时手术。

其他三型颈椎病，非手术治疗半年无效者影响正常生活工作者，应采取手术治疗。

神经根型颈椎病疼痛剧烈、非手术无效者，应采取手术治疗。

上肢某些肌肉，特别是手肌无力、萎缩经非手术治疗 4～6 周仍有发展趋势者，应采取手术治疗。

难点解析

1. 脊髓型颈椎病禁用颌枕带牵引，禁用推拿按摩、理疗，应采取手术治疗。
2. 脊髓型颈椎病主要表现为四肢乏力，行走不稳。病理反射阳性。

试　题

1. 脊髓型颈椎病最重要的诊断依据为
A. 头痛头晕　B. 双上肢麻木
C. 眼痛、面部出汗失常　D. 肢体发凉，无或少汗
E. 四肢麻木、无力，病理反射（+）

2. 属于椎动脉型颈椎病临床表现的是
A. 听力下降　B. 足下踩棉花感　C. 手指麻木
D. 持物不稳　E. 猝倒

3. 颈椎病的鉴别诊断中，肩周炎不可能出现
A. 三角肌萎缩　B. 斜方肌痉挛
C. 肩痛及上臂痛　D. 前臂和手疼痛
E. 大范围活动时，疼痛加剧

4. 男性，56 岁。颈肩痛 1 个月，并向右手放射，右手拇指痛觉减弱，肱二头肌肌力弱。初步诊断是
A. 颈椎病　B. 肩周炎　C. 肩袖综合征
D. 臂丛神经炎　E. 颈部劳损

5. 女性，40 岁。颈肩痛 3 个月，伴右手麻木，无视物模糊、行走不稳和眩晕。查体：颈部压痛，伴右上肢放射痛，压头试验阳性，右手“虎口区”麻木，右侧伸腕肌肌力减弱，Hoffman 征阴性。考虑颈椎病，最可能的类型是
A. 神经根型　B. 交感神经型　C. 脊髓型
D. 椎动脉型　E. 复合型

6. 男性，39 岁。颈肩痛 1 个月，向右上肢放射，右手拇、示指感觉减退，无四肢无力、走路持物不稳、头痛、头晕、视力下降及眩晕、猝倒等症状。X 线片显示颈 5、6 椎间孔狭窄。其诊断首先考虑的是
A. 复合型颈椎病　B. 椎动脉型颈椎病
C. 神经根型颈椎病　D. 交感神经型颈椎病
E. 脊髓型颈椎病

7. 椎动脉型颈椎病因脑血供不足可出现
A. 四肢肌肉萎缩　B. 四肢手足多汗
C. 四肢放射性疼痛　D. 眩晕、视觉障碍
E. 压头试验阳性

8. 颌枕带牵引不适合于治疗哪种颈椎病
A. 神经根型　B. 椎动脉型　C. 脊髓型
D. 交感神经型　E. 混合型

（9～10 题共用选项）
A. 椎动脉型颈椎病　B. 脊髓型颈椎病
C. 交感神经型颈椎病　D. 神经根型颈椎病

E. 复合型颈椎病

9. 手指麻木伴上肢放射痛，压头试验阳性，最可能的颈椎病类型是

10. 手足无力、括约肌功能障碍、脚踩棉花感，最可能的颈椎病类型是

答 案

1. E 2. E 3. D 4. A 5. A 6. C 7. D 8. C 9. D 10. B

第六十章　腰椎间盘突出症

腰椎间盘突出症是指腰椎间盘发生退行性改变以后，在外力作用下导致纤维环部分或全部破裂，单独或连同髓核、软骨终板向外突出，刺激或压迫窦椎神经和神经根引起的以腰腿痛为主要症状的一种病变。好发于20～50岁人群，男女发病（4～6）:1。椎间盘退行性变是基本致病因素。$L_{4\sim5}$、$L_5\sim S_1$间隙发病率最高。

【临床表现】

1. 症状　腰痛（最先出现）占91%；坐骨神经痛（为放射性，由臀部→大腿后外侧→小腿外侧→足跟部或足背）占97%；马尾综合征（中央型突出可压迫马尾，出现大小便障碍，鞍区感觉异常）。

2. 体征　腰椎侧突；腰部活动受限；压痛及骶棘肌痉挛；直腿抬高试验及加强试验（+）；神经系统表现（感觉、反射异常，肌力下降）。

【影像学检查】

X线平片检查：常规检查（有鉴别诊断意义）。

CT检查：首选检查。

MRI检查：对诊断有极大帮助。

【诊断】根据患者病史、临床表现结合影像学检查可作出初步判断。

【治疗】

1. 非手术治疗　80%患者可经非手术治疗缓解或痊愈。适用于：①初发病程短；②症状在休息时可自行缓解者；③因全身或局部因素不能手术者；④不同意手术者。

2. 手术治疗　适用于：①症状严重，反复发作，经半年以上非手术治疗无效，且病情有加重，影响工作和生活者；②中央型突出有马尾神经综合征者应急诊手术；③有明显神经受累表现者。

难点解析

神经系统定位诊断

	$L_{3\sim4}$椎间盘突出	$L_{4\sim5}$椎间盘突出	$L_5\sim S_1$椎间盘突出
受压神经	L_4神经根	L_5神经根	S_1神经根
感觉异常	小腿前内侧	小腿外侧或足背及踇趾	小腿和足外侧及外侧三足趾
肌力下降	伸膝无力	踇趾背伸无力	足跖屈无力，屈踇无力
反射异常	膝反射减弱或消失	正常	踝反射减弱或消失

试　题

1. 以下节段最常发生腰椎间盘突出的是

A. $L_{1\sim2}$　　B. $L_{2\sim3}$　　C. $T_{12}\sim L_1$　　D. $L_{3\sim4}$　　E. $L_{4\sim5}$

2. 腰椎间盘突出症最常见的部位是

A. $T_{12}\sim L_1$　　B. $L_{1\sim2}$　　C. $L_{4\sim3}$　　D. $L_{3\sim4}$　　E. L_5

3. 鉴别中央型腰椎间盘突出症与椎管内肿瘤最有意义的检查是

A. 鞍区感觉检查　　B. 肛门括约肌检查　　C. X 线　　D. MRI　　E. CT

4. 腰椎间盘突出的典型症状是

A. 腰背痛　　B. 下肢无力　　C. 腰痛伴坐骨神经痛　　D. 坐骨神经痛　　E. 腰部活动受限

5. 腰椎间盘突出症最多见的是

A. 腹痛　　B. 下肢痉挛瘫　　C. 坐骨神经痛　　D. 急性尿潴留　　E. 巴宾斯基征阳性

6. 腰椎间盘突出症

A. 托马斯征阳性　　B. 拾物试验阳性　　C. 直腿抬高试验和加强试验阳性　　D. 患部活动受限，好发于 50 岁左右　　E. 早期局部分层穿刺有助于诊断

7. 直腿提高试验，正常一般至少提高到

A. 40°～49°　　B. 50°～59°　　C. 60°～70°　　D. 80°～99°　　E. 90° 及以上

8. 直腿抬高试验阳性表明

A. Schmorl 结节　　B. 马尾神经损伤　　C. 慢性腰肌劳损　　D. $L_{3\sim4}$ 椎间盘膨出　　E. $L_{4\sim5}$ 或 $L_5\sim S_1$ 椎间盘突出症

9. 女性，42 岁。腰腿痛 2 个月。查体：下腰椎旁压痛，左下肢直腿抬高试验阳性（50°），加强试验阳性，外踝及足背外侧皮肤感觉减弱，踝反射消失，考虑为腰椎间盘突出症。最可能突出的间隙是

A. $L_{4\sim5}$　　B. $L_5\sim S_1$　　C. $L_{2\sim3}$　　D. $L_{1\sim2}$　　E. $L_{3\sim4}$

10. 患者，男性，36 岁，10 天前抬重物扭伤腰部，腰痛伴右下肢后外侧放射痛，无大小便功能障碍。经检查诊断为腰椎间盘突出症，下列治疗措施不宜采用的是

A. 卧床休息　　B. 骨盆牵引

C. 理疗和按摩

D. 皮质类固醇硬膜外注射

E. 立即手术，行髓核摘除术

（11～13 题共用题干）

男性，35 岁，腰痛伴右侧下肢放射性痛 3 个月，无明显发热、盗汗。查体：右侧直腿抬高试验阳性，小腿前外侧和足底感觉减退，跗趾背伸肌力减退。

11. 最可能的诊断是

A. 腰椎间盘突出症

B. 腰肌劳损

C. 腰椎肿瘤

D. 腰椎结核

E. 强直性脊柱炎

12. 最可能的病变部位是

A. $L_{2\sim3}$

B. $L_{3\sim4}$

C. $L_{1\sim2}$

D. $L_{4\sim5}$

E. $L_5 \sim S_1$

13. 最适合的治疗方法是

A. 联合应用抗生素

B. 卧床休息，牵引理疗

C. 抗结核药物治疗

D. 单纯椎板减压手术

E. 髓核摘除术

答　案

1. E　2. E　3. D　4. C　5. C　6. C　7. C　8. E　9. B　10. E
11. A　12. D　13. B

第六十一章　狭窄性腱鞘炎

狭窄性腱鞘炎是指腱鞘因机械性摩擦而引起的慢性无菌性炎症改变。好发于长期、快速、过度用力使用手指和腕关节的人群，以中、老年妇女，乐器演奏家，轻工业工人等。是最常见的腱鞘炎。

【临床表现】

弹响指/拇：中指、环指最多；手指活动时疼痛伴弹响；远侧掌纹处扪及痛性结节。

桡骨茎突狭窄性腱鞘炎：腕关节桡侧疼痛，无力提物；桡骨茎突可扪及痛性结节；握拳尺偏实验（Finkelstein）阳性。

【治疗】首选非手术封闭治疗，若非手术无效或为先天性狭窄性腱鞘炎可考虑手术治疗。

试　题

1. 女性，55 岁。右手拇指晨起僵硬伴疼痛半年，近 2 周出现该处的肿胀及活动受限，被动活动患指可出现伴疼痛的弹响，临床诊断最可能是

A. 类风湿关节炎　　B. 关节内游离体
C. 骨关节炎　　D. 风湿性关节炎
E. 狭窄性腱鞘炎

2. 女性，48 岁，晨起左中指发僵、疼痛，缓慢活动后可消失，屈伸中指时有弹响。最可能的诊断是

A. 类风湿关节炎　　B. 狭窄性腱鞘炎
C. 腱鞘囊肿　　D. 滑囊炎
E. 创伤性关节炎

3. 女性，38 岁，手工业工人，右拇指疼痛，伸屈受限并弹响。最可能的诊断是

A. 风湿性关节炎　　B. 类风湿关节炎
C. 狭窄性腱鞘炎　　D. 骨性关节炎
E. 骨软骨炎

4. 拇指活动时出现弹响伴疼痛，最可能的原因是

A. 尺神经损伤　　B. 腱鞘囊肿　　C. 桡神经损伤
D. 狭窄性腱鞘炎　　E. 正中神经损伤

答　案

1. E　2. B　3. C　4. D

第六十二章 股骨头坏死

股骨头坏死因股骨头血供中断或受损，致骨组织缺血，骨髓组织最先受损，随后出现骨细胞坏死。股骨头坏死属于缺血性骨坏死，也称无菌性骨坏死。可由创伤因素（常见病因）和非创伤因素（大量激素使用引起多见）引起。

【临床表现】非创伤性股骨头坏死多见于中年男性，双侧受累（占 50%～80%）。

症状：早期为髋关节疼痛，严重时跛行甚至扶拐行走。少数患者表现为膝关节疼痛。

体征：腹股沟区深压痛，可向臀部或膝部放射，“4”字实验阳性，髋关节活动受限，内旋外展受限最明显。

【诊断】影像学检查：①X 线平片，但只有坏死 2 个月后 X 线片才出现新月征、弧形透明带改变。②MRI 为早期诊断首选检查方法。

试 题

1. 男性，因皮肤病曾长期服用激素类药物，近 2 年双髋关节疼痛、活动受限。初步诊断是

A. 双髋类风湿关节炎　　B. 双髋创伤性滑膜炎
C. 双髋退变性骨关节炎　　D. 双侧股骨头缺血性坏死
E. 双侧髋关节肿瘤性病变

2. 女性，60 岁。右髋部疼痛 20 余年，近 2 年加重。步行 200m 即出现明显髋痛，不能盘腿，髋关节内外旋均受限。X 线检查示右髋关节间隙消失，关节边缘骨质增生，股骨头变扁，头臼失去正常对合关系。首选的治疗方法是

A. 股骨近端截骨术　　B. 关节镜清理术
C. 人工全髋关节置换术　　D. 人工股骨头置换术
E. 口服非甾体抗炎药

3. 诊断早期股骨头坏死最敏感的检查是

A. 血管造影　　B. X 线　　C. B 超
D. MRI　　E. CT

（4～6 题共用题干）

男性，65 岁，1 年前无明显诱因出现髋关节进行性疼痛，休息后可好转，无消瘦、乏力。长期饮酒。查体：腹股沟区压痛（+）。类风湿因子（–）。X 线显示髋关节间隙正常，股骨头可见弧形透明带。

4. 最可能的诊断是

A. 股骨头缺血性坏死　　B. 髋关节结核

C. 类风湿关节炎 D. 强直性脊柱炎
E. 髋关节骨关节炎

5. 最有价值的辅助检查是
A. MRI B. B 超 C. 关节液检查
D. 结核菌素试验 E. CT

6. 最适宜的治疗措施是
A. 人工关节置换 B. 口服糖皮质激素
C. 关节镜下滑膜切除 D. 理疗，避免负重
E. 髋关节融合

答 案

1. D 2. C 3. D 4. A 5. A 6. A

第六十三章　化脓性骨髓炎

化脓性骨髓炎是由化脓性细菌感染引起的病变，包括骨膜、骨密质、骨松质及骨髓组织的炎症。根据感染途径可以分为：①血源性感染；②创伤后感染；③临近感染灶。其中血源性骨髓炎包括急性血源性骨髓炎、慢性血源性骨髓炎。致病菌多为金黄色葡萄球菌。

急、慢性血源性骨髓炎的比较

	急性血源性骨髓炎	慢性血源性骨髓炎
好发人群	儿童	儿童、成人
好发部位	胫骨上段和股骨下段	长骨干骺端
临床特点	起病急，寒战高热，局部红肿疼痛	起病缓慢，局部肿胀、变形可有窦口
中毒症状	重	轻
首选检查	局部脓肿分层穿刺+细菌涂片检查	经窦道有死骨排出
治疗	①抗身素治疗：早期、足量、联合。 ②手术：宜早，抗身素治疗后48～72小时局部症状仍不能控制者。 ③手术方式：钻孔引流、开窗减压	以手术为主，原则是清除死骨、消灭死腔 ①手术适应证：有死骨形成；有死腔及窦道流脓。 ②手术禁忌证：慢性骨髓炎急性发作期；大块死骨，包壳尚未充分形成。 ③手术方法：清除病灶→消灭死腔→闭合伤口

难点解析

1. 血源性骨髓炎的早期诊断首选：局部脓肿分层穿刺+细菌涂片检查。
2. 慢性骨髓炎的诊断中以死骨形成最具诊断意义。

试　题

1. 急性化脓性骨髓炎最常见的致病菌是

　　A. 乙型溶血性链球菌　　B. 铜绿假单胞菌
　　C. 大肠埃希菌　　D. 肺炎双球菌
　　E. 金黄色葡萄球菌

2. 急性血源性骨髓炎的好发年龄是

　　A. 婴幼儿　　B. 少年　　C. 青年

D. 中壮年　　E. 老年

3. 儿童化脓性骨髓炎的脓肿不易进入关节腔的原因是

A. 骺板起屏障作用　　B. 关节囊对关节腔具有保护作用

C. 脓液容易局限和吸收　　D. 儿童关节对细菌的抵抗力强

E. 脓肿容易经由软组织溃破

4. 对于急性化脓性骨髓炎早期诊断最具价值的检查是

A. B 超　　B. 白细胞计数

C. CT　　D. X 线

E. 局部分层穿刺涂片与培养

5. 下列表现对诊断急性化脓性骨髓炎最有意义的依据是

A. X 线显示骨皮质破坏和骨膜反应　　B. 寒战、高热等全身感染中毒症状

C. 局部疼痛及患肢功能障碍　　D. 白细胞总数及中性粒细胞增高

E. 皮肤窦道有死骨排出

6. 关于急性化脓性骨髓炎的治疗叙述，正确的是

A. 患肢制动以减轻疼痛和防止病理骨折

B. 加强营养，纠正水电解质紊乱，多量输血

C. 凡确诊后立即静脉注射少量多种有效抗生素

D. 骨膜下抽到脓液，但无全身症状时不必切开排脓

E. 根据药敏试验选用最佳抗生素，直至全身症状消失即可停药

7. 确诊急性骨髓炎后须立即

A. 抗感染　　B. 支持治疗　　C. 手术

D. 肢体制动　　E. 物理降温

8. 慢性骨髓炎最有意义的诊断依据是

A. 皮肤有窦道并见死骨排出　　B. 局部肿痛及患肢功能障碍

C. 寒战、高热等感染中毒症状　　D. 白细胞总数及中性粒细胞增高

E. X 线未见骨质破坏和骨膜反应

9. 慢性骨髓炎的治疗原则不包括

A. 消灭死腔　　B. 摘除死骨

C. 改善局部血液循环　　D. 清除瘢痕和肉芽

E. 切除新生包壳

10. 男性，28 岁。左侧小腿上段皮肤窦道反复流脓、排出碎骨块 3 年。近 2 日发热，局部红肿、剧痛、有波动感。X 线检查示左胫骨上端增粗，见死骨，周围有新生骨，无包壳形成。在应用抗生素的同时应给予

A. 病灶刮除、植骨　　B. 死骨摘除术

C. 切开引流　　D. 穿刺抽脓

E. 抗结核药物

（11～12 题共用选项）

A. 骨性病变自干骺端向一侧突出　　B. 骨端膨胀，呈肥皂泡样改变

C. 早期无明显改变　　D. 可见 Codman 三角

E. 虫蛀样骨破坏与骨质疏松并硬化

11. 与急性骨髓炎 X 线表现符合的是

12. 与慢性骨髓炎 X 线表现符合的是

答　案

1. E　2. B　3. A　4. E　5. A　6. A　7. A　8. A　9. E　10. C
11. C　12. E

第六十四章　骨与关节结核

骨与关节结核是由结核分枝杆菌侵入骨或关节面而引起的一种继发性感染。骨与关节结核是最常见的肺外继发结核，其原发灶大多数起源于肺结核。在中国好发于儿童和青少年，30 岁以下人群占 80%。骨与关节结核好发于一些负重大、活动多的部位。其中脊柱结核最多见，约占 50%。膝关节和髋关节结核各占 15%。

一、脊柱结核

脊柱结核发病率占骨与关节结核的首位。其中腰椎结核发生率最高，其次是胸椎、颈椎。绝大多数脊柱结核发生在椎体，附件结核仅占 1%～2%。椎体结核可分为中心型和边缘型两种。①中心型椎体结核：多见于 10 岁以下儿童，好发于胸椎，病变进展快，整个椎体可被压缩成楔形。②边缘型椎体结核：多见于成人，好发于腰椎，病变局限于椎体上下缘，并侵犯椎间盘及相邻椎体。椎间盘破坏、椎间隙狭窄是边缘型椎体结核的特征。

【临床表现】

	结核中毒症状	局部症状	寒性脓肿	特点
颈椎	起病缓慢，午后低热、疲倦、消瘦，盗汗。活动期血沉快	疼痛（最先）、肌肉痉挛、神经功能障碍	咽后壁寒性脓肿	神经受压可伴上肢麻木，疼痛表现
胸椎			椎旁脓肿	脊柱后凸畸形
腰椎			腰大肌寒性脓肿	站立时双手扶腰；拾物试验阳性；生理前凸消失

【诊断】根据病史、表现、实验室、影像学检查，对于典型病例较易诊断。

【影像学检查】

1. X 线　十分重要，不能作早期诊断，起病 2 个月后才有改变。主要表现为骨质破坏和椎体压缩或椎间隙狭窄。

2. CT　对椎旁脓肿和腰大肌脓肿有独特诊断价值。

3. MRI　具有早期诊断价值。

【治疗】脊柱结核治疗的目的：彻底清除病灶，解除神经受压，重建脊柱稳定性，矫正脊柱畸形。

1. 全身治疗　抗结核药物治疗；支持治疗。

2. 局部治疗　矫形治疗；脓肿穿刺引流；窦道换药。

3. 手术治疗　适应证：①非手术治疗效果不佳，病情有进展者；②病灶内有较大死骨及寒性脓肿存在；③窦道经久不愈；④骨折破坏严重，脊柱稳定性差；⑤出现脊髓和马尾神经受压症状或截瘫；⑥后凸严重畸形。

难点解析

1. 腰椎结核在脊柱结核中发病率最高。

2. 脊柱结核手术患者，需术前4～6周规范化抗结核治疗，至少不少于2周。

3. 脊柱结核需与以下疾病鉴别：①强直性脊柱炎，X线检查无骨质破坏，血清HLA–B27阳性；②化脓性脊柱炎，发病急，以高热、疼痛为主要表现，早期血培养可检出致病菌；③腰椎间盘突出，无全身症状，主要为腰痛+坐骨神经痛，X线片示无骨质破坏；④脊柱肿瘤，以老年人多见，X线片示椎间隙正常，骨质破坏累及椎弓根；⑤嗜酸性肉芽肿，以12岁以下儿童多见，好发于胸椎，无全身症状，整个椎体均匀压缩成线条状，上下椎间隙正常。

二、髋关节结核

髋关节结核占全身骨与关节结核发病率的第3位，仅次于脊柱和膝关节。多为儿童发病，以单侧多见。

【临床表现】全身：全身结核中毒症状；局部：多单侧起病，早期表现为疼痛，中后期可出现跛行，甚至出现臀部、腹股沟寒性脓肿。儿童常述膝部疼痛，可有夜啼。体查："4"字试验、髋关节过伸试验、Thomas征阳性。

【影像学检查】首选X线平片（需双侧髋关节对比拍片）检查，局限性骨质疏松是最早的表现；CT、MRI有助于早期诊断。

【治疗】全身治疗和局部治疗同样重要。抗结核药物一般维持2年，有肢体疼痛痉挛或屈曲畸形者可做皮肤牵引。非手术无效者可考虑手术治疗。

手术治疗：术前至少抗结核治疗2周。

1. 单纯滑膜结核 关节内抗结核药物注射，疗效不佳，可行滑膜切除术。

2. 单纯骨结核 病灶清除术。

3. 早期全关节结核 病灶清除术。

4. 晚期全关节结核 病灶清除术、关节融合、转子下截骨。

难点解析

1. 髋关节结核，可表现为膝部疼痛（因髋、膝关节神经支配有重叠现象）。

2. 最常见的骨关节结核是脊柱结核。

3. 最常见的关节结核是膝关节结核。

试　题

1. 骨与关节结核发病率最高的部位是
A. 肩关节　B. 肘关节　C. 脊柱
D. 髋关节　E. 膝关节
2. 脊柱结核发生率最高的部位是
A. 腰椎　B. 颈椎　C. 胸椎
D. 骶椎　E. 尾椎
3. 关于脊柱结核的叙述，正确的是
A. 骨与关节结核中发病率最低
B. 一般无脊柱畸形
C. 疼痛是最先出现的症状，以夜间痛显著
D. 寒性脓肿是少数患者就医的最早体征
E. 一般没有低热、盗汗等全身症状
4. 对脊柱结核具有早期诊断价值的检查是
A. 核素扫描　B. MRI　C. X 线
D. B 超　E. CT
5. 与脊柱结核有关的体格检查方法是
A. 研磨试验　B. 直腿抬高试验
C. 抽屉试验　D.“4”字试验
E. 拾物试验
6. 脊柱结核最严重的并发症是
A. 窦道形成，混合感染　B. 椎体的病理性骨折
C. 脊柱的活动功能障碍　D. 截瘫
E. 骨骺受累时可影响生长发育
7. 骨与关节结核的手术适应证为
A. 年龄过小或过大　B. 有其他脏器活动性结核病变
C. 抗结核治疗在 2 周之内　D. 窦道流脓经久不愈
E. 全身中毒症状严重，抗结核药物效果不佳
8. 骨关节结核患者需要手术病灶清除时，应
A. 立即手术
B. 术前至少抗结核治疗 2 周以上
C. 术前 5 天开始抗结核治疗
D. 先做手术，然后立即开始抗结核治疗
E. 死骨形成后再手术

9. 男性，35 岁。腰背部疼痛 3 个月，伴有乏力、盗汗。查体：双下肢感觉、运动功能正常。X 线片显示 $L_{2\sim3}$ 椎间隙狭窄，腰大肌影增宽。最适宜的治疗方法是
A. 抗结核药物治疗　B. 局部注射抗炎药物

C. 腰背部理疗按摩　　D. 加强腰背肌锻炼
E. 立即行病灶清除手术

10. 有关髋关节结核的描述，正确的是
A. 多见于儿童　　B. 双侧发病居多
C. 不会形成寒性脓肿　　D.“4”字试验阴性
E. 髋关节过伸试验阴性

11. 关于髋关节结核的叙述，错误的是
A. 儿童多见　　B. 早期病变以单纯性骨结核多见
C. 可出现膝关节处疼痛　　D.“4”字征阳性
E. 进行性关节间隙变窄为早期 X 线征象

12. 8 岁，男孩。左髋部肿痛，跛行，伴低热、盗汗、食欲不振 3 周。查体：体温 37.6℃，左髋部活动受限，Thomas 征阳性。髋关节 X 线片见关节间隙略窄，边缘性骨破坏。其诊断首先应考虑为
A. 股骨头坏死　　B. 髋关节结核　　C. 急性骨髓炎
D. 骨性关节炎　　E. 急性化脓性关节炎

答　案

1. C　2. A　3. D　4. B　5. E　6. D　7. D　8. B　9. A　10. A
11. B　12. B

第六十五章 骨肿瘤

凡发生在骨内或起源于各种骨组织成分的肿瘤，不论是原发性、继发性还是转移性肿瘤统称为骨肿瘤。

骨软骨瘤、骨巨细胞瘤、骨肉瘤比较

	骨软骨瘤	骨巨细胞瘤	骨肉瘤
肿瘤性质	良性	交界性	恶性
好发年龄	青少年	20～40岁	青少年
好发部位	长骨干骺端	股骨远端和胫骨近端	长骨干骺端
临床表现	骨性肿块，生长缓慢	疼痛和肿胀，压之有乒乓球样感觉	持续性疼痛，夜间尤重，肿块附近关节活动受限
X线表现	经蒂与正常骨相连的骨性突起，且彼此髓腔相通	骨端偏心位，溶骨性、囊性破坏，无骨膜反应，病灶膨胀性生长、骨皮质变薄，呈肥皂泡样改变	骨膜反应明显 Codman三角（骨肉瘤） 日光射线（骨肉瘤） 葱皮现象（尤因肉瘤）

难点解析

1. 骨软骨瘤：常见的良性骨肿瘤，病程长，肿块突起，边界清，无骨膜反应。
2. 骨巨细胞瘤：交界性肿瘤，X线肥皂泡样改变，无骨膜反应。
3. 骨肉瘤、尤因肉瘤：恶性，病程短，有骨膜反应,如Codman三角、葱皮现象。

试　题

1. 骨软骨瘤多见于
   A. 长管骨骨端　B. 长管骨干骺端　C. 长管骨骨干
   D. 长管骨骨骺　E. 扁骨骨端
2. 骨软骨瘤属于
   A. 骨生长结构异常　B. 骨生长方向异常
   C. 骨生长代谢异常　D. 骨生长速度异常
   E. 骨组织细胞异常
3. 关于骨软骨瘤临床表现的叙述，正确的是

A. 一般无症状，生长缓慢的骨性突起
B. 肿物与周围界限不清
C. X 线检查可见骨膜反应
D. 肿块明显，皮肤有静脉怒张
E. 生长较快，伴明显疼痛

4. 男性，15 岁。无意中发现左大腿下端硬质、无痛性包块。X 线片见左股骨下干骺端外侧有一基底狭窄的骨性突出物，密度均匀与股骨一致，无骨质破坏。其诊断是

A. 骨结核
B. 骨髓炎
C. 骨肉瘤
D. 骨软骨瘤
E. 骨巨细胞瘤

5. 骨巨细胞瘤的特点是

A. 好发部位为胫骨下端
B. 主要症状为局部剧痛
C. X 线表现为骨膜反应明显
D. 好发年龄是 5～10 岁
E. 潜在恶性骨肿瘤

6. 骨巨细胞瘤的好发年龄是

A. 5～9 岁
B. 10～19 岁
C. 20～40 岁
D. 41～60 岁
E. 61～80 岁

7. 骨囊肿好发于

A. 长管骨干骺端
B. 长管骨骨端
C. 长管骨干部
D. 短管骨骨端
E. 短管骨干部

8. 男性，10 岁。左上臂疼痛 1 周，有摔倒病史。查体：左上臂近段肿胀，压痛。X 线片显示肱骨近侧干骺端圆形境界清楚透亮区，骨皮质膨胀变薄，无骨膜反应。首先考虑的诊断是

A. 骨囊肿
B. 骨结核
C. 骨肉瘤
D. 骨软骨瘤
E. 骨巨细胞瘤

9. 女性，42 岁。近 1 个月出现进行性腰部疼痛，夜间加重。1 年前因“乳腺癌”行手术治疗。为明确腰痛原因，最有价值的检查是

A. 骨密度
B. X 线片
C. CT
D. 核素扫描
E. B 超

（10～11 题共用选项）

A. X 线片示骨端膨胀性溶骨性破坏
B. X 线片示短骨膨胀，有蜂窝状骨吸收区夹杂钙化斑块
C. X 线片示自长骨干骺端突出的骨性病损
D. X 线片示骨膜板层状或“葱皮状”反应性骨形成和骨破坏
E. X 线片示长骨干骺端骨破坏和日光射线现象，可有 Codman 三角

10. 骨软骨瘤

11. 骨肉瘤

（12～13 题共用选项）

A. 骨质破坏，死骨形成
B. 肥皂泡样骨质改变
C. 日光放射状骨膜反应
D. 葱皮样骨膜反应
E. 干骺端圆形边界清楚的溶骨性病灶

12. 骨巨细胞瘤的典型 X 线表现是

13. 骨肉瘤的典型 X 线表现是

答　案

1. B　2. B　3. A　4. D　5. E　6. C　7. A　8. A　9. D　10. C
11. E　12. B　13. C